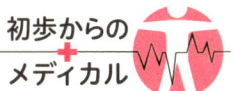

初歩からの
メディカル

# あっと驚く薬理学

病気の症状と薬の作用メカニズムがよくわかる

中原保裕 ● 著

技術評論社

# はじめに

　本というものは、実にいろいろな目的をもって書かれ、出版されています。

　特に専門書となると、さまざまなレベルで内容が示されていて、読者からするとその選択は容易ではないでしょう。

　私も臨床薬理学者として、その知識を医療のなかで実践しながら薬の本を十数冊書いてきました。1冊ずつコンセプトを持ち、いろいろなレベルの人に対応できるように書いてきました。いずれもそれらは薬の解説書であり、実際の医療のなかでそれを生かして欲しいという願いで書いてきました。

　また、日本人の形成する文化も、より広く知識を求める傾向が強くなり、多様性に満ちた文化が形成されつつあります。当然そのようななかで、医療や健康に関する国民の関心は高く、特に薬についてはかなり関心度が高くなっています。

　知識というものは実に不思議な生き物で、それをどう使うかによってそれの役割は大きく変わってきます。そしてその使い方の決め手となるのは、その知識を修得した人間が、どの位その本質を理解しているかということだと思います。ここでいう本質とは、専門性のレベルの高さをいっているのではなく、どれだけその内容に親しみを抱いて理解していくかということなのです。

　この本は、そのような意味で薬理学や薬に親しみをもってもらうことを念頭に置いたもので、決して専門的なレベルを上げるものではありません。いわばさまざまな点で、「気づき」を与えることにこだわりを持たせた内容を意識してみました。

　この本をきっかけに、あなた流の薬理学を、ぜひ心の中に作ってみてください。

平成26年6月<br>
中原 保裕

# 目 次

はじめに ......................................................................................................................3

## 序部 薬をプロ野球選手に置きかえて その本質を少し感じてみよう　7

### 1 薬理学は、薬の正体を暴く「科捜研」のようなもの ......................................8
### 2 薬の本当の性格が理解できれば、薬との良い付き合い方が見えてくる .........10
1. 薬が「プロ野球選手」だとしたら、ドラフト会議で指名される確率は7000分の1 ...............10
2. 薬の場合、指名される選手になるまでには最低でも100億円はかかる .....................12
3. 注目される選手ほど、ちょっとしたことでもマスコミに取り上げられる .....................14
4. どんな優れた選手でも、監督がその選手を上手に使わなければ選手は活躍できない ...........15
5. チームプレーは、他の選手との相性が大切だが、それは監督の仕事 ........................16
6. すごく人気のある選手でも、すべてのファンに愛されているわけではない ..................18
7. 薬は一人前の活躍をした後、一定の時間が経過すれば、FAの権利を獲得する .................19
8. 新しいスター選手が登場すれば、監督も使いたがる ...................................21
9. たくましそうな選手でも精神は繊細なので、扱いに注意するのが監督の務め ...................22

**Column** 新薬の薬価は、どうやって決まる？ ............................................... 24

## 第1部 難しい薬理学の基礎知識を 何となく味わってみよう　25

### 1 薬理学や薬を理解するために、知っておかなくてはいけない知識 ................ 26
1. 薬は、残念ながら病気を治せる力をもち合わせていない ...............................26
2. なぜ薬を用いるのか ............................................................27
3. 薬は、何らかの変化を体の機能に与える力をもっている ...............................28
4. 薬の作用を効果的に発揮させるには、適切な投与量の設定が重要 ........................29
5. 薬の作用の発現パターンにはいくつかある .........................................33
6. 受容体の多くは仮説でもこれなしでは薬理学は成り立たない ...........................35
7. なぜ人によって副作用が出たり、出なかったりするのか ..............................39
8. 薬理学の"I have a pen"は、「自律神経系」の薬理 ....................................41

# 第2部 薬の作用メカニズムをイメージできれば、付き合い方が見えてくる　45

## 1 循環器系の治療薬　46
1. 高血圧症治療薬　46
2. 低血圧症治療薬　54
3. 狭心症治療薬　56
4. 心筋梗塞治療薬　60
5. 心不全治療薬　65
6. 脂質異常症治療薬　72

　Column　薬局での処方せんによる調剤の一般的な流れ　77

## 2 代謝系の治療薬　78
1. 糖尿病治療薬　78
2. 高尿酸血症治療薬　87
3. 甲状腺疾患治療薬　91

## 3 呼吸器系の治療薬　94
1. 気管支喘息治療薬　94

## 4 消化器系の治療薬　98
1. 消化性潰瘍治療薬　98
2. 下痢治療薬　104
3. 便秘治療薬　107
4. 消化器機能異常症治療薬　111

## 5 感染症の治療薬　114
1. 細菌感染症治療薬　114
2. インフルエンザウイルス感染症治療薬　117

## 6 精神神経系の治療薬　121
1. うつ病治療薬　121
2. 認知症治療薬　124
3. 統合失調症治療薬　128
4. 片頭痛（偏頭痛）治療薬　131
5. てんかん治療薬　135

|  |  | 6 | 不眠・不安症治療薬 ............................................................................. | 141 |
|  |  | 7 | パーキンソン病治療薬 ......................................................................... | 144 |

### 7 骨、泌尿器系の治療薬 .................................................................................. 150

|  | 1 | 骨粗鬆症治療薬 ........................................................................................ | 150 |
|  | 2 | 前立腺肥大症治療薬 ................................................................................ | 156 |

### 8 アレルギー、免疫系疾患の治療薬 ............................................................ 160

|  | 1 | 関節リウマチ治療薬 ................................................................................ | 160 |
|  | 2 | 花粉症治療薬 ............................................................................................ | 165 |

### 9 眼の治療薬 ...................................................................................................... 169

|  | 1 | 緑内障治療薬 ............................................................................................ | 169 |
|  | 2 | 白内障治療薬 ............................................................................................ | 172 |

### 10 ガンの治療薬 .................................................................................................. 174

|  | 1 | ガン治療薬 ................................................................................................ | 174 |

### 11 嗜好品依存症の治療薬 .................................................................................. 179

|  | 1 | アルコール依存症治療薬 ........................................................................ | 179 |
|  | 2 | ニコチン依存症治療薬 ............................................................................ | 183 |

知っていそうで知らない、クスリのおもしろクイズ ............................................. 187
薬剤名一覧 ............................................................................................................... 197
索引 ........................................................................................................................... 204

# 序部

## 薬をプロ野球選手に置きかえて
## その本質を少し感じてみよう

# 1 薬理学は、薬の正体を暴く「科捜研」のようなもの

　目の前に薬というものがあり、それを口に入れて水とともに胃の中に流し込む。あとは待つだけ。1時間くらいすると痛かった頭の程度が良くなってくる。
「あぁ良かった！じゃあ、仕事を始めようか」
　こんなことが、今日もどこかで起きています。これは、別に珍しいことでも何でもありません。
　しかし、薬理を学ぶ人にとっては、それでは済まされないのです。それは、どうしてそのような現象が生じたのかを、言葉で説明する仕事が待っているからです。手元にある薬の本を開いて、このことの説明を見てみると、次のように書かれています。
　「この薬は非ステロイド性抗炎症薬で、この薬は体の中に入るとホスホジエステラーゼという酵素の活性を抑えてプロスタグランジンの生成を低下させることで鎮痛、抗炎症、解熱作用を発揮する」
　この説明の意味は、「体の中に"アラキドン酸"という物質があり、これに"ホスホジエステラーゼ"が関わると、アラキドン酸が"プロスタグランジン"という物質に変わる。そしてこの"プロスタグランジン"が、痛み、炎症、発熱という現象に大きく関わっているので、"プロスタグランジン"が作られないようにすれば、それらの不快な症状は軽減される」ということなのです（図 1-1）。

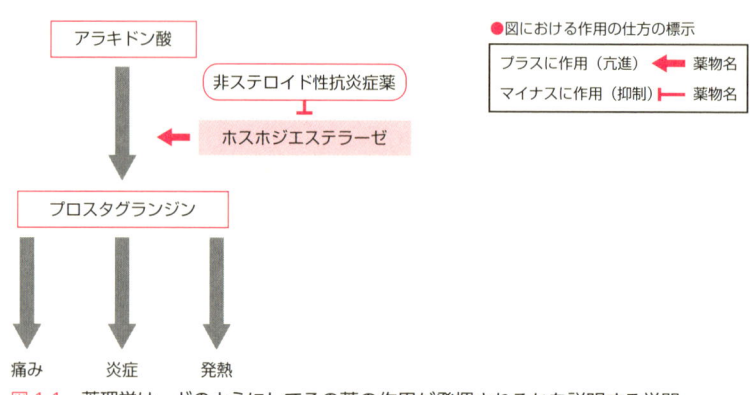

図 1-1　薬理学は、どのようにしてその薬の作用が発揮されるかを説明する学問

言葉で説明されても「あっ、そうなのか！」と思うしかないのですが、このように薬理学は、薬を使うとどのようにして作用が発揮されるのかを、まるで体の中に入って見てきたかのように説明する学問なのです。

　きっと、「どうしてそんなことがわかるのか」と思うでしょう。薬理学では、ネズミやウサギなどを使って、その考え方が正しいのかどうかを実験し、その結果を人間に当てはめて理論を組み立てていくのです。

　さらにそれだけではなく、胃や腸から吸収された薬が、体の中でどのように動き回り、どのようにして変化して、どこから排泄されていくのかを追及していくのも薬理学者の担当領域なのです。

　そのような研究を基にすることで、今まで良い治療法がなかった病にも効く新しい薬のアイデアが生み出され、新薬の開発に着手することができます。さらに、患者一人一人にとってふさわしい投与方法はどのようなものなのかを検討したり、どの薬とどの薬を組み合わせて用いるとより効果的になるのか、または、逆に危険が増してしまうのかなどを検討したりします。このようにして、より良い医療を実現する礎としていくのです。

　そこには、薬理学の分野を担当する人の情熱と、それを現実のものとして生み出す知恵と創造力と技術が必要とされます。そして、そのような立場の人は、目に見えない薬の働きを追求して、それをあぶり出していく作業を進めなくてはならないのです。

　それはちょうど、事件現場に残された証拠から、それを分析して犯人像をあぶり出していく警察の科捜研[*1]のようなものと言えるのではないでしょうか。

　残念ながら薬理学は、感動的で面白いドラマの題材にはなっていません。けれど、私ならこの地味な薬理学を、きっと興味深いドラマにできるかもしれません。そのような想いから、私は「あっと驚く薬理学」という変わったタイトルをつけました。

**1　薬理学は、薬の正体を暴く「科捜研」のようなもの**

[*1]　科学捜査研究所の略称。各都道府県警察本部に付置されている機関で、科学捜査の研究、鑑定、検査を行う。似たような組織として科学警察研究所があるが、こちらは日本の官公庁の一つで、警察庁の付属機関。

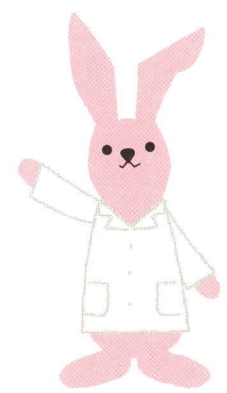

目には見えない薬の働きを考えながら、新しい薬を開発したり、患者さん一人一人にあった投与方法を調べたり。これが、薬理学なんだ！

# 2 薬の本当の性格が理解できれば、薬との良い付き合い方が見えてくる
～薬をプロ野球選手、医師をチームの監督として考えてみよう～

## 1 薬が「プロ野球選手」だとしたら、ドラフト会議で指名される確率は7000分の1

　私は小学生のころ、4番でピッチャー、野球選手としては地元のスーパースターでした。硬式少年野球のリトルリーグ第1期生として、小学校5年生のときにデビューし、初めて米軍の基地の中で、アメリカの同世代の子供たちと試合をしました。1964年のことです。結果は7対3の完敗。もちろん私がピッチャーで負け投手。そのとき、初めてコカ・コーラという飲み物を味わったことを、今でも鮮明に覚えています。

　それから1～2年後、関西のリトルリーグのチームがやって来たのです。今でも忘れられないのは、「田尾」という名の少年のことです。

　ユニフォームの着こなし方は格好いいし、バッティングのうまさは今まで見たことがないほどで、球を投げるとメチャクチャ速い！　本当にこの少年は私と同じ年なのか、と思いました。

　この年に、人生の中で初めて悟りというものを感じたのでした。それは、「俺はプロ野球選手になるという夢をあきらめよう」という決断でした。田尾少年を見て「こういう奴がきっとプロ野球選手になるんだ！」と思いました。この少年こそ、後に同志社大学から中日に入団した田尾安志選手だったのです。私の見る目は正しかったのです。

　子供は、いろいろな可能性を持つ金の卵のように思えます。しかし成長していくうちに、だんだんと普通の子になっていくことはよくあります。小学校という狭い世界でのスーパースターは、何万人もいると思います。ですが、その中から、将来、本当のプロ野球選手になれる子はほんのわずかです。

　その後、私は、18歳からリトルリーグの指導者として約10年間金の卵たちを育て、甲子園に出場した選手は10人以上、そして、プロ野球選手も誕生させることができました。この10年間で私が関わった子供たちは、600人以上いたと思います。しかし、プロ野球選手として選ばれることは、本当に大変なことです。

毎年、ドラフト会議で指名される選手は80人くらいです。私も指導者として、全国大会で1回優勝を経験したことがありますが、あのときに全国優勝を争った他のチームの選手は、一体どうなったのでしょうか。一人だけわかっているのは、荒木大輔というヤクルトに入団した子です。

薬の世界も、実に厳しいものです。もし、今日新しい薬が登場したとしたら、それは7000倍の競争を勝ち抜いたヒーローなのです。薬になる可能性を持った金の卵の薬たちは、次々と試験をしていくうちに脱落し、最後まで残ることができるのは、7000個の金の卵のうち、たった1個という確率なのです。

さらに、せっかくすばらしい素質をもちながら、思春期に非行に走ってしまった高校生のように、すばらしい作用をもちながらも、実は、体に毒のように働く一面を持っていることがわかり脱落していった薬もあります。

短期間ではいい作用を持ちながら、長く使っていると問題になる副作用を多くのケースで発現するような薬もあります。あるいは、病気を良くする力があっても、胎児にものすごい悪影響を及ぼす可能性が示された薬もあります。

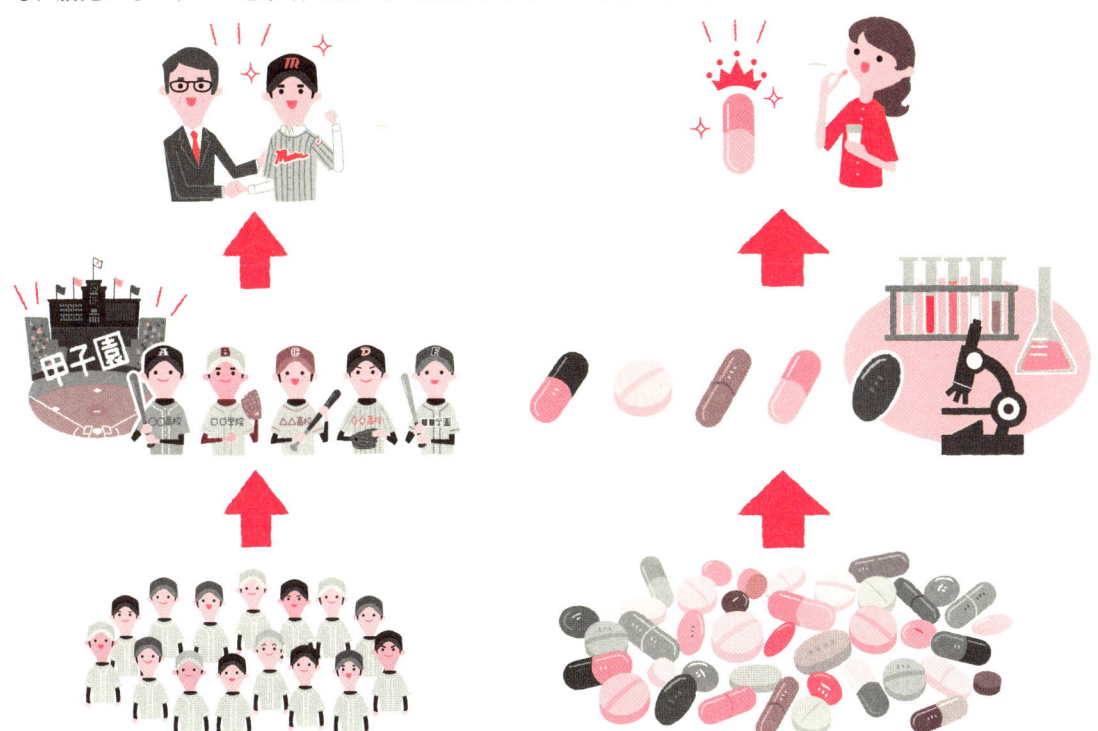

図 2-1　プロ野球選手になるまでの道のりと、新薬発表までの道のりは似ている？

ほかに、効果的な作用をもつ自然界に存在している物質を人工的に作ろうとしてもそれが難しい薬や、期待したほどの力がなかった薬などがあります。薬が脱落していく理由は、たくさんあるのです。

ですから、皆さんも新しい薬が登場したら拍手をしてあげてください。その薬は、7000の中から選ばれたすばらしいヒーローなのです。

しかしながら、ドラフトで指名されたからといって、プロ野球の選手として成功するかどうかは、実際にプロの試合でプレーしてみなければわかりません。これは薬も同じです。デビューしても何万人という患者を対象に実際の治療薬として使ってみないと、田中マー君（旧東北楽天ゴールデンイーグルス　田中将大選手）のような本当のヒーローかどうかはわからないのです。

## 2 薬の場合、指名される選手になるまでには最低でも100億円はかかる

私の弟は、真剣に甲子園を目指して、高校2年半の間、野球中心の生活を送っていました。幸い2年生のとき、所属するチームが、夏の甲子園に出場できるチャンスがありました。

これが、実にお金がかかる話なのです。何回も甲子園に出場している、東京のある有名私立高校のご両親と話をしたときのことです。その高校の野球部に入ってから必要なお金を聞いてみると、遠征試合にかかる費用、道具代、そして治療費、小遣いなどがあり、それらを合計すると、年間で200万円かかるというのです。もちろん私学ですから、授業料などを合わせれば、3年間で1000万円くらいかかるため、とてもサラリーマンではやっていけないと嘆いていました。

もちろん、その後ドラフト会議で指名されれば十分に元は取れ、場合によっては多大な利益がついてくるかもしれません。ちなみにその方の息子さんですが、プロを目指す野球人生は、大学の途中で終わってしまいました。

これは、薬も似たようなものです。薬としてデビューするまで、その開発費はトータルで1品目当たり100〜200億円、開発年数は10〜15年間もかかります。もちろん、途中で脱落していった薬も、開発を中止するまでの経費はかかります。つまり、新薬を誕生させるには、製薬会社に莫大な研究開発費が必要なのです。

薬の開発は、図 2-2 に示したように、いろいろな段階をクリアにしていかないと、発売というゴールに到達しません。このように実に多くのお金と時間を要す

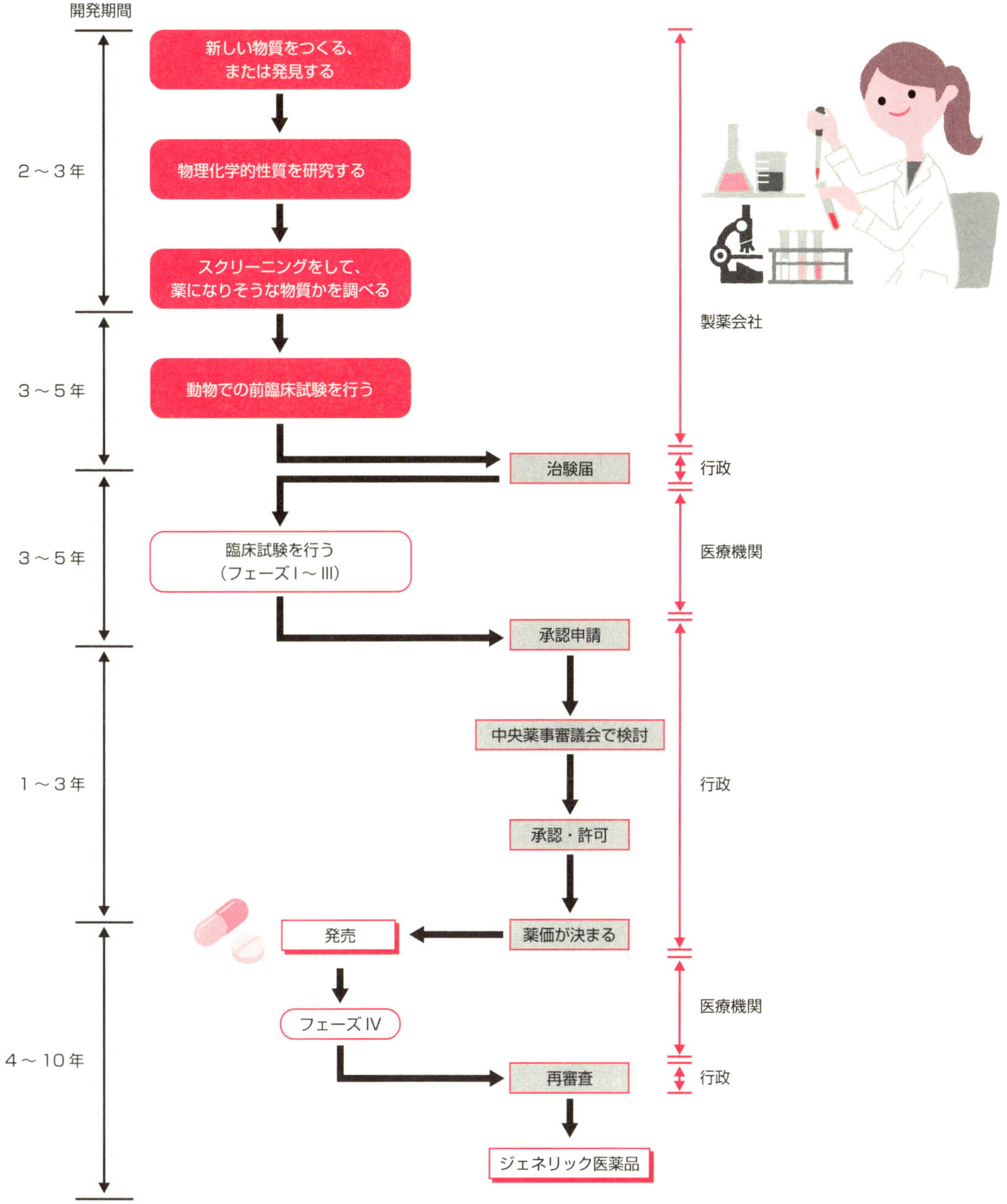

## 2 薬の本当の性格が理解できれば、薬との良い付き合い方が見えてくる

図 2-2　新薬ができるまで

**開発期間**

- 2〜3年：新しい物質をつくる、または発見する → 物理化学的性質を研究する → スクリーニングをして、薬になりそうな物質かを調べる
- 3〜5年：動物での前臨床試験を行う → 治験届（行政）
- 3〜5年：臨床試験を行う（フェーズⅠ〜Ⅲ） → 承認申請
- 1〜3年：中央薬事審議会で検討 → 承認・許可 → 薬価が決まる（行政）
- 4〜10年：発売 → フェーズⅣ → 再審査（行政） → ジェネリック医薬品

製薬会社 / 行政 / 医療機関

るものですから、そう簡単に安い値段で売るわけにはいかないのです。

　しかし、成功したプロ野球選手を見ればわかるように、薬としてデビューしそれが高い評価を受けてたくさん使ってもらえれば、田中マー君のように多額のお金を得ることにもなるのです。

　たとえば、新幹線で東京から西へ向かうとき、品川駅を過ぎると左手に製薬会社の第一三共のビルが見えるのですが、私は、このビルを「メバロチン・ビルディング」と呼んでいます。昔、三共がメイド・イン・ジャパンの画期的な高脂血症治療薬メバロチンを生み出し、それが世界中で高い評価を受けました。私には、このビルがたくさん売れた成功の象徴のように見えるのです。メバロチンは、まるで、国民栄誉賞を受賞した松井秀喜さんや長嶋茂雄さんのようですね。

## 3　注目される選手ほど、ちょっとしたことでもマスコミに取り上げられる

　プロ野球選手も人気商売ですから、良い成績を上げるのはもちろんのこと、周りから注目されるようにならないと、スターと呼ばれる選手にはなれません。スター選手になると、ついて回るマスコミやファンも当然多くなるので、その選手の一挙手一投足が、注目され、話題になるのです。

　そのために、他の選手ならマスコミには取り上げられないことでも、人気選手だとそれが話題にされ、その内容によっては思わぬ事態におちいってしまうことも珍しくありません。人気球団のとある人気選手が、女性スキャンダルで他の球団に電撃トレードなんていう話を聞いたことがあると思います。いくら実力があっても、そのような選手を監督が試合に使えば、監督自身の品格を疑われるようになるので使いにくくなります。

　ですから、人気があるからと言って、調子に乗ってはいけないわけです。そのあたりをしっかりとわきまえて行動しないと、一流と言われるレベルには上りきれません。

　薬も、多くの患者に用いられて評判が良くなると、ますます用いられるようになります。その薬を開発した製薬会社の人も、さらに気合いを入れて売り上げを伸ばそうと努力します。それは、当たり前のことです。

　しかし多くの患者に用いられれば、その薬と相性の悪い患者に当たる確率が高くなるのは当然です。そうなれば悪い評判が出てくるのは、自然の摂理かもしれ

ません。
　一度、悪い評判が広まると、急にその薬は使われなくなります。医師としても、何かとうわさのある薬を患者に用いて、あとから騒がれたくないですから。
　逆に言えば、同じような副作用等の問題点が発覚しても、あまり使われていない薬だと、その悪評（？）があまり広まらないのも事実なのです。
　本来は、よく使われている薬であろうが、そうでなかろうが、薬のもつ危険性は使われる頻度とは相関しません。しかし、注目されている薬について厳しい声が聞かれるのは、プロ野球のスター選手と同じなのです。

## 4　どんな優れた選手でも、監督がその選手を上手に使わなければ選手は活躍できない

　今はタレント、野球評論家、国会議員もしたこともある元プロ野球選手で、「監督がアホやから」といって現役を引退した人がいます。かなり個性の強い選手であることは、野球ファンならば知っていると思います。
　野球は、監督がその日の対戦相手を考えて、支配下選手の中から誰を試合に使い、そしてどのような使い方をするかを決めて、試合が進みます。それがうまくいって、運が良ければ勝利という目的が達成できるのです。
　ただ、その選択に問題が多々あると、残念な結果になることが必然的な現象として起こります。もちろん、勝負には「運」というものも大きく作用しますが、目的達成のためには、選手を使う立場の監督が、選手一人一人の特徴や欠点をよく把握しておかなくては勝利が遠のいてしまいます。
　薬は、見た目はおとなしそうですが、ある意味では、先に述べたプロ野球選手よりクセ者かもしれません。なぜならば、そのプロ野球選手は自分の気持ちや能力を自分の意思である程度表現してくれるので、その特徴や欠点を把握しやすいのです。薬はそのようなパフォーマンスは行わず、ただ薬が使われたとき、プロ野球選手に例えるなら試合に出てプレーしたときにしか、その特徴や欠点を示さないのです。
　そのため医師は、実際にその薬を患者に用いたうえで様子をみないと、その薬がどんなものなのかを知ることはできないのです。つまり、何回も試合に出させてみて、その特徴を監督（＝医師）が認識して、その選手（＝薬）の特徴を理解していくというやり方をしていくしかないのです。

選手をスカウトしてきた人は、監督に「この選手はすばらしい！」と言うでしょう。それは、その薬を作った製薬会社の営業マン（MR：Medical Representative、医薬情報担当者）も同じです。監督である医師に対して、その薬の良い点ばかりをアピールして使ってもらおうとするのです。そして、その薬がたくさん用いられれば、担当したMRの営業成績は上がり、給料や昇進に深く影響します。野球で言えば、担当スカウトが、そのようにして球団の幹部になっていく場合があります。

　しかし、監督は、そのスカウトの言うことを鵜呑みにせず、しっかりと選手の特徴を把握して上手に使っていく必要があるのです。そうしないと、その選手は、チームにとって必要性の高い選手として評価を得ることが難しくなります。

　残念ながら、薬においても、すべての医師が名監督というわけにはいかない現実があるため、すべてのケースで薬がうまく使われているとは言えないのです。なぜなら、一つの野球チームに所属している選手は、たかだか100人未満であるのに対して、薬は、なんと1万8000種類もあるのですから。

　薬が選手なら、監督である医師は、自分のお気に入りの少数の選手を上手に使って、試合をしていくしかありません。そして、ときにはお気に入りの選手以外も使わなければならない状況もあります。その際は、手探りの状態で使わざるを得ないのです。現実には、すべての選手（薬）を上手に使うことのできる監督（医師）など存在しないというのが、薬の世界なのです。

## 5 チームプレーは、他の選手との相性が大切だが、それは監督の仕事

　チームでプレーするスポーツは、一度に複数の選手を起用して試合をします。チームを勝利に導くためには、選手一人一人のもっている能力が効果的に発揮されるよう、どの選手とどの選手を組み合わせるかを考えなくてはいけません。

　これがうまくいかないと、ちぐはぐな状況を作り出して、一人一人の選手の能力をかえって低下させてしまうこともあります。

　たとえば、ピッチャーは球を受けるキャッチャーによって、その日の調子が違ってくるのはよくあることです。また、同じようなタイプの選手ばかりを使っていると、さまざまな状況に対応できる能力が欠けるチームになってしまうことがあります。

ホームランバッターばかりで打線を組むと、足を使った攻撃ができず、1点差に泣く試合が多くなるのをよく見ます。ピッチャーの起用方法についても、速い球を得意とする選手ばかりで試合を作るのではなく、変化球の得意なピッチャーも使いながら、変化をつけていくのが大切なポイントです。

　野球選手の起用方法のような視点から実際の病気の治療を見てみると、日本は、実に複数の薬を用いて治療するのが目立ちます。

　アメリカでは、1枚の処方せんに薬の種類が1剤か2剤くらいしか書いていないのが普通ですが、日本では薬の種類が5剤、6剤……と書いてあり、このような処方せんが常識化しています。日本の文化や医療関連の法律、保険の支払い側の能力によって、日米でこのような差が見られているのです。

　薬の数が多いのは、いろいろなことを考えての結果なのでしょう。図2-3を見ればわかるように、一緒に使う薬が多いほど、副作用も多くなるのは事実です。どの薬とどの薬を組み合わせて用いるのかを決めるのは、医師です。しかし、薬の相性のことに詳しい医師は、あまりいないと言えるでしょう。一つ一つの薬の作用を考えた末に複数の薬を組み合わせることになった場合、トータルでどのような

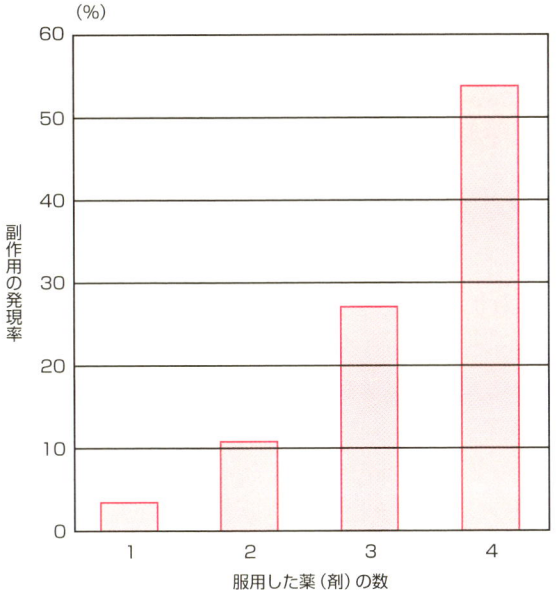

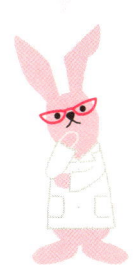

いろいろな薬を一緒に服用すると、副作用も多くなるんだね…。

※Geriat.Med.,31：193-202（1993）による

図2-3　服用する薬の数と、副作用の発現率との関係

作用になるのかを予測することは本当に難しくなるのです。ましてや、5剤、6剤と組み合わせることによって生じる相互作用の全体など、コンピューターを使ったとしても、予測することはできないのです。

「薬は必要だから使うのであって、安全だから使うのではない！」とよく患者に説明する医師がいます。しかし、これからはできるだけ安全性を保持した薬物療法が大切となってきます。

組み合わせる薬の種類が2剤ならば、どうにか相互作用を考えることも可能かもしれません。けれど、それ以上多くの選手（薬）を組み合わせて、良い結果を出せる監督（医師）は一体どのくらいいるのでしょうか。

## 6 すごく人気のある選手でも、すべてのファンに愛されているわけではない

日本のプロ野球の歴史において、幅広いファンに愛されたプロ野球選手は、長嶋茂雄読売巨人軍終身名誉監督であるという見解に、多くの人は賛同してくれることと思います。2013年5月5日に行われた国民栄誉賞のセレモニーを見た人は、彼の現役時代の姿を見たことがなくても、彼のその絶大な人気を少しは感じてもらえたのではないでしょうか。

私は大学生のとき、彼の現役最後の試合のダブルヘッダーを、3塁側の内野席で涙を流しながら見たことを今でも鮮明に覚えています。ちなみに、彼の最後の打席は何だったか知っていますか？

明らかに相手の中日のピッチャーは、どうにか彼にヒットを打ってもらおうと、打ちやすいボールを必死に投げていたのです。中日は前日の試合で優勝を決め、巨人軍のV10の夢は消えたばかりだったので、あえて勝つ必要はなかったのです。結果は内野ゴロのダブルプレーでした。

なぜ私が、一番いい内野の3塁側の席を取れたかというと、その日のチケットはすべて当日券だったので、朝早くから並んで買えたからです。すべてのプロ野球ファンが彼のファンではなく、彼のその試合を観戦したいと思ったわけではないのでしょう。

薬の世界に話を戻し、その歴史を見てみると、いろいろな種類の薬が誕生してきました。なかでも、20世紀中、最も人類に多大なる影響を与えた薬は、「アスピリン」と「シメチジン」だと言われています。

「アスピリン」は、人間にとっての痛みという恐怖から解放する力をもちます。

「シメチジン」は、手術をしなければならなかった胃潰瘍の外科手術を必要のないものにしたと言われている力をもっています。

もちろん、その後、さらに優れた解熱鎮痛薬や消化性潰瘍の薬が次々と登場しています。しかし、人間の生活の質をそれまでよりも大きく変えた薬は、この二つ以外には今のところ登場していません。

それくらいの力をもった、この二つのスーパースターですが、使いたくないと思う患者はいるのです。使いたくないと思う理由は、アスピリンを服用すると喘息を引き起こしてしまったり、シメチジンを服用すると、血液に異常が生じてしまったりする患者たちがいるからです。歴史を変えるほどの薬でも、すべての人にその恩恵を与えられるわけではないのです。

これらの薬に限らず、すべての薬には、使えない理由のある患者がいます。たとえその薬が使えたとしても、患者全員に対して、同じように力を発揮するわけではないのです。

薬というのは、今まで使われている薬と同等、もしくは同等以上の作用があれば、許可され発売できる仕組みになっています。このことはつまり、ある薬は、ある人にとっては、この世に存在している意味のない（効果がない）ものという薬の現実があるのです。

たとえ、Aという薬が、ある人に良い結果をもたらしたとしても、同じ薬を使ってすべての人に同じような良い結果が出るわけではないのです。野球で言えば、誰もが長嶋さんのファンではない、ということです。

## 7 薬は一人前の活躍をした後、一定の時間が経過すれば、FAの権利を獲得する

プロ野球選手は、入りたい球団があっても、ドラフト会議でその運命が決められてしまいます。そして、指名した球団と契約したあとは、すぐ好きな球団に移籍できるというわけではありません。ところが、ある一定の条件をクリアすると、その球団の束縛から解放され、自由に球団を選択する権利がもてるように改正されました。この権利を、FA権と呼んでいます。しかしそのとき、自由の身になった選手を欲しいという球団が現れなければ、せっかくFAの権利を得ても、意味のないことになってしまいます。

つまり、その権利を得るまで、他の球団に欲しいと思ってもらえるような活躍をしていなければならないということなのです。

薬は、新薬としてデビューするまでに100〜200億円というお金が費やされます。したがって、基本的にある一定期間は、その薬を作った（開発した）会社しか発売してはいけない仕組みになっています。しかし、その薬の特許期間が終わり、図2-2で示した再審査が通れば、他の会社でも同じ成分の薬を発売してよいことになっているのです。よく売れている薬がある場合は、その薬が発売されてからそのような時間が経過するのを、他の会社は待ち続けているのです。そして遅ればせながら登場した、先の薬と同じ成分の薬を「ジェネリック医薬品」や「後発医薬品」と呼んでいます。

つまり、多くのケースでは、特許期間が切れ、発売されてから活躍して再審査が通れば、その薬を作った会社から自由になれる"FA権"を獲得できるというわけです。

ジェネリック医薬品を発売した会社は、開発に100〜200億円ものお金をかけているわけではないので、先に発売された薬よりもその分、薬の価格を安くすることができます。ジェネリック医薬品があるということは、薬として一人前であると、世間が認定したということなのです。

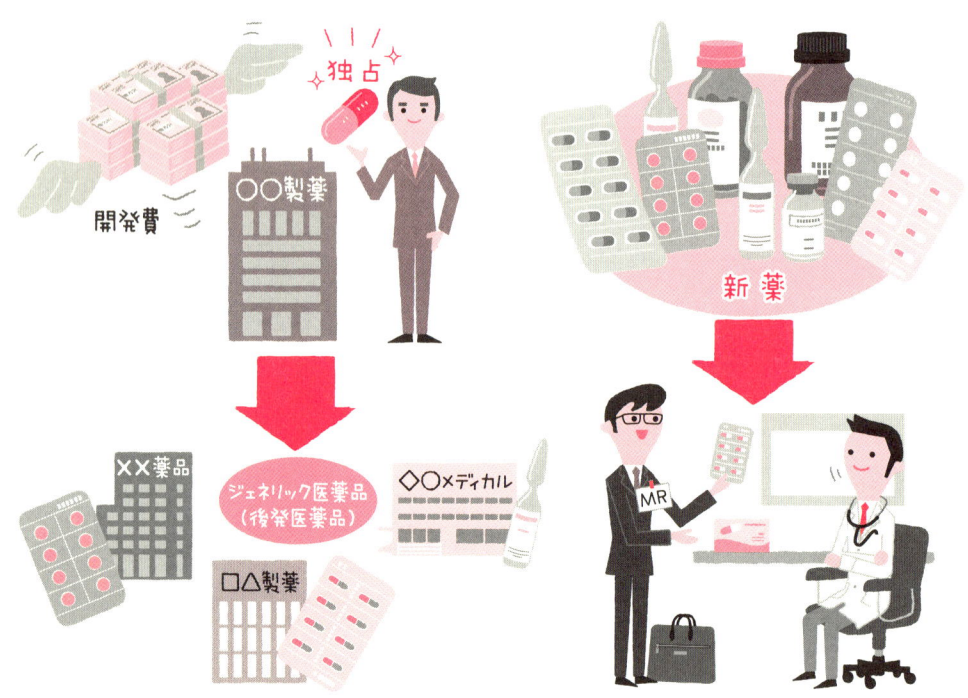

図2-4　後発で登場するジェネリック医薬品（左）と、新薬を売り込む製薬会社のMR（右）

## 8 ‐ 新しいスター選手が登場すれば、監督も使いたがる

　プロ野球では、1軍の試合に出られる選手がベンチに30人くらいいます。そしてその中にレギュラーと呼ばれる選手が数人いて、その人たちはよほどの不調がない限り、いつも試合に出ることができます。レギュラーの座を獲得することは、選手にとって大きなゴールの一つで、ここまで来るとプロ野球選手らしい収入を得ることができます。

　ところが、毎年春になると10人くらいの新しい戦力としてライバルが入ってくるので、前年にレギュラーとして地位を得たとしても、必ずしもそれが保障されるわけではありません。特に、FAで入ってきた人やドラフト上位で指名されて入ってきた新しい戦力は、監督としてもぜひ使って前年より強いチームにしようと考えるので、レギュラーたちも頑張らなくてはなりません。

　日本では、1年間に新薬として20種類くらいが誕生しています。そのような薬が発売されると、今まで使われていた薬の使用頻度が低くなり、売り上げが下がることになりかねません。先にも述べましたが、新薬として発売を許可されたからには、今までよりも性能が下回るはずがないのですから、他社としてはライバルが現れたことになるわけです。

　新しい薬を発売した会社は、それを猛烈な勢いで宣伝し、医師たちに関心をもってもらおうとして、多くの経費をかけてさまざまな勉強会や、セミナーを開催します。そして、今までの薬の代わりに処方してもらおうと畳み掛けてきます。

　医師たちも、新しい薬が登場したことで、今までより良い治療を得られることが可能になるかもしれないと関心を示すことは当然のことです。

　今までどおり、自分の会社の薬が処方されているから安心だと思っていると、いつの間にか新しい薬に代わられている、ということはよく見られるパターンです。当然、新薬の対抗製品をもつ会社たちも、新薬の弱点を探し、それを何気なく医師たちに話をして、処方を今までどおりに続けてもらおうとするのです。このあたりの攻防は、そばで見ているとなかなか興味深いのですが、当事者である会社のMRたちは必死なのです。

　しかし、今までの治療内容を大きく変えることができる新薬は、1年に1個あるかないかで、ほとんどの新薬は今までとあまり違わないというケースが多いです。

　日本の医師は、外国の医師に比べると「新しもの好き」と言えそうです。もちろん、今まで使い慣れている薬を使った方が安心という医師も少なくありません。

野球の監督も、ベテラン選手を上手に使って勝利を積み上げていくのが上手な方が、良い成績を上げています。

## 9 たくましそうな選手でも精神は繊細なので、扱いに注意するのが監督の務め

　スポーツ選手は、一見すると、神経が太そうに見えるかもしれませんが、実は繊細な神経の人が多いのです。確かに、精神力は普通の人の何倍も強いかもしれませんが、勝負という明らかな結果が出るのがスポーツですから、繊細な神経の持ち主が多いし、そうでなくては勝負に勝てないと思います。

　ましてプロ野球選手は、注目度も高いので余計に結果や成績に対して繊細になってしまうのです。急に打てなくなったバッターが「スランプにおちいった」とよく言われますが、精神的な面でバランスが保てなくなり、それが技術にも影響して打てなくなってしまうといわれています（私はそうは思っていませんが）。

　ですから、選手がミスをしたときに、監督がどのように注意するかが大切になってきます。ただ単に、ミスに対して怒っても仕方がないのです。

　実は薬も、野球選手のように実にデリケートな性質を持ち合わせています。取り扱い方を間違えると負の力を発揮させてしまい、患者にとってはとても困った事態におちいってしまうことがよく見受けられます。

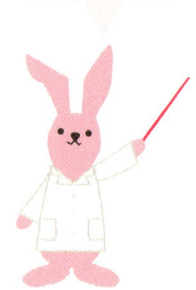

薬の作用が治療域に当てはまるところで、治療として用いるんだね。

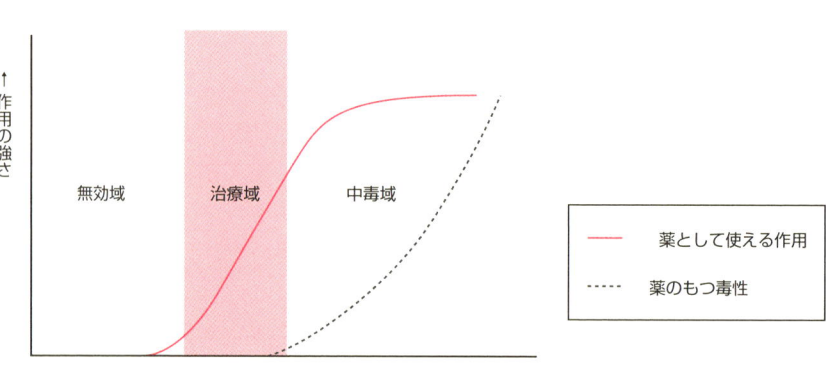

図 2-5　投与量に対する好ましい作用と好ましくない作用。投与量が少ないと効果はなく、多すぎると毒性が増えるため、その間のところを治療として用いる（治療域）

薬というのは、図 2-5 のように薬として発揮される正の力と、毒として発揮される負の力とを持ち合わせていて、その差を上手に使って治療をしていかなくてはなりません。その差（幅）が小さい薬ほど、取り扱い方が難しく、劇薬と言われており、その差がさらに小さいものを毒薬と呼んでいるのです。

　そして、すべての患者が同じ量の薬を服用しても、同じ量がすべて体の組織に入っていくわけではありません。実際にどれだけの量の薬が、人の組織の中に入っていったのかを調べることは難しいので、血液の中に入った薬の量をチェックして、それを推測するしかないのです。この点については次の第 1 部の 4 [*2] で説明しますが、ここで言っておきたいことは、医師がその薬をどう取り扱うかで、かなり治療結果に差が見られるということなのです。

　デリケートな性質を持った薬を上手に取り扱えば、その薬のもつ効果を最大限に発揮させることができ、かつ、その薬がもつマイナス面を最小限に抑えることができるというわけです。

　つまり、その患者に合った薬の使い方が大切になります。それをサポートするのが、臨床薬理学という特別な薬理学なのです。

[*2] 29 ページを参照。

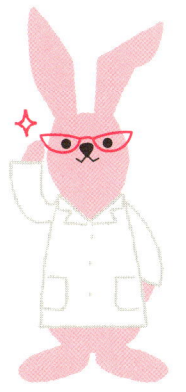

薬の扱いはとってもデリケート！　患者さんが適切に服用できるよう、きちんとサポートするのが大切なんだ。

| Column | 新薬の薬価は、どうやって決まる？ |

●日本の薬価制度の特殊性

一般的な商品の価格は、需要と供給のバランスで決まります。しかし、日本の医薬品は一般的な商品価格の原則に当てはまらないものです。理由は、次の二つです。

(1) 薬価の全額を消費者（＝患者）が負担するわけではない
(2) 商品（＝薬）の選択は、患者に任されているわけではない

薬を用いる人と主な支払担当者、薬の決定者の関係性は図のとおりです。

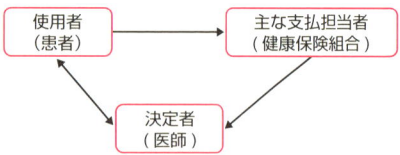

図　特殊な関係

●薬価算定方式

薬価を算定する場合、類似品の薬が存在するか、しないかで算定方式が変わります。それぞれの算定方式は次のとおりです。

(1) 類似品の薬が存在しない場合：原価計算方式

原価計算方式では、企業が提出する各種のコストを計算した**原価**と、企業における平均的な**利益率**や**流通経費**、**税率**を考慮して薬価を算定します。ただし、外国で発売されている薬は、その価格と大きな差が出ないように調節されます。

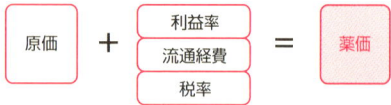

図　原価計算方式

(2) 類似品の薬が存在する場合：類似薬効比較方式

類似薬効比較方式では、類似薬の薬価をベースにして、革新性に応じた**補正加算**が付加されます。

# 第1部

# 難しい薬理学の基礎知識を何となく味わってみよう

どんな学問でも基礎といわれるものがありますが、普通、それはあまりおもしろいものではないのです。かと言って、わかりやすく解説しようとしても、やはり内容はおもしろくはありません。

薬理学を学ばなければいけない立場の人のなかには、ここでまず薬理学がイヤになってしまい、せっかくおもしろい本論、実践といったところにたどり着く前に興味がなくなってしまう人が少なくありません。ですから、ここの部分は理解しようとせず、物語を読むような気持ちで読んでみてください。

# 1 薬理学や薬を理解するために、知っておかなくてはいけない知識

　薬は、必要性があるから用いるのであって、できるなら薬を用いなくてすむ人生を送りたいものです。しかし、現実にはそうはいかないようです。

　私自身も、複数の薬を服用しながら、少しでも自分らしく生きることのできる人生を歩んでいる最中です。薬局などで、処方せんがなくても自由に買うことのできるOTC薬[*1]は、ある程度自分で選択することができますが、処方せんを出してから受け取る薬は、自分で決めることは難しい現実があります。

　いずれにしても、薬を服用しなければいけない現実を目の前にしたとき、人は、薬を服用することで生じる「嫌なこと」を警戒する気持ちを同時に抱くものです。薬に関する書籍がたくさん売れるのは、その複雑な心境を少しでも整理したいと願う人々が、たくさんいるということなのでしょう。

　しかし書籍を買っても、必ずしもその複雑な心境が解消されるわけではありません。そのためには、書籍などの内容を理解する基本的な力を読者自身が身につけないといけないのです。

　そこで、各論に入る前に、薬や薬理学を理解するために最低限必要な知識を簡単に説明することにしましょう。

[*1] Over the Counter Drugの略。大衆薬、薬局薬店で購入できる薬のこと。

## 1 薬は、残念ながら病気を治せる力をもち合わせていない

　まず、薬の本質を理解するために、はっきりさせておかなくてはいけないことは、薬のもっている力、もしくは役割が何であるかということです。このことが理解されていないと、せっかく薬を用いても「いいこと」は生じにくいのです。

　多くの人は、薬を飲めば病気を治すことができるという「いいこと」を期待して服用していると思います。しかし残念なことに、薬は、病気という体内にある敵をやっつける力をもち合わせてはいないのです。風邪であろうが、癌であろうが、うつ病であろうが、病気が治ったとしたら、それは、間違いなくその人自身の「治す力」が敵をやっつけたということでしかないのです。

　薬の作用を詳しく研究していると、あることに気付きます。薬は、いろいろな方法で、私たちの体に対し何らかの変化を生み出そうと企てています。それを整

理しているのが薬理学なのです。

確かに、抗生物質や抗がん剤のなかには、敵に向かって戦いを挑んでいるものがあります。しかしそれも、薬が患者自身の生理的機能を利用して、相手にダメージを与えているのであって、たとえ敵をやっつけたとしても、敵によって受けたダメージや、機能が低下してしまった臓器や細胞を修復する力を、その薬はもち合わせていません。ダメージを受けた臓器や細胞が元に戻らなければ、「治った」ことにはならないのです。

まして、よく見られる病気である高血圧症や糖尿病にしても、用いられている薬は、高血圧症や糖尿病の原因にはまったく攻撃せず、体の中で何らかの変化を生じさせようとして必死に働いているだけです。薬がもたらすこの何らかの変化が、患者自身の「治す力」に協力することができれば、薬としては合格ということなのです。

そのあたりの具体的な話は第2部で述べるとして、ここで「薬をちゃんと飲んでいれば、病気は治る」という考え方とは、さよならして欲しいのです。もし、薬に病気を治す力があるならよいのですが、現実は違うのです。

## 2 なぜ薬を用いるのか

実に多くの薬が作られ、そして、たくさんの薬が用いられています。なぜそのようにたくさんあるのかというと、ちょうど、皆さんがたくさん洋服を持っているのと似ています。

季節が日本と逆の南半球の国に旅行するとき、持って行く服をどうするか考えるように、人は外の気温に合わせた服を着て、ちょうどよい快適な環境をつくろうとします。そしてその服も、目的によって選びます。もしおしゃれな人なら、ファッション性を大いに考えるので、用意する服の数はさらに増えるでしょう。

薬も同じです。同じ病気でも、その人にとって合った薬を選ぼうとすると、いろいろな種類の薬の中から選ぶ必要があるのです。

先ほどから服の話をしていますが、そのつながりで私の妻について話しましょう。彼女はいつも薄着で、特に冬は、私が「寒い」と思って3枚着ていても、彼女は1枚だけで過ごしていることがよくあります。彼女がもし服を2枚着ていたら、それは、世間ではよっぽど寒い日なのでしょう。

彼女は寒さを我慢しているのではなく、それで体がOKと感じているからです。そして、私にとっては服を3枚着れば、私自身の体はOKと感じているのです。

このとき、服は寒いという原因に、何か直接的な働きかけをしているわけではありません。ある人が服を脱げば寒くて大変なわけですが、別に、服が寒さと戦っているわけではありません。しかし私たちは、服を着れば仕事にも行けますし、日常の生活に多少の不便はあっても、無事に過ごせます。薬も、これと同じ原理と考えてみればよいでしょう。

　薬は、人間が自覚できる不快な症状を改善したり、そのまま放置しておくと危険だと思われる体の中のファクター（要素・要因）をコントロールしています。この状態を維持できれば、私たちは、少しでも快適な生活を導くことができます。もし、薬がないとしたら、いつまでも、痛みなどの不快な症状に悩まされ、日常生活も不便な状態になるなど、快適さがだんだん失われることになりかねません。

　薬によって生み出される快適さが、人間のもっている「治す力」を発揮しやすくすることにつながれば、病気が治るということにもつながっていきます。

　ですから、人間は薬を用いるのです。

## 3　薬は、何らかの変化を体の機能に与える力をもっている

　では、少し真相に迫ってみましょう。薬は、一体どうやってそのもっている力を体に伝えるのでしょうか。

　実は薬理学という学問は、それを理論的に解明する使命をもっています。先に述べたように、薬の種類は1万8000種もあるので、そのことを突き止めるのは大変です。

　今までわかっていることをまとめてみると、薬は、体の中に入ると何らかの変化を与える力をもっています。そしてその力が、結果的に病気を治すことに協力しているのです。

　たとえば血圧を下げる薬の多くは、血管を拡げる作用をもっています。血管が拡張すれば、基本的には血圧が下がるという結果を導くことは可能です。ただし、そのような結果を導く方法は、薬によって違いがあります。言えることは、いずれの薬もその患者さんの血圧を高くしている原因には何もアタックしていません。ただ単に、薬は血管を拡張させる役割を発揮しているに過ぎないわけで、薬自身は高血圧の治療に使われているとは思っていないかもしれません。

　では、薬は血管を拡張させる力をどのように発揮するのでしょうか。詳しくは、第2部の高血圧症治療薬[*2]で説明しますが、直接血管に作用して血管壁の筋肉

[*2]　第2部「1　循環器系の治療薬」の「1　高血圧症治療薬」（46ページ）を参照。

をゆるめる方法や、血管の機能をコントロールしている交感神経の働きを抑えることで血管を拡げさせる方法、血管を収縮させて血圧を高く維持することに関連性のあるシステムの機能を抑制して、そのシステムの働きを弱めて血管を拡げさせる方法など、いろいろなものがあります。

　このように、薬は、ただ血管を拡張する役割を果たしているだけで、血圧を高くしている原因とは無縁なのです。さらに薬は、何らかの変化を体の中に生み出すことのできる物質を増やしたり、人工的にそのような物質を作ることで、その物質のもつ作用を利用して、生体機能に変化を与えようとしているのです。そのことが、ときには、不都合な結果を生じさせることにもなり得るのです。

　薬は使い方次第で、用いたときのメリットをより大きくし、デメリットをより小さくすることができます。それを考える基本的な学問が、薬理学なのです。

　「この薬はこの病気に使う」ということしか知らない人が薬を使うと、メリットは大きくならず、逆にデメリットが大きくなる場合もあります。ですから薬を取り扱う人は、きちんと薬理学を理解していなければならないのです。

## 4 薬の作用を効果的に発揮させるには、適切な投与量の設定が重要

　私たちが期待する作用を薬に発揮させるには、体の中で、ある一定以上の薬の濃度が必要となります。ただし、その濃度があまりにも高くなると、薬のもっている「毒」の性質も現れてきます。ですから、その間の濃度になるような服用方法が見つけられたら理想的です（序部図 2-5 参照）。

　次のページの図 1-1 は、「テオフィリン」[*3] の投与量と血中濃度の関係を表したグラフです。テオフィリンは、喘息に古くから用いられている薬です。図から同じ量の薬（テオフィリン）を服用しても、人によって血中に存在するテオフィリンの量（濃度）は、かなり違うことがわかります。よく見ると、投与量が 450mg／日の人の血中濃度が、投与量が倍の 900mg／日の人より高い場合もあります。

　つまり、投与量と血中濃度との関係は、人によってあまりにも違うという現実が示されたのです。大人だからといって全員に同じ投与量で治療をすると、ある人には多過ぎる量、ある人には少なすぎる量になっているかもしれないのです。

　なぜ、人によってこのように違うのかを研究してみると、体の中に入ってからの薬の動き方が、人によって違うということがわかりました。

[*3] 第2部「3　呼吸器系の治療薬」の「テオフィリン薬」（95ページ）を参照。

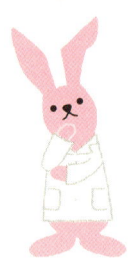

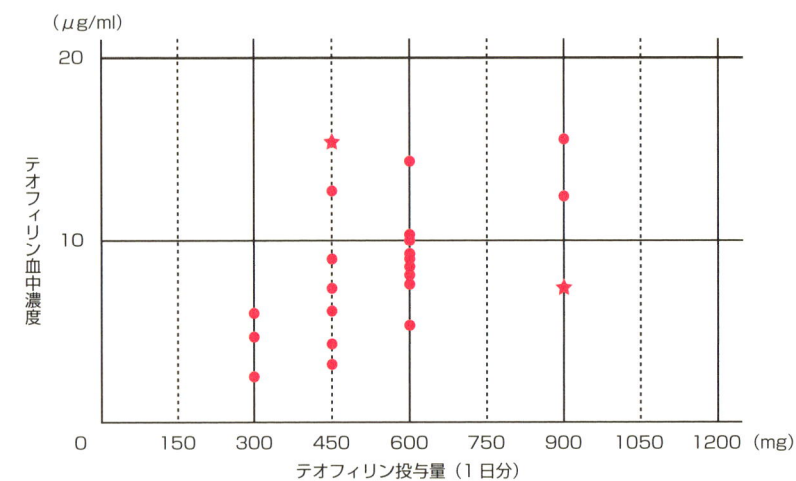

薬を450mg投与した人のなかには、900mg投与した人より、テオフィリンの血中濃度が高い人がいるね。

図 1-1　テオフィリンの投与量と血中濃度の関係

　これは、ある会社の社員たちが毎月同じ金額の給料をもらっていても、人によって銀行の預金額が違うのと似ています。ある人は気前よく使ってしまう、またある人はあまり使わないようにしている、ある人は給料の半分を預金するなど、いろいろな人がいるわけです。

　薬も、体の中に入ると、薬が「吸収されるとき」、薬が「体に広がっていくとき」、その薬が早く体外に排泄されるよう「形を変えるとき」、腎から尿と一緒に「出ていくとき」が、人によってそれぞれ違います。そのトータルの結果として、「薬の血中濃度」が示されています。

　この四つのときを、それぞれ「吸収」「分布」「代謝」「排泄」と呼びます。薬がその人に投与されたときに、体内でどのような動態を示すかを、この四つの要素を数学的に数値化して捉えるのが薬物体内動態の研究です[*4]。

　そして、それを治療に応用して、一人一人の患者さんにとって適切な投与量を決めていく方法を「TDM」[*5]と呼んでいます。

　図 1-2 は、TDMを用いて一人一人に投与量を決めて投与したときの、各人の血中濃度と投与量をグラフにしたものです。テオフィリンの効果を引き出すには、5～20μg/mlの血中濃度になるように投与することが望ましいとされていますが、TDMを用いることで、ほぼ全員がそれを達成できるのです。

[*4] この研究を薬物動態学と呼ぶ。

[*5] Therapeutic Drug Monitoring の略。治療薬物モニタリングのこと。

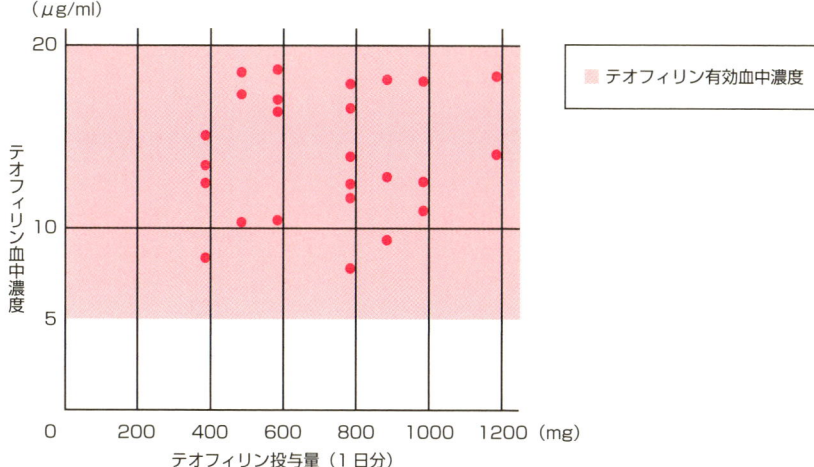

図 1-2　TDM を用いたときのテオフィリンの投与量と、得られた血中濃度

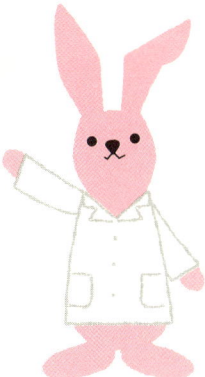

テオフィリンの有効血中濃度になる 5〜20μg/ml の範囲に血中濃度を合わせると、投与量が 400〜1200mg と幅広くなるんだ。ずいぶん、人によって違うんだね。

　実際に臨床の場で TDM がよく用いられている薬と、その薬の有効血中濃度を**表 1-1** に示します。TDM を利用することで、薬の有効性が上がるだけではなく、副作用の発生も抑えることができます。

表1-1 TDMに従って用いられている薬物と平均的治療血中濃度

| 薬物名（一般名） | | 平均的治療濃度 | |
|---|---|---|---|
| 抗てんかん薬 | カルバマゼピン | | 4〜8 μg/ml |
| | フェノバルビタール | | 10〜30 μg/ml |
| | フェニトイン | | 10〜20 μg/ml |
| | プリミドン | | 8〜12 μg/ml |
| | バルプロ酸ナトリウム | | 50〜100 μg/ml |
| | エトスクシミド | | 40〜100 μg/ml |
| ジギタリス製剤 | ジゴキシン | （心不全） | 0.8〜2.8 μg/ml |
| | | （心房細動） | 1.0〜2.3 μg/ml |
| | ジギトキシン | | 13〜25 μg/ml |
| 抗不整脈薬 | 塩酸プロカインアミド | | 2〜8 μg/ml |
| | N-アセチルプロカインアミド | | 6〜20 μg/ml |
| | ジソピラミド | | 2〜5 μg/ml |
| | 塩酸リドカイン | | 1.2〜5.0 μg/ml |
| 気管支喘息薬 | テオフィリン | | 5〜20 μg/ml |
| 抗菌薬 | トブラマイシン | 最高値） | 4〜10 μg/ml |
| | 硫酸ゲンタマイシン | 最低値） | < 2 μg/ml |
| | 硫酸アミカシン<br>硫酸イセパマイシン<br>硫酸カナマイシン | 最高値）<br>最低値） | < 30 μg/ml<br>< 10 μg/ml |
| | 硫酸ストレプトマイシン | 最高値） | 15〜40 μg/ml |
| | | 最低値） | < 5 μg/ml |
| | 硫酸ネチルマイシン | 最高値） | 4〜10 μg/ml |
| | | 最低値） | < 2 μg/ml |
| | 硫酸ジベカシン | 最高値） | 4〜10 μg/ml |
| | | 最低値） | < 2 μg/ml |
| 抗がん剤 | メトトレキサート | 投与開始後 24時間） | < 10 μmol/l |
| | | 48時間） | < 1 μmol/l |
| | | 72時間） | < 0.1 μmol/l |
| 解熱鎮痛薬 | アセトアミノフェン | | 10〜20 μg/ml |
| | アスピリン（アセチルサリチル酸） | | 150〜300 μg/ml（抗炎症薬） |

## 5 薬の作用の発現パターンにはいくつかある

　第2部では、いろいろな薬がどのようにして作用を発揮するのかについて、薬理学者はどのように説明して、皆さんを納得させているのかという話を始めます。
　その前に、ここではそれらの内容をより深く理解するために、薬がどのような方法で作用を示していくのかを、よく見られる四つのパターンに分類して説明します（図1-3）。

● パターン（1）細胞の機能を変化させる

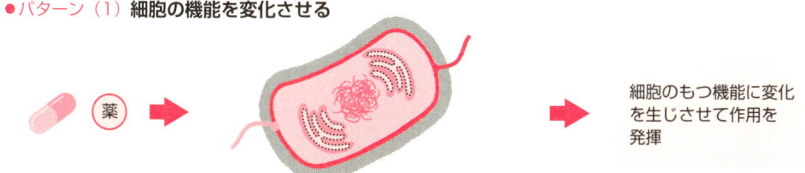

細胞のもつ機能に変化を生じさせて作用を発揮

● パターン（2）酵素の作用を強めたり弱めたりする

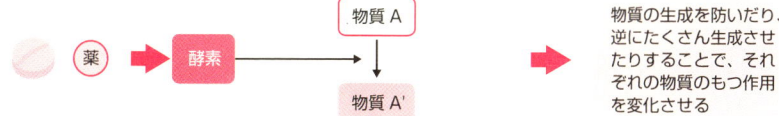

物質の生成を防いだり、逆にたくさん生成させたりすることで、それぞれの物質のもつ作用を変化させる

● パターン（3）DNAやRNAに作用して細胞を増殖させないようにする

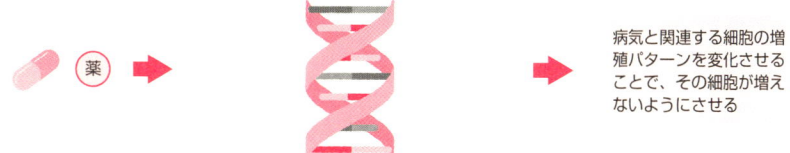

病気と関連する細胞の増殖パターンを変化させることで、その細胞が増えないようにさせる

● パターン（4）物理的・化学的作用を発揮する

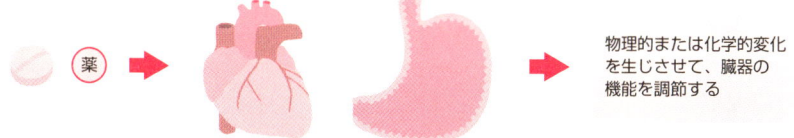

物理的または化学的変化を生じさせて、臓器の機能を調節する

図1-3　薬の作用の発現パターン

## ● 発現パターン (1)　＜細胞の機能を変化させるパターン＞

　人間は、細胞という単位が集まって体が成り立ちます。そして、その一つ一つの細胞は、生命を維持するためにいろいろな機能を発揮しています。

　たとえば、細胞の中のミトコンドリアは、細胞膜を通して外部から酸素を取り込んで呼吸しますが、その細胞膜は、物質が通過するときに細胞膜の透過性が変わり、細胞全体の機能に何らかの変化を与える性質をもっています。

　もし薬が細胞膜に変化を与えたり、または薬が細胞内に入ってミトコンドリアや核に働きかけたりすれば、細胞の機能が変化し、それが何らかの作用を生み出すことにつながるのです。

　そして、このような細胞膜に対する作用を考えるときに、細胞膜には薬と結び付く部分、すなわち**受容体**というものが存在すると考えられているのです。

## ● 発現パターン (2)　＜酵素の作用を強めたり弱めたりするパターン＞

　体は、体内の物質を原料にして、自身が必要とする物質を新たに作り出しています。たとえば、よく言われているホルモンという物質がそれにあたります。

　このように、体の中で物質を作り出す（変化させる）ときは、その反応がスムーズに行えるよう、「酵素」と呼ばれる物質が活躍します。

　この酵素の働きを変化させると、必要な物質が作られなくなったり、逆にたくさん作られすぎたりしてしまい、体調に何らかの影響を及ぼすようになります。

　薬の中には、酵素の働きを強めたり弱めたりすることで、いろいろな効果を発揮するものがとても多いのです。

## ● 発現パターン (3)　＜DNAやRNAに作用して細胞を増殖させないようにするパターン＞

　細胞は、増殖しながら新しく生まれ変わっていきます。そのとき、RNAが細胞の情報をもち、DNAの複製を作りながら増殖していきます。

　DNAやRNAの働きを抑える作用のある薬には、細胞の増殖パターンに変化を作り出すことで増殖を抑えて、病気に関連する細胞の影響を小さくさせて体に何らかの変化を生じさせるものがあります。抗がん薬や抗生物質の中に、このパターンの作用を示すものがあります。

## ● 発現パターン (4)　＜物理的・化学的作用を発揮するパターン＞

　薬は化学物質ですから、その物自体に物理的・化学的性質をもっています。

　たとえば、胃の薬の一つである制酸剤は、pHが高いという性質をもつ物質な

ので、投与すると胃のpHを上げる方向に働く化学的な作用を示す薬です。また、緩下剤はそれ自体がカサを増して、それが腸に刺激を与えて腸を動かすことができるという物理的作用を示します。このような方法で、臓器のもつ機能を変化させることで、体に変化を生じさせます。

## 6 — 受容体の多くは仮説でも これなしでは薬理学は成り立たない

　薬理学者だけではありませんが、世界の科学者たちは、実際に起きている現象を論理的に説明するという、謎解きをするのが仕事です。その際、多くのケースでは仮説を作り、実験などで、その理論的背景やその仮説の妥当性を説明します。それが証明されると、その仮説を使ってさらに説明できる世界を広げていく創造的な作業を行います。

　薬理学では、その薬を使うとなぜ体に変化が生じるのか、ということを考えるときに、**受容体**という存在を使って説明することがよくあります。この考え方は、実に100年以上前の1905年にLangleyという人が思いついたものなのです。

　受容体とは、発現パターン **(1)** で示した細胞膜や細胞内にあり、薬や化学物質と接してその情報を細胞内に伝えていく「受け皿」のことです。

　薬理学の世界では、たくさんの種類の受容体が登場します。1970年に、初めてアセチルコリンを受け取るニコチン受容体の存在が確認されて、受容体が実存することが示されました。その後、いくつかの受容体の存在は確認されてきたものの、まだ大部分は、実際にはその存在が確認されておらず、現段階では仮説の産物なのです。

　この仮説の産物である受容体を使わないと説明できない薬理作用が、実はたくさんあって、第2部でもそれがたくさん出てきます。

　この受容体は、「細胞膜受容体」と「細胞内受容体」の二つに分類され、さらに細胞膜受容体には、三つのタイプが示されています。

　受容体と薬が結合することで、受容体の機能を**活性化**させる薬のことを、「アゴシスト」「作用薬（さようやく）」「刺激薬（しげきやく）」「作動薬（さどうやく）」などといいます。

　また、受容体と薬が結合することで、受容体の機能を逆に**弱める**ものを、「アンタゴニスト」「遮断薬（しゃだんやく）」「拮抗薬（きっこうやく）」「阻害薬（そがいやく）」といいます。

## ● 細胞膜受容体

　水溶性の薬は、脂質からできている細胞膜を通過することが難しいのです。そこで、「細胞膜受容体」を使って細胞内に薬のもつ情報を伝えるのです。

　細胞膜受容体には、図1-4に示したように、三つのタイプがあり、現在、よく薬の作用に登場する細胞膜受容体を表1-2に示します。

### ①イオンチャネル型

　このタイプの受容体には、その中心にイオンが通過することのできる門が付いた道（チャネル）があります。薬がこの受容体と結び付くと、受容体の性質が変化して、閉じていたチャネル（道の門）が開いたり、開いていたチャネルが閉じたりして、イオンの通過の仕方に変化が生じます。

　細胞の中に入るイオンの量（濃度）が変化することで、細胞の機能は変化し、それによって薬の作用が現れます。

　有名なものに、高血圧症の治療によく用いられている「カルシウム拮抗薬」[*6]があります。カルシウム拮抗薬は、カルシウムイオンが細胞の中に流入しないようにして細胞内のカルシウムイオン濃度を下げ、筋肉を弛緩させる作用を示すようになります。そのことで血管が拡がり、血圧を下げる効果が発揮されます。

\*6　第2部「1　循環器系の治療薬」の「1　高血圧症治療薬」の「カルシウム拮抗薬」（48ページ）を参照。

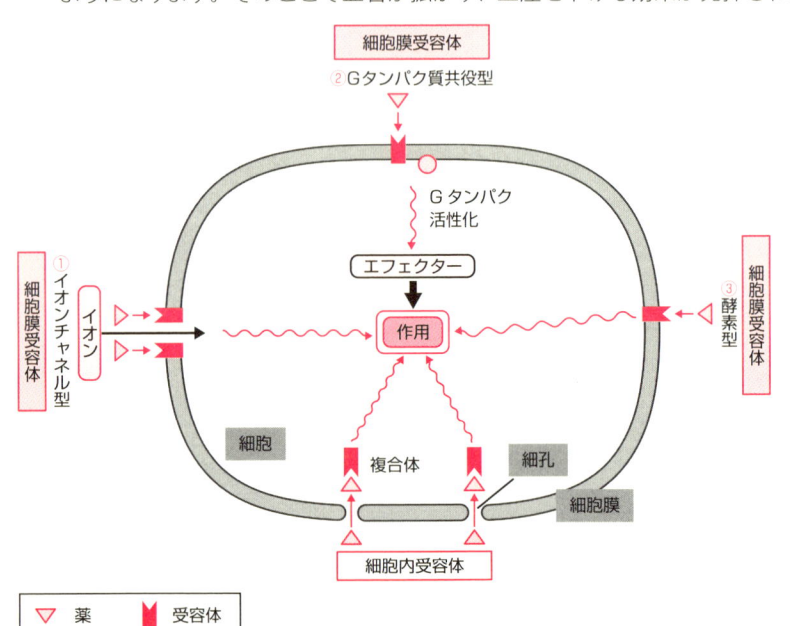

図1-4　薬は受容体を介して働く。体と薬の接点である受容体は、細胞膜受容体と細胞内受容体の二つある

表 1-2　細胞膜受容体の種類。三つのタイプがある

| 受容体タイプ | | 代表的な受容体 |
| --- | --- | --- |
| イオンチャネル型 | | アセチルコリン受容体 |
| | | グルタミン酸受容体 |
| | | GABA 受容体 |
| | | グリシン受容体 |
| G タンパク質共役型 | $G_s$ | アドレナリンβ受容体 |
| | | ドパミン $D_1$ 受容体 |
| | | ヒスタミン $H_2$ 受容体 |
| | $G_i$ | アドレナリン$α_2$受容体 |
| | | ドパミン $D_2$ 受容体 |
| | | オピオイド（μδ） |
| | $G_{q/11}$ | アドレナリン$α_1$受容体 |
| 酵素型 | | インスリン受容体 |
| | | サイトカイン受容体 |

② G タンパク質共役型

多くの薬がこの「G タンパク質共役型受容体」を介して作用します。

細胞内に外からの情報を伝える「GTP」[*7]と呼ばれる物質があります。薬がこの受容体と結び付くと、GTP が G タンパク質と結合して G タンパク質が活性化されてシグナルを出し、薬の情報が「エフェクター」と呼ばれる部分に伝えられます。情報を受けたエフェクターは、さらに cAMP[*8]やカルシウムといった、細胞機能を調節している物質を介して、何らかの機能変化を細胞の中に作り出します。こうして、細胞全体に何らかの作用を生じさせることになるのです。

なお、G タンパク質も数種類あって、G タンパク質の種類によって伝えられるエフェクターが違います。

③ 酵素型

受容体の中に酵素があり、薬が受容体と結合すると、この酵素の働きが活性化され、細胞の機能が調節されるというものがあります。

「インスリン受容体」がその代表的なものです。インスリンが受容体と結合すると、受容体の中の酵素が活性化され、血中にある糖が体の組織に取り込まれるようになります。

[*7] Guanosine Tri Phosphate の略で、グアノシン 3 リン酸のこと。G タンパク質と結合し、細胞内の信号伝達を行う。

[*8] Cyclic adenosine monophosphate の略で、環状アデノシン 1 リン酸のこと。細胞内シグナル伝達のセカンドメッセンジャー（二次的に産生される情報伝達物質）として働く。

## ● 細胞内受容体

脂溶性の薬は、脂質からできている細胞膜を簡単に通過できます。そして細胞の中に入って「細胞内受容体」と結び付き、複合体を作ります。この複合体が核の中に入り込んでDNAと結合し、遺伝子に直接作用して薬のもつ作用が示されます。このことで、細胞の機能を変化させることができるのです。

## ● よく薬理学に登場する受容体

### ①アドレナリン受容体

アドレナリン[*9]やノルアドレナリン[*10]がこの受容体に作動します。アドレナリン受容体には、**α受容体**と**β受容体**があります。α受容体は消化管以外の平滑筋を興奮させ、血管を収縮させます。β受容体は、心筋の収縮、血管の弛緩、胃腸の弛緩、気管支拡張など、心筋以外の平滑筋を抑制する作用に関連します。

> [*9] 副腎髄質から血中に分泌されるホルモン。
> [*10] 交感神経や中枢神経系で放出される神経伝達物質。

### ②アセチルコリン受容体

**アセチルコリン**は、自律神経[*11]の神経節と、副交感神経で放出されます。アセチルコリン受容体には、**ニコチン受容体**と**ムスカリン受容体**の2種類があります。ニコチン受容体は骨格筋の収縮や自律神経節を興奮させ、ムスカリン受容体は副交感神経に作用し、心筋の活動低下や内臓平滑筋の収縮などに作用します。

> [*11] 自律神経には、交換神経（運動系機能向上）と副交感神経（内臓機能向上）があり、互いに反対の働きをする。各臓器は交感神経と副交感神経により二重支配されている。

### ③ヒスタミン受容体

花粉症などのアレルギー反応の話に必ず登場するのが**ヒスタミン**という物質で、体のいろいろな組織からその存在が確認されているものです。しかし、ヒスタミンは必ずしも受容体と結合するとアレルギー反応を生じさせるわけではなく、平滑筋を収縮させたり、胃液の分泌を活発にしたりする作用も示す物質なのです。つまり、ヒスタミンを受け取る受容体は1種類ではなく、今のところ四つあって、ヒスタミンがどの受容体と結び付くかで発揮される作用が違ってくるというわけなのです（**表 1-3**）。

表 1-3 ヒスタミン受容体と発揮される作用

| ヒスタミン受容体 | 発揮される作用 | 受容体のある場所 |
|---|---|---|
| $H_1$ | 炎症、アレルギー反応 | 平滑筋、血管内皮 |
| $H_2$ | 胃液（酸）分泌反応 | 消化管 |
| $H_3$ | 中枢神経作用 | 中枢神経 |
| $H_4$ | 炎症、アレルギー反応（?） | 胸腺、脾臓、小腸 |

### ④セロトニン受容体

**セロトニン**という物質も、体のいろいろな組織に存在していて、ヒスタミンと同じようにどのようなセロトニン受容体と結び付くかで発揮される作用や反応が違ってくるのです。現在は、7種類のセロトニン受容体があるとされています（**表 1-4**）。

表 1-4 セロトニン受容体と発揮される作用

| セロトニン受容体 | 発揮される作用 |
|---|---|
| $5HT_1$ | A：気分、不安　B：頭部血管収縮　C：三叉神経抑制 |
| $5HT_2$ | 不安、血小板凝集抑制 |
| $5HT_3$ | 消化管機能低下、嘔吐 |
| $5HT_4$ | 消化管機能亢進、神経興奮、記憶 |
| $5HT_5$ | 中枢（?） |
| $5HT_6$ | 記憶（?） |
| $5HT_7$ | 消化器（?） |

### ⑤ドパミン受容体

パーキンソン病との関連性が高い**ドパミン**ですが、中枢神経だけではなく、末梢の臓器にもドパミン受容体があります。5種類の受容体が存在していると示されていますが、$D_1$、$D_5$は興奮性で、$D_2$、$D_3$、$D_4$は抑制性の作用を示します。

### ⑥オピオイド受容体

**オピオイド**とは、モルヒネなどの麻薬性鎮痛薬の呼び名で、現在、四つ（$\mu$、$\kappa$、$\delta$、ノシセプチン）に分類されています。麻薬の鎮痛作用は主に$\mu$が関連しています。

## 7 なぜ人によって副作用が出たり、出なかったりするのか

薬を服用することのマイナス面は、「お金がかかる」「面倒くさい」そして「副作用」といったことがあげられます。

実は、これらのマイナスの大きさと、薬を服用することで得られるプラスの大きさを天秤にかけて、プラスが大きいと考えられるときに、薬を使って治療をしようということになるのです。薬がもつ三つのマイナスでは、やはり副作用の問題は最も嫌なことですよね。

まず、副作用に関しては、その薬のもっている性質と、薬を服用する側の体質

との要因が絡んで発現すると考えるのが一番わかりやすいでしょう。治療に用いる薬を服用しても、副作用の出る人、出ない人がいるのは、薬を服用する側の違いからこのような違いが生じると言えます。

たとえば20人でレストランに行って、同じメニューを同じ量食べたとします。次の日、そのうちの1人だけが下痢をしたとします。他の19人は特に悪いことは起きていません。

このようなケースを聞いたとき、あなたは「レストランが出した食事に問題があるから1人の人が下痢をしたんだ。もうあのレストランに行くのはやめよう」と考えますか？　それとも、ほかの19人が何でもないのだから、レストラン側に何か問題があるとは考えず、むしろ「1人の体調がたまたま悪くて、その食事と相性が悪かったのかな」と考えますか？

このように、副作用は必ず全員に生じるわけではないのです。一つの薬を服用したときに生じる副作用の発生率は、平均すると5%くらいです。

上の例のようにレストランの話に当てはめると、副作用が生じる人と生じない人が、なぜいるかがわかりやすいと思います。

初めて飲む薬に対して「この薬に副作用はありませんか」と質問を受けるのは珍しいことではありません。正直に言うと「飲んでみないとわからない」というのが、私の答えです。ただ、過去にその人がどんな薬で、どのような副作用を経験したのかがわかれば、もう少し突っ込んだ答えを示すことができます。

患者側の要因として、もうひとつおもしろい話があります。

イソップ物語の「北風と太陽」の話を知っているでしょうか。地上にいる旅人が着ているマントを脱がす勝負を、北風と太陽が天から行うというものです。

北風は、力をふり絞って旅人に強風を浴びせて、マントを吹き飛ばそうとするのです。しかし、旅人は風にマントが飛ばされないよう、必死にマントを抱え込んでしまうため、北風のトライアルは失敗に終わります。

次は太陽の番です。太陽が陽光を強く浴びせると、旅人は暑くなったので反射的に自分からマントを脱ぎました。勝負は、太陽の勝利に終わったという話です。

この話は、薬の薬理作用でもよくあることで、薬は北風のように、その直接的な作用を発揮して体に変化を与えようとします。しかし、ときにはその力に対抗する力、もしくは反射的な反応が体に現れて、薬の示す作用とは逆の反応を示すことがあるのです。

たとえば、血管を収縮させるという直接的な作用を薬が発揮すれば、血圧は上がります。しかし体側では、その収縮させるという直接作用に対して反射的に「元

に戻そう」という反応が起きたとします。すると、血管が拡がり血圧は下がるという、本来の目的とは逆の結果が生じることになるのです。

つまり、薬の直接な作用に対する反射的な反応をその人が強く起こせば、同じ薬でも人によっては「血圧が下がる」という逆の結果も生じるということなのです。

私は、薬のもつ直接作用（血管を収縮させる）に注目する考え方を、「北風の薬理」と名付け、薬の直接作用に対し、人の体が反射的に自分から起こす反応（元に戻そう）に注目する考え方を「太陽の薬理」と勝手に名付けています。

同じ薬を飲んでも、人によって「北風の薬理」しか生じない人もいれば、「太陽の薬理」が生じる人もいて、それにより効果が出る人、副作用が出る人に分かれることもあるのです。

体は、このように強制的に薬の作用を受けると、その逆の作用を発揮して元の状態に戻そうとする力をもっています。それが強く現れるケースもあれば、ほとんど現れないケースもあるのです。一般的に言えば、「太陽の薬理」は反射する力が弱くなっている高齢者には出にくくなります。

もちろん、「北風の薬理」が強く現れ過ぎて生じる副作用もたくさんあります。糖尿病の人の薬による低血糖は、その代表的な副作用です。ただし、投与量を調節すれば「北風の薬理」の出過ぎによる副作用は対処できます。

なお、アレルギーという副作用は、その人がその薬を受け入れることができないという強い体の意志の表れと考えればわかりやすいのです。そのため、薬の投与量を少なくしても何の対策になりません。アレルギー反応は、一度目の服用では何事もなくても、同じ薬がもう一度投与されるとアレルギー反応が現れるというパターンですので、その点を理解しておく必要があります。

## 8 薬理学の"I have a pen"は、「自律神経系」の薬理

薬理学を学び始めた頃にまず勉強させられることが、「自律神経系」の薬理です。これで薬理学が嫌いになり始める人も、少なくありません。

薬理学を学ぶ者にとって、自律神経系の薬理は面倒くさがらずに理解しないと、苦難の道が始まるのです。

まず、**自律神経**とは何か、ということから始めましょう。「自律」とは、一体どんな意味なのでしょうか。国語辞典で調べてみると「他から支配・制約を受けずに自分自身で立てた規範に従って行動すること」となっています。ということは、自律神経とは、私たち自身が**自分でコントロールしたくてもできない自動的に働**

く神経ということになります。では、誰がコントロールしているのか。それは脳（中枢）ということなのです（図1-5）。

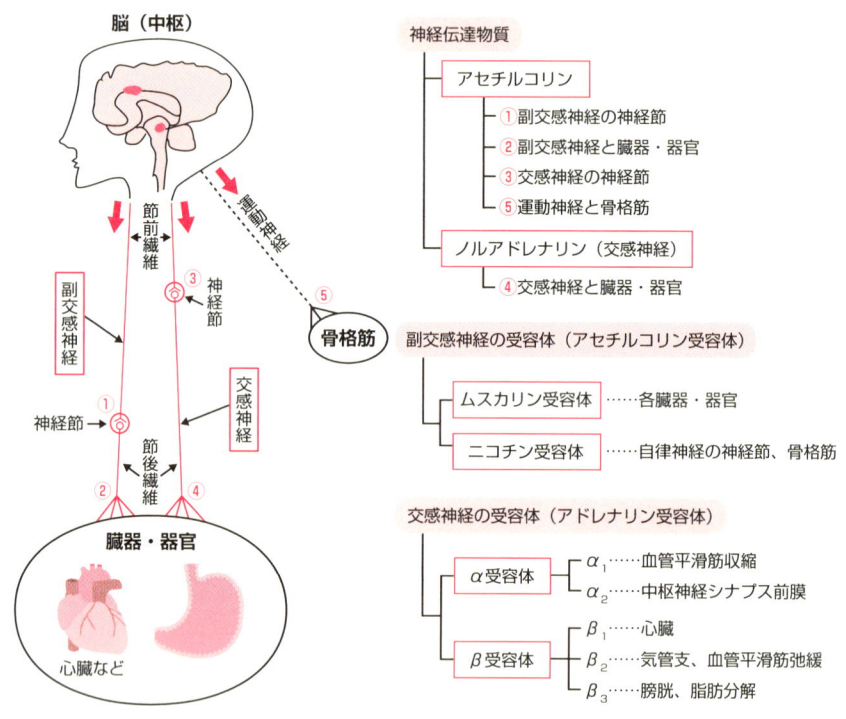

図1-5 自律神経系の仕組みと化学伝達物質のかかわり

神経伝達物質
- アセチルコリン
  - ① 副交感神経の神経節
  - ② 副交感神経と臓器・器官
  - ③ 交感神経の神経節
  - ⑤ 運動神経と骨格筋
- ノルアドレナリン（交感神経）
  - ④ 交感神経と臓器・器官

副交感神経の受容体（アセチルコリン受容体）
- ムスカリン受容体……各臓器・器官
- ニコチン受容体……自律神経の神経節、骨格筋

交感神経の受容体（アドレナリン受容体）
- α受容体
  - $α_1$……血管平滑筋収縮
  - $α_2$……中枢神経シナプス前膜
- β受容体
  - $β_1$……心臓
  - $β_2$……気管支、血管平滑筋弛緩
  - $β_3$……膀胱、脂肪分解

　自律神経は、平滑筋臓器（血管など）、心臓の筋肉、分泌腺など、体のいろいろな臓器につながっていて、それらの機能をコントロールしているのです。

　多くの場合、中枢の命令が目的の臓器に達するまで、必ず**ニューロン**と呼ばれる神経細胞の束を使って伝えていくのです。そのニューロンの一つが自律神経なのです。そしてその神経は、1本の電線のようなものではなく、何本かで繋いでいくのです。

　このニューロンとニューロンには「接合部」があり、それを**神経節**（図1-5の①、③）と呼んでいます。その節を挟んで、中枢側を**節前繊維**、末梢側を**節後繊維**と呼んでいます。この節目で興奮の伝達を継続するために、わずかな隙間に**神経伝達物質**と呼ばれるものが「シナプス小胞」から分泌されて、「節前繊維」から「節後繊維」に興奮を伝えていきます（図1-6）。

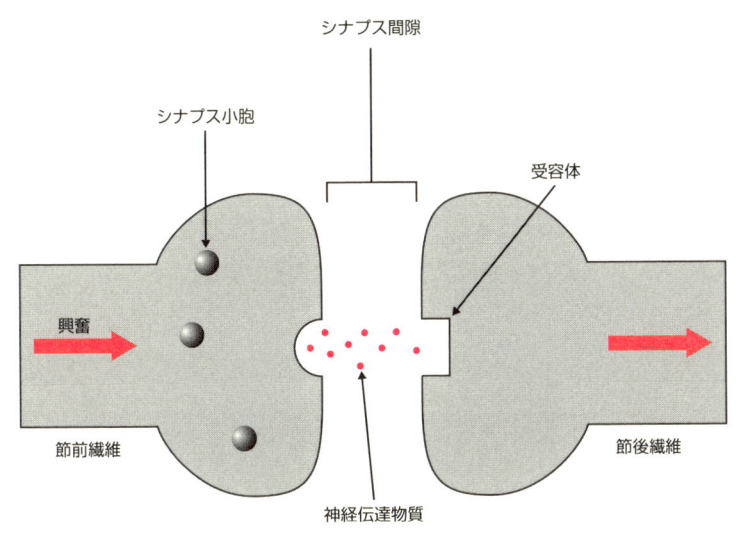

図1-6　神経節における興奮の伝達の仕組み

　同じように、支配している臓器と自律神経との接合部にも隙間があって、同じやり方で中枢の命令を支配する臓器に伝えます（図1-5の②、④、⑤）。

　自律神経には、**交感神経**と**副交感神経**の二つがあり、それぞれ逆の命令を伝えます（表1-5）。そして、その強さが強いほうの神経の言うとおりに臓器は動くのです。この二つの神経の強さは、基本的には昼は交感神経のほうが強く、夜は副交感神経のほうが強くなるように体は調節されています。そしてこれが崩れると、「自律神経失調症」と言われる病気になるのです。

　**交感神経**は、機能を活発にする方向に導き、**副交感神経**は休養の方向に導く働きをします。

　神経伝達物質として代表的なものが、**ノルアドレナリン**と**アセチルコリン**という物質です。図1-5のように、交感神経の節後線維（図1-5の④）だけが「ノルアドレナリン」で、それ以外の部分では「アセチルコリン」が関わっています。

　その交感神経の④の部分には、「ノルアドレナリン」を受け取る**受容体**が２種類あり（α受容体、β受容体）、かつそれぞれが二つと三つに分けられて、合計５種類の受容体があると説明しています。

　臓器によってどの「受容体」が主に支配しているかが一応わかっています。ですからその受容体を、薬で刺激したり遮断したりすれば、中枢の命令に逆らって臓器や器官の機能を変化させることができると考えられているのです。

「○○刺激薬」、「○○作動薬」とは、臓器や器官の機能を変化させる目的で、神経の伝達を強くするために作られた薬です。その逆の神経の伝達を弱くするために作られた薬が、「○○遮断薬」、「○○抑制薬」などと呼ばれています。

私たちの周りの人にも、自分にやる気を起こさせる人もいれば、逆にやる気をなくさせる人もいます。人間関係の場合は相性のいい人とか、相性の悪い人とか言いますが、薬の場合は相性ではなく、放出される「神経伝達物質」の働きを強くまたは弱くさせたり、それを受け取る「受容体」を薬が刺激したり遮断したりすることでその効果を発揮させるのです。

表1-5 交感神経・副交感神経と受容体

| 器官 | 受容体 | 交感神経興奮 | 副交感神経興奮 |
|---|---|---|---|
| 瞳孔散大筋 | α | 収縮（散瞳） | ― |
| 瞳孔括約筋 |  | ― | 収縮（散瞳） |
| 毛様体筋 | $β_2$ | 弛緩（遠点調節のため） | 収縮（近点調節のため） |
| 洞房結節 | $β_1$ | 心拍数増加 | 心拍数減少 |
| 刺激伝導系 | $β_1$ | 伝導速度増加 | 伝導速度抑制 |
| 心室筋 | $β_1$ | 収縮力増加 | ― |
| 一般の血管 | $α>β_2$ | 収縮 | ― |
| 冠血管 | $α<β_2$ | 拡張 | ― |
| 骨格筋血管 | $α<β_2$ | 拡張 | ― |
| 気管支平滑筋 | $α<β_2$ | 弛緩※ | 収縮 |
| 気管支分泌腺 |  |  | 促進 |
| 胃運動と緊張 | $α_2$、$β_1$ | 減少 | 増大 |
| 胃運動と括約筋 | α | 収縮 | 弛緩 |
| 胃運動と分泌 |  | 抑制（？） | 促進 |
| 腸管運動と緊張 | $α_2$、$β_1$ | 減少 | 増大 |
| 腸管運動と括約筋 | α | 収縮 | 弛緩 |
| 腸管運動と分泌 |  | 抑制（？） | 促進 |
| 膀胱排尿筋 | $β_2$、$β_3$ | 弛緩 | 収縮 |
| 膀胱括約筋 | α | 収縮 | 弛緩 |
| 妊娠子宮 | $α>β_2$ | 収縮 | 不定 |
| 非妊娠子宮 | $α<β_2$ | 弛緩 | 不定 |
| 肝臓 | $β_2$ | グリコーゲン分解 | ― |
| 脂肪組織 | $β_1$ | 脂肪分解 | ― |
| 唾液腺 | α | 濃厚粘稠な唾液分泌 | 多量の水っぽい唾液分泌 |
| 性器 | α | 射精 | 勃起 |

※ヒトでは交感神経支配がないといわれる。ただし受容体は存在し、循環カテコールアミンに反応する

基礎知識編はここで終わり！ 第2部では、体の部分や病気ごとでどんな薬を用いるのかを説明するよ。

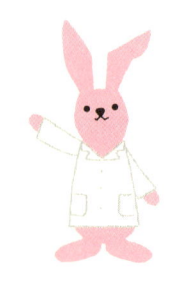

# 第2部

# 薬の作用メカニズムを
# イメージできれば、
# 付き合い方が見えてくる

患者に薬の説明をするときに、気を付けていることがあります。それは、患者自身が、自分の服用している薬の作用をイメージしやすいよう、説明の仕方に工夫をしている点です。どんなことでも、理解して行動するというのは、目的達成のためには大切なポイントです。ましてや薬は、気のもちようでその効果が客観的に向上することも示されています。

ここからは、いろいろな薬の作用のメカニズムをイメージできるように、話を進めていきましょう。いよいよ、本論のスタートです。

# 1 循環器系の治療薬

## 1 高血圧症治療薬

〈血圧をコントロールすることが、長生きするための基本〉

| | | |
|---|---|---|
| ● カルシウム拮抗薬 | 〈クセがなく、誰とでもつきあえるいいやつ〉 | → P.48 |
| ● ACE阻害薬、ARB | 〈ガードマンとして、頼りになる味方〉 | → P.49 |
| ● β遮断薬 | 〈メリハリのある個性派。若者にはウケるが年寄りにはウケない〉 | → P.51 |
| ● 利尿薬 | 〈いい所もあるけれど、長く付き合うと問題も起こす要注意人物〉 | → P.52 |

　人はいったい、生きている間に何人の人と知り合うことができるのでしょうか。そのなかには一生付き合っていく価値のある人もいれば、正直に言って、これきりでもう会わなくてもよいという人もいます。しかしそうは言っても、そのなかには仕事上どうしても付き合っていく必要のある人もいます。すなわち、嫌な人でも仕事上付き合っていなければならない人が少なくないのが現実です。「生活のためなら」と、割り切ってやるしかないのかもしれません。

　血圧測定は、健康診断等で必ず測定される検査であり、それだけ健康状態を把握するために基本となる情報です。

　血圧とは、心臓から送り出された血液が動脈の血管壁に与える圧力で、よく「上がいくつで下がいくつ」という表現をします。

　これは正確に言うと、「上」とは、心臓が収縮して血液を送り出したときの最も高い血圧のことを表現していて「収縮期血圧」と呼びます。「下」とは、心臓が拡張して最も血管に圧力をかけていないときの血圧で、「拡張期血圧」と呼びます。

　そして血圧は、絶えず変動しているので一日中同じ値ではなく、同じ条件で毎回測定した結果を見て、いろいろと診断してみることが必要です。2014年からは、診察室で測る血圧よりも、家で測る血圧の値を重視することになったので、家での正しい血圧の測り方を覚えましょう。ここで、理想の測定条件を示しておきます（**表1-1**）。

表 1-1　血圧測定の条件

| | | |
|---|---|---|
| 朝 | 1 | 起きてから1時間以内でおしっこをする |
| | 2 | 座った状態で1～2分安静にする |
| | 3 | 薬を服用する前の朝食前に測定 |
| 夜 | 1 | 寝る前 |
| | 2 | 座った状態で1～2分安静にしてから測定 |

## ● 血圧が高いと、早く死ぬというデータがある

　では、なぜ人は血圧を気にしていないといけないのでしょうか？　それはズバリ、長生きできるかどうかを考えるために大切な情報だからです。人は必ず、いつかは死にます。その死に方は予測できるものではありませんが、健康状態が病気等で悪化して、亡くなることが多いようです。

　死に結び付く病気はいくつかありますが、血圧が高いと、死に結び付きやすい病気になる確率が高くなります。実際に血圧が高い人ほど、早く亡くなるというデータもあります（図 1-1）。そのため、これらの病気の有無や進行状況を考えるうえでの基本的なデータの一つが、血圧の値ということなのです。

　薬はできれば飲みたくないですが、飲まないともっと怖いのです。高血圧症の治療となると、薬と長く付き合わなければ安定した生活が確保されないというわけです。上手に付き合う方法をしっかり勉強しましょう。

　家で血圧を測定したとき、血圧が収縮期135mmHg以上または拡張期85mmHg[*1]以上であったら治療を考える目安になるということを覚えておいてください。

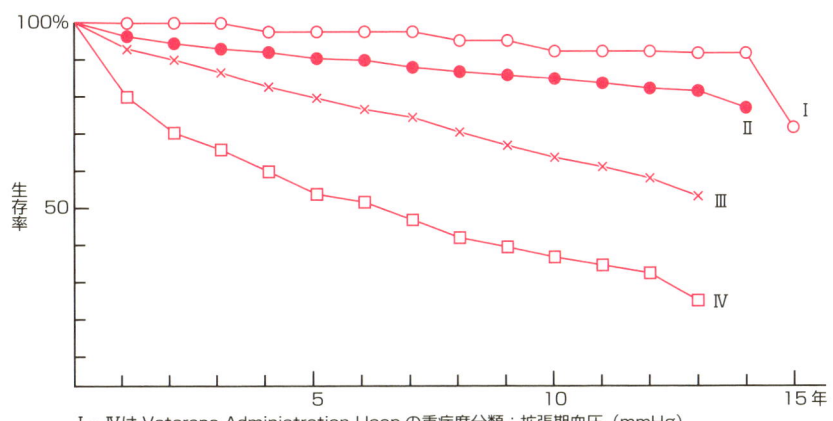

[*1]　日本高血圧学会のJSH2014ガイドラインでは、家庭血圧を診療室血圧より優先することが明記された。家庭血圧で135/85mmHg未満、診療室血圧で140/90mmHg未満が降圧目標とされる。なお、日本ドック学会の数値は検査する立場からのもので、日本高血圧学会は治療する立場からの数値である。数値だけに踊らされることなく、その数値の意味するところを理解して判断したい。

Ⅰ～ⅣはVeterans Administration Hospの重症度分類：拡張期血圧（mmHg）
Ⅰ：90～99、Ⅱ：100～114、Ⅲ：115～129、Ⅳ：130～

（上田英雄他：内科学，p274，朝倉書店，1977）

図 1-1　本態性高血圧の重症度別生存率

## ● 血圧を下げる薬は、体の中で何をしているのか

　体は体なりに考えて、このくらいの血圧がよいと血圧を設定しています。仮に血圧が高い人がいて、特にどこかの臓器の影響で血圧が高いという人以外は、このような体質なのです。しかし、そのような人の血圧を薬で下げようとしても、その薬は、血圧を高くしている体の体質にアタックしているわけではありません。血圧を下げるために、薬が行っている作用は、次の三つのいずれかになります。

　**(1)** 血管を拡張させる
　**(2)** 血管の中を流れている液体の量を減らす
　**(3)** 心臓のポンプとしての力を弱める

　これらの作用が体の中で発揮されれば、薬が効いている間は血圧が下がるという結果に導かれます。しかし、薬の効き目が切れれば、血圧は再び上昇し始めます。
　ですから、血圧が高いという体質を何とかして改善しなければ、薬を一生服用しないといけない人生になってしまいます。その体質を変えていく作用は薬にはないので、生活のあり方全般を見直して、具体的な努力を続けていかなくてはなりません。
　しかし、その体質を変える効果が発揮されるまでは、大変な努力とある程度の年数が必要となってくるので、その間のリスクを少しでも小さくするために薬を服用していくのです。
　主に臨床の中でよく用いられているのは、次のような薬です。

## ● カルシウム拮抗薬

　高血圧症の治療に用いられる薬の中で、最も多くの患者に処方されているのがこの薬です。何といっても、どんなタイプの高血圧症患者にも使えるという性質をもっています。人間で言えば、誰とでも、それなりにうまくやっていける人のようなものです。特に問題となる副作用も少なく、信頼度が高い薬です。
　この薬は、血管を拡張させるという典型的な **(1)** のタイプの薬で、血管の筋肉をゆるめて血管を拡張させます。
　血管の筋肉は、「平滑筋」と呼ばれる種類の筋肉で、この筋肉の細胞は、カルシウムイオンの存在によって収縮したり拡がったりする性質をもっています。この細胞には、カルシウムイオンが出入りする入口があって、これが閉じたり開い

たりします。そして入口が開いているときに、カルシウムイオンが細胞の中に入ってきます。血管平滑筋は、カルシウムイオンが細胞の中に入ると収縮するというメカニズムをもっていて、この入口を「カルシウムイオンチャネル」と呼びます。カルシウム拮抗薬は、この入口からカルシウムイオンが細胞の中に入りにくくなるようにすることで、平滑筋の収縮を抑えようとします（図1-2）。

なお、これから本書内ではこのような「〜イオン」という表現がよく出てきます。細胞レベルの変化は、いろいろなイオンの出入りによって引き起こされます。その機能が変化することを利用して薬が作られているので、ぜひ頭の片隅に入れておいてください。

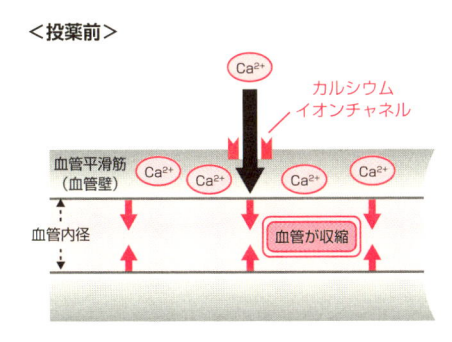

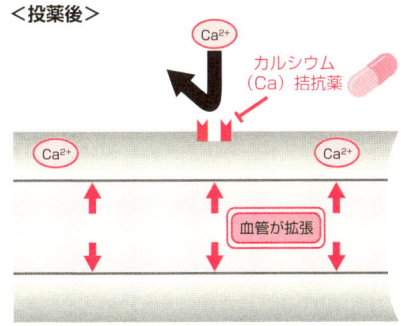

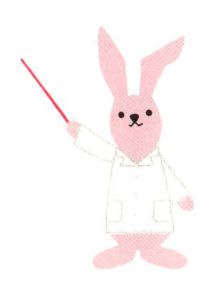

図1-2　カルシウム拮抗薬の作用機序

> カルシウム拮抗薬は、カルシウムイオンの入口を閉じて、細胞内に入らないようにする作用があるんだね。

## ● ACE阻害薬、ARB

最近急に人気の出てきた薬が、「ACE阻害薬」や「ARB」と呼ばれている薬です。特に、ARB[*2]の人気はうなぎ上りで、カルシウム拮抗薬の主役の座を奪いかねない勢いで用いられるケースが増えています。

その人気の理由は、心臓・腎臓といった大切な臓器を保護する作用を、降圧作用とともに発揮してくれるからです。

年齢とともに、いろいろな病気により大切な臓器が障害を受けると、死を早めることにつながります。この薬は、血圧を下げるという効果だけではなく、大切な臓器を保護する効果を同時にもち合わせているわけですから、実に「頼りになるやつ」ということになるのです。

これらの薬が、なぜ血圧を下げる力をもっているのかを理解するためには、

[*2] Angiotensin II Receptor Blockerの略。アンジオテンシンII受容体遮断薬のこと。

図1-3のメカニズムを理解する必要があります。ポイントは、「アンジオテンシンⅡ」という物質が増えて、それが「アンジオテンシン受容体」と結び付くと、血管が収縮して血圧が上がるという点です。

つまり、アンジオテンシンⅡが増えないようにするのがACE阻害薬で、アンジオテンシンⅡがアンジオテンシン受容体に結び付きにくくするのがARBです。

ACEという酵素[*3]は、アンジオテンシンⅠをⅡに変換するのを手伝う働きをするので、ACEの働きを抑えれば、アンジオテンシンⅡは少なくなるというわかりやすい話なのです。

体の中のいろいろな物質は、何らかの物質に酵素が関わって、何か別の物質に変えられることで、次々と新しい物質を体の中で作っています。つまり、この酵素の働きを強めれば新しい物質は増え、逆に弱めれば新しい物質は少なくなるということです（図1-4）。

*3 Angiotensin-Converting Enzymeの略。アンジオテンシン変換酵素のこと。

*4 図1-3にある「ブラジキニン」とは、血圧を下げる作用があるが、カラ咳の原因ともなる。ブラジキニンが分解されると血圧は上昇する。

AT₁だけをブロックしたほうが効果的なんだね。

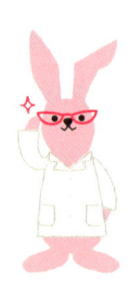

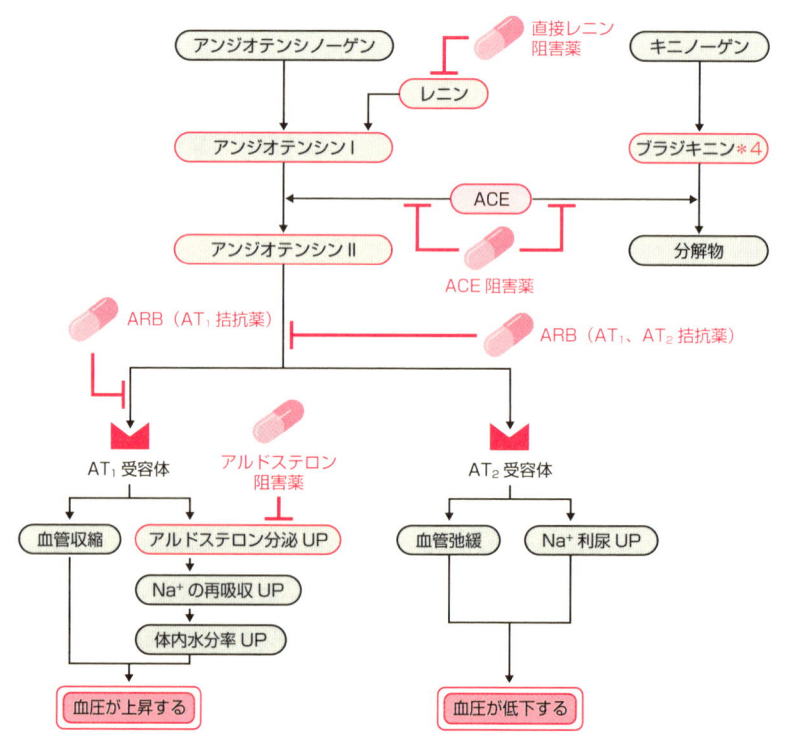

図1-3 ACE阻害薬（変換酵素の働きを抑える）、ARB（受容体に結び付くことを遮断する）等の作用機序

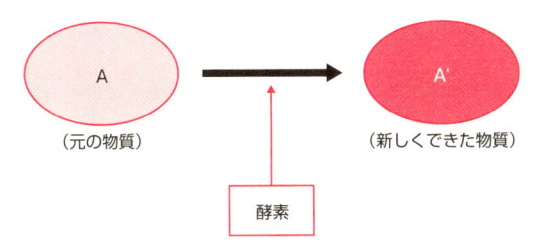

図 1-4　酵素の働きで新しい物質が生まれる

　このように、薬は、酵素の働きを弱めたり強めたりすることで作用を発揮するタイプのものがあります。
　ACE 阻害薬を服用している人にたまに見られる副作用に、カラ咳というものがあります。これは、ACE を阻害すると、図 1-3 に示したようにブラジキニンが分解されにくくなり、ブラジキニンが多く残ることでカラ咳が生じるのです。ブラジキニンは血圧を下げる作用をもつものですから、血圧を下げるためにもブラジキニンが多いほうがよいのです。カラ咳が出現したらあえてこの薬を用いないで ARB に変えればよいのです。また、アンジオテンシン受容体は、実は二つあり、それぞれ「$AT_1$」、「$AT_2$」と呼ばれています（図 1-3）。血圧については、これらの受容体を刺激するとまったく逆のことが生じようとしますが、トータル的には、$AT_1$ の作用のほうが強く現れ、血圧を上げる結果になります。
　血圧をより効果的に下げるには、$AT_1$ の示す血圧を上げる作用だけを抑えて、血圧を下げる $AT_2$ には作用させないほうがよいわけです。そのため、最近では ARB 薬の中でも、$AT_1$ だけをできるだけ邪魔する性質[*5]のものが好んで使われるようになっています。

### ● β遮断薬

　日本人は、あいまいさを好んで受け入れる国民性が目立ちます。一般的には、アメリカ人はあいまいさなどあまり評価せず、わかりやすさやメリハリのあるものを好む国民性をもっています。このメリハリのある考え方に、日本人はなかなかついていけない部分もありますが、逆に言えば、このファジーな日本人感覚は、多くの外国人からすると理解しにくいもののようです。
　このβ遮断薬は、まさにアメリカ人好みの薬で、日本では降圧薬としてあまり人気はありませんが、アメリカでは大人気です。
　人気の理由としては、カルシウム拮抗薬や ARB に比べて価格が安いこともあり

\*5　この性質をもつ薬としては、ディオバン（バルサルタン）、ミカルディス（テルミサルタン）、オルメテック（オルメサルタン）、アジルバ（アジルサルタン）がある。

ますが、効果の発現の仕方にメリハリがあるというのも理由の一つです。

この薬のメインの働きは、心臓のポンプとしての働きを抑えることで、血流を緩やかにし、かつ、末梢の血管（たとえば、手、足先の血管）を拡張させて、血圧を確実に下げるというものです。つまり、先に述べた血圧を下げる薬の作用タイプの (1)、(2)、(3) の作用をすべてもち合わせた優秀な薬なのです。

しかし過激さもあり、それゆえに高齢者にはこの薬を用いにくい部分もあります。高齢者にとって、心臓の機能を低下させるのはやはり好ましくなく、末梢の血管を拡げる作用も高齢者には現れにくいということがあります（太陽の薬理が発現しにくい）。そのため、この薬は、降圧薬としては日本では高齢者に用いられるケースは少ないです。

心臓のポンプとしての働きは、交感神経でノルアドレナリンが放出され、心臓の $β$ 受容体と結合することで活性化されます。薬でこの $β$ 受容体の働きを抑えると、心臓のポンプとしての働きが低下します（心拍数低下、収縮力弱）。$β$ 受容体は 3 種類あり、心臓には $β_1$ 受容体が存在します（42 ページの図 1-5 参照）。

このように、薬が細胞や臓器と接して作用を生み出す体の部分を受容体と呼びます。

## ● 利尿薬

循環器系の病気では、この利尿薬はよく用いられます。特に、心臓の負担を軽くしてあげるには効果的な薬です。さらに価格がとても安いです。ゆえに利尿薬は、降圧薬として古くから用いられています。

しかし、長期に用いるといろいろな副作用が問題となるケースや、糖尿病や痛風をもっている人に悪影響を及ぼしたりするので、降圧薬として用いられるケースは、日本では非常に少なくなってきました。

降圧作用は、腎臓から Na や水を排泄しやすくする利尿作用（図 1-5）により、尿から血管への再吸収が抑制され、血管の中を流れる液体の量を少なくして血圧を下げるものです。食塩を取りすぎている日本人には向いているところもあるのですが、副作用を特に気にする傾向が強い日本人には、敬遠されがちであると言えます。うまく用いることができる人にとっては、この薬は安くて効果的でいいやつなのですが。

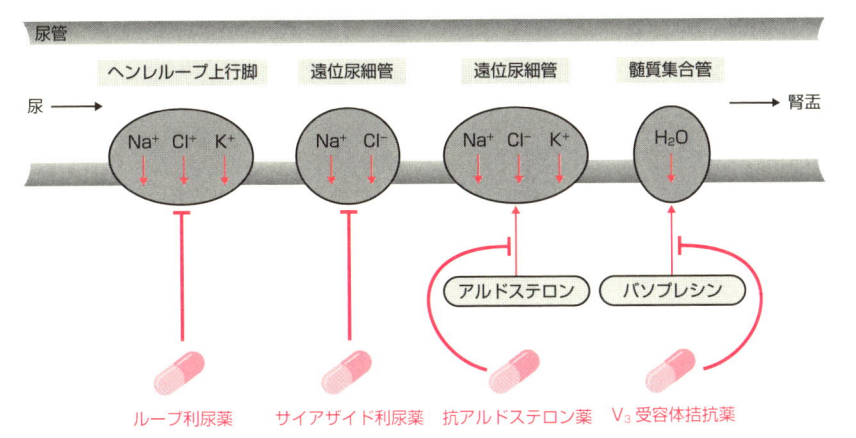

尿管　　　ヘンレループ上行脚　　遠位尿細管　　遠位尿細管　　髄質集合管

尿 →　　Na⁺ Cl⁻ K⁺　　Na⁺ Cl⁻　　Na⁺ Cl⁻ K⁺　　H₂O　　→ 腎盂

アルドステロン　　バソプレシン

ループ利尿薬　　サイアザイド利尿薬　　抗アルドステロン薬　　V₂受容体拮抗薬

図 1-5　利尿薬の作用機序

> 尿中イオンの再吸収を抑制すると、尿中の Na が増える。こうなると浸透圧が下がらないから、水の再吸収が抑制されて排尿量が増えるという仕組みだよ。

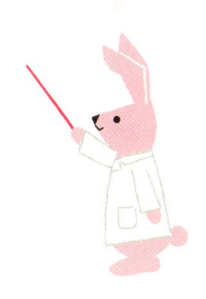

　高血圧症の治療でどのような薬を選択するかは、その人が、ほかにどのような病気をもっているかで決まる傾向があります（**表 1-2**）。

　特に糖尿病を合併しているケースでは、ACE 阻害薬や ARB が処方されるのが、なかば常識化しています。

表 1-2　主要降圧薬の積極的な適応（JSH2014）[*6]

| | カルシウム（Ca）拮抗薬 | ARB／ACE 阻害薬 | β遮断薬 | 利尿薬 |
|---|---|---|---|---|
| 左室肥大 | ● | ● | | |
| 心不全 | | ●[*1] | ●[*1] | ● |
| 心房細動（予防） | | ● | | |
| 頻脈 | ●[*2] | | ● | |
| 狭心症 | ● | | ●[*3] | |
| 心筋梗塞後 | | ● | ● | |
| タンパク尿 | | ● | | |
| 腎不全 | | ● | | ●[*4] |
| 脳血管障害慢性期 | ● | ● | | ● |
| 糖尿病／Mets[*5] | | ● | | |
| 高齢者 | ●[*6] | ● | | ● |

※1：少量から開始し、注意深く漸増する　※2：非ジヒドロピリジン系カルシウム（Ca）拮抗薬
※3：冠攣縮性狭心症には注意　※4：ループ利尿薬　※5：メタボリックシンドローム
※6：ジヒドロピリジン系カルシウム（Ca）拮抗薬

[*6]「JSH2014」とは、「高血圧治療ガイドライン」を指す。

## 2 低血圧症治療薬

〈気にならなければ、治療はしなくても OK〉

| | | |
|---|---|---|
| ● $α_1$ 刺激薬 | 〈穏やかな性格で、堅実なタイプ〉 | → P.55 |
| ● $β_1$ 刺激薬 | 〈心機能をアップする、たくましい性格〉 | → P.55 |
| ● 両方の受容体刺激薬 | 〈バランスよく、強力なパワーの持ち主〉 | → P.55 |

　日々の生活のなかで、いろいろなことが気になります。そういうとき、気にしないようにすれば済むケースもあれば、気になることを解消しなくてはいけないケースがあります。病気に気付くときの一つに、不快な症状を自覚したときがあります。そして、人はその不快な症状がなくなると安心し、それが大きくなると心配するものです。実は、病気には症状が気にならなくなれば治療をしなくても良いものもあれば、自覚症状の有無で治療をやめてはいけないものもあるのです。

　多くの病気の場合、自覚症状の有無で、治療の必要性があるかないかを決めてはいけないと言われます。その代表的なものが、高血圧症、糖尿病、脂質異常症です。

　ところが低血圧症の場合は、特に本人が日常生活に大きな支障がないとか、我慢できる程度の自覚症状であれば、あえて治療をしなければいけないというものではありません。若い女性によく見られる病気ですが、その原因は高血圧症と一緒で、その人の体質なのです（本態性低血圧症）。

　この病気に用いられる薬の作用は、降圧薬と逆の性質をもっています。わかりやすく言えば、昇圧薬は、

**(1)** 心臓のポンプとしての力をアップさせる
**(2)** 血管を収縮させる

といった作用をもっているのです。

　一般的に、低血圧症は、高血圧症のように数値で診断基準が明確化されていませんが、基本的には 90／60mmHg 以下を低血圧症と考えています。
　**(1)** の作用は「$β_1$ 受容体」が、**(2)** の作用は「$α_1$ 受容体」が関与しています。つまり、低血圧症治療薬は、$β_1$ 受容体を刺激する作用か、$α_1$ 受容体を刺激する作用か、もしくはその両方の作用をもっていることになります（図 1-6）。

図中:
- デノパミン
- β₁受容体を刺激して、心筋の収縮力を増大させる
- 心拍出量を増加させる
- 心臓へ戻る血液量を増やす
- エチレフリン
- 血圧を上げる
- ノルアドレナリンの量を増やす
- α₁受容体を刺激して、末梢血管を収縮させる
- 静脈系を収縮させる
- アメジニウム、ドロキシドパ
- ミドドリン
- ジヒドロエルゴタミン

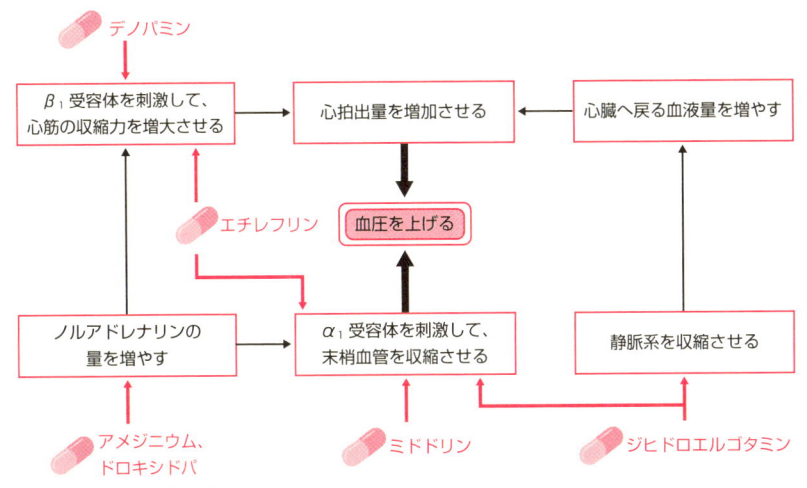

図 1-6　昇圧薬の作用機序

## ● 血管を収縮させる、α₁刺激薬

血管には、「α₁受容体」と呼ばれるものが存在していると仮定されています。これを刺激すると、末梢血管が収縮するという性質をもっていますが、実はこのα₁受容体は、血管以外の部分にも存在しているのです。つまり、単純にα₁受容体全部を刺激すると、いろいろな副作用が現れてしまいます。α₁受容体を刺激する性質をもった薬の中で、できるだけ血管のα₁受容体だけに作用する性質をもったものが、低血圧症治療薬として用いられます。

その代表が、ミドドリン（メトリジン®）という薬です。

## ● 心臓の収縮力を強める、β₁刺激薬

心臓の収縮力をアップさせる一つの方法として、「β₁受容体」を刺激する方法があります。このことで血管に対する圧力が高まるので、血圧は上昇します。やり方としては少し荒っぽいですが、心臓の機能が低下していることが大きな要因となっている低血圧には効果的です。ただ、不整脈が生じることもあります。

代表的な薬は、デノパミン（カルグート®）です。

## ● 両方の受容体刺激薬

昇圧薬のもつ機能である (1) と (2) の両方の作用により、血圧を上昇させるタイプの薬で、効果はより強力になります。この二つの作用を同時に発揮させる

には、「ノルアドレナリン」という物質を介することが効果的です。

　私たちの体は、交感神経が刺激されるとノルアドレナリンが分泌されます。しかし、ノルアドレナリンは、再び取り込まれて元のところへ戻ってしまう性質があるので、ノルアドレナリンによる効果が弱くなってしまいます。そこでこの薬は、再びノルアドレナリンが取り込まれないようにして、ノルアドレナリンの量を増やすことにより $α_1$ 受容体、$β_1$ 受容体への作用を発揮させるようにするのです。

　その代表的な薬はアメジニウム（リズミック®）です。

　そのほか、ノルアドレナリンと似たような構造をもつ薬を投与すれば、同様の作用が発揮されます。代表的なものはドロキシドパ（ドプス®）で、パーキンソン病のすくみ足にも用いられます。

## 3 狭心症治療薬

〈ライフスタイルへの忠告。心筋梗塞に移行させないために、発見されたらすぐ治療〉

| | | |
|---|---|---|
| ● カルシウム拮抗薬 | 〈血管の拡がりを確保して、酸素が足らなくならないように補充する親切な紳士〉 | → P.57 |
| ● β遮断薬 | 〈ズバっと酸素のムダ使いをさせない、厳しい親〉 | → P.58 |
| ● 硝酸薬 | 〈両刃使いの、器用で使いやすい便利屋〉 | → P.59 |

　私の周囲に、実に「人の痛いところを突く」人がいます。すなわち、自分で気付いていても、他人から指摘されたくない弱点をズバッと言う人です。しかし、言ってくれたおかげで、その弱点を本気で直そうと思ったこともありました。やはり、痛い！　という思いが、決心という力を生み出してくれたのでしょう。

　突然死の原因となる代表的な病気の一つに「心筋梗塞」があります。「狭心症」は、その前ぶれとも言える病気です。

　狭心症は、心臓の筋肉（心筋）に酸素と栄養を運ぶ「冠動脈」という大切な血管にアクシデントが生じて酸素不足を起こし、「胸痛」という症状でその危険を私たちに知らせるものです。

　冠動脈の細くなっている部分を積極的に治していかないと、心筋梗塞に発展していく危険性が大きいので、狭心症であることが発見されたら、ただちに治療を開始する決意をすることが大切です。

　狭心症の治療には薬物を用いますが、冠動脈が狭くなっている程度の大きいことが心臓カテーテル検査ではっきりすれば、ステント手術やバイパス手術をしたうえで薬を用います。しかし、狭くなっている程度が大きくなければ、薬だけで

治療をすることになります。

　「痛み」というのは嫌なものですが、実は目に見えない体の中の異常を知らせてくれる大切な感覚です。痛みを我慢したまま放置せず、その原因を調べるのは大切なことなのです。いわば、痛みは忠告のようなもので、それを無視することは、人生において本当に痛い目にあうことになります。

　前述したように、狭心症は、今までのその人の生き方に対する忠告です。運動不足、過剰なストレス、アンバランスな食事といった、その人のライフスタイルが生み出す病気の典型なのです。そのため、単に病気を治すということだけでなく、ライフスタイルを考え直さなければいけない大切な忠告と捉えてください。

　主に、狭心症発作予防のために用いられている薬は、3種類です。狭心症のタイプによっては、用いられる薬の選択の基準が違ってきます（**表 1-3**）。

表 1-3　狭心症の二つのタイプと薬の選択基準

| タイプ | 状況 | 薬物療法の基本 |
|---|---|---|
| 労作性 | 恒常的に冠動脈の一部が狭くなっている | 酸素の消費を減らす薬を投与 |
| 安静性 | けいれんなどで、一時的に冠動脈の流れが低下する | けいれんを抑える薬を投与（酸素の供給を増やす） |

　狭心症に用いられる薬は、次の作用をもっています。

**(1)** 心筋への酸素の供給を増やす
**(2)** 心筋での酸素の消費を減らす

## ● カルシウム拮抗薬

　高血圧症治療薬でも紹介したこの薬のもつ優等生ぶりは、狭心症治療薬としても十分に発揮されています。

　この薬のもつ作用が発揮されるために重要なことは、血管平滑筋の細胞へのカルシウムイオンの流入を抑えることです。冠動脈の血管でも同様な作用を発揮することで、発作予防の効果を発揮します。

　**表 1-3** に示した狭心症の中で、「安静性のタイプ」は、特に酸素の消費が高まったわけではないのに、安静な状態のときに起きる発作です。

　その原因は、冠動脈が一時的にけいれんを起こし、血液の流れが悪くなって酸素不足が生じたことによります。そのけいれんを防ぐためには、カルシウム拮抗薬が最もよい選択なのです（**図 1-7**）。

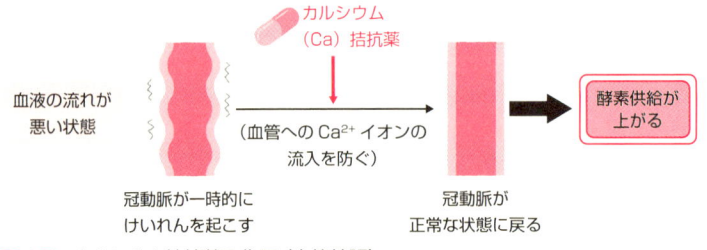

図 1-7　カルシウム拮抗薬の作用（血管拡張）

　このけいれんは、冠動脈の平滑筋内のカルシウムイオン濃度が蓄積して、高値を示すことから生じます。ですから、カルシウム拮抗薬を用いて冠動脈血管へのカルシウムイオンの流入を防げば、濃度は上昇しなくなるので、けいれんを抑えることができるのです。

　もちろんこの薬は、冠動脈を絶えず拡張させる作用もあるので、心筋細胞内の酸素の不足が生じないように酸素を安定して供給するには、欠かすことのできない薬と言えるのです。

### ● β遮断薬

　この薬も、高血圧症治療薬としても紹介した、特徴のある薬です。

　狭心症の発作は、いわば貯金通帳の預金額が減り始めたときに生じる症状といえます。預金額が減った原因の一つは、預ける金額以上に下ろす金額が多くなったからです。狭心症の発作の原因も、お金を酸素に置き換えれば同じことで、心臓が動きすぎて酸素の消費が供給よりも上回ったことなのです。

　この薬は、酸素を消費させないようにして、酸素の供給とのバランスを整えさせる役割を果たす薬です。つまり心臓の働きを抑えて、心臓の筋肉が使う酸素の量を減らすのです。ですから、食事の後や動いた後に生じるタイプの狭心症（労作性）に用いると効果的です。

　たとえて言うならば、「外に出てアクティブな活動をするお前は、お金を使いすぎるのだから、家で静かにしていなさい」という親のような存在です。

　もちろんこの薬は、心臓の動きを抑えるのに $β_1$ 受容体の働きを抑える作用を発揮します（**図 1-8**）。

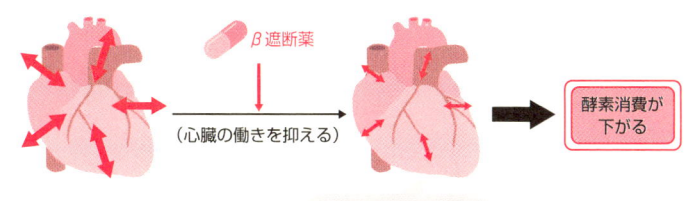

図 1-8　β遮断薬の作用

心機能を低下させて、酸素を消費させないようにするんだね。

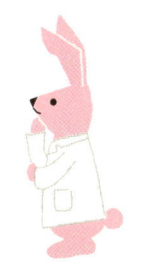

### ● 硝酸薬

　狭心症発作を予防するには、心筋への酸素の供給を増やし、同時に心筋での酸素の消費を抑えるという両方の作用をもつ薬を使えば、効果的であるということはわかります。それが、「硝酸薬」です。

　図 1-9 に示したように、冠動脈を拡張することで酸素の供給を増やすと同時に、普通の動脈や静脈を拡げることで、心臓の負担を軽くすることができ、心筋があまり酸素を使わなくて済むという結果を得ることができます。

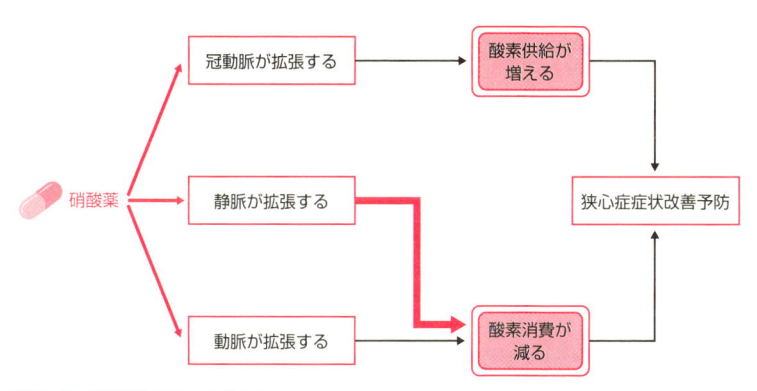

図 1-9　硝酸薬の三つの作用

　ですから、「ニトログリセリン」に代表されるこの系統の薬は、あらゆるタイプの狭心症に用いられます。両方の作用がありますが、メインの作用は後者で、酸素の消費を減らすことです。

　硝酸薬の血管を拡張させる作用は、カルシウム拮抗薬とは違うやり方で、細胞内のカルシウムイオン濃度を下げることで発揮されます。

　この薬は、体の中に入ると一酸化窒素（NO）に変身します。すると、体内にあ

＊7 Cyclic Guanosine Monophosphate：環状グアノシン1リン酸の略。細胞内情報伝達物質として働く。

る「cGMP＊7」という物質が増え、それが細胞内のカルシウムイオン濃度を低下させるのです。

発作予防だけでなく、発作が生じたときにも舌下で使えば、5分以内に効果が見られるという使いやすい薬です（ニトロペン®）。

## 4 心筋梗塞治療薬

〈命を取り留めたなら、再発予防にすべてを懸ける〉

| | | |
|---|---|---|
| ● 血栓溶解薬 | 〈血栓を溶かすスペシャリスト。使うタイミングが遅れると役立たないくせ者〉 | → P.62 |
| ● 凝固阻止薬 | 〈トロンビンという敵のキーパーソンをやっつける刺客〉 | → P.63 |
| ● 血小板凝固阻害薬 | 〈効き目は緩やかだが、ピリッと辛い山椒〉 | → P.64 |

子供のころ、悪いことをすると親に「二度とこんなことはしないと約束しなさい」と言われたものです。しかし今思うと、私の親はいつもそういう風に言うわけではなく、悪さの度合いがひどいときにのみ、そう言っていたようです。病気も、風邪だったら「二度と引くんじゃない」とは言われないでしょう。でも、心筋梗塞なら「二度と発作に見舞われないように」と約束した気持ちで治療をすべきでしょう。

狭心症は冠動脈の病気で、それによって死を迎えることはありません。しかし、冠動脈が詰まり心筋が壊死し、心筋梗塞を発症すると、1/3のケースが死亡しているのです。

心筋梗塞は、基本的には冠動脈の血管内に血栓（けっせん）が生じ、それにより心筋が死んでしまうことで生じます。しかし、女性の場合には冠動脈ではなく、心筋内の細かい血管内に血栓が詰まって心筋梗塞が生じる可能性が報告されていますので、この場合は画像で見つけることは難しくなります。いずれにしても、心筋梗塞が生じればすぐに処置をしないといけません。

急性心筋梗塞の場合、

(1) 血栓を溶かす
(2) 心機能を保つ
(3) 血圧を維持する
(4) 痛みに対処する

といった治療を行います。

ここで最も大切なのは、これらの処置が迅速にかつ適切に行える施設に運ばれ

ることです。治療時にどのような薬を用いるかは、**表 1-4** に示します。そして命が助かったなら、再発予防のためにできる限りの対応をすることが重要となります。
　ここでは、血栓の治療に関する薬について解説します。血栓の治療には、次の三つのタイプの薬が用いられています。

表 1-4　急性心筋梗塞の治療に用いられる薬

| 使用目的 | 商品名 | 投与量・方法 | 備考 |
| --- | --- | --- | --- |
| ショック状態血液維持 | ノルアドリナリン | 1 回 1mg／250mL 点滴静注（0.5〜1mL/ 分）、1 回 0.1〜1mg 皮下注 | |
| | イノバン、カコージン、カタボン | 1〜5μg/kg/ 分で点滴静注を開始して、20μg/kg/ 分まで増量可能 | メイロン（炭酸水素ナトリウム）と一緒に混ぜない |
| | ドブトレックス | 1〜5μg/kg/ 分で点滴静注を開始して、20μg/kg/ 分まで増量可能 | |
| 心室性期外収縮 | キシロカイン | 静注用 2%：1 回 1〜2mg/kg を緩徐（1〜2 分）で静注。効果不十分の場合は 5 分後に同量投与 | 血中濃度を測定すると効果的 1.5〜5.0μg/mL |
| 徐脈性不整脈 | アトロピン硫酸塩 | 1 回 0.5mg 皮下、筋注、静注 | 筋注は CPK 値に影響を与えるので行わない |
| 鎮痛 | モルヒネ塩酸塩、アンペック | 注：1 回 5〜10mg 皮下注、静注。内服：1 回 5〜10mg、1 日 15mg | 筋注は CPK 値に影響を与えるので行わない |
| | レペタン | 1 回 0.2mg を徐々に静注 | |
| | ペンタジン、ソセゴン | 1 回 15mg 皮下、筋注。3 時間ごとに反復注射（増減） | |
| 血栓溶解 | ウロナーゼ ウロキナーゼ「ベネシス」ウロキナーゼ「フジ」 | 冠動脈内注入（12 万 IU 使用）：48〜96 万 IU 静注（24 万 IU 使用）：96 万 IU を溶解後に約 30 分間で静注 | 発症 6 時間以内 |
| t-PA | アクチバシン、グルトパ | 29〜43.5 万 IU/kg（0.5〜0.75mg/kg）静注（総量の 10% を 1〜2 分間で急速投与し、残りを 1 時間で投与） | 発症 6 時間以内。冠動脈の再開通時に不整脈が現れることがある |
| | クリアクター | 2.75 万 IU/kg を静注 | |

## ● 血栓溶解薬

心筋梗塞が生じたとき、まず詰まっている血栓を溶かして、血液の流れを再開させることが、命を救うための一つのポイントです。

そこで切り札となるのが、「血栓溶解薬」の迅速な投与です。血栓をどのように溶かすのかというと、それにはまず、血栓がどのように作られるのかの仕組みを理解することが重要となります。

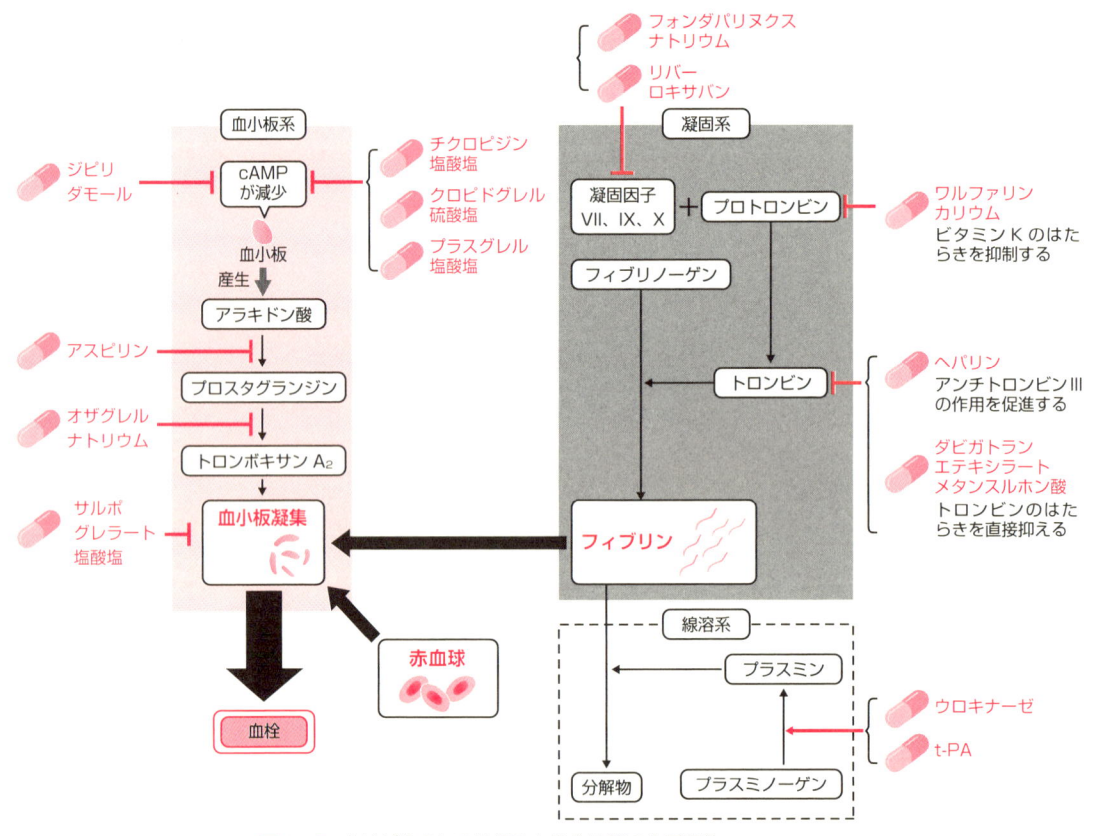

図 1-10 血栓が作られる仕組みと抗血栓薬の作用部位

図 1-10 のように、血栓は、「血小板系」と「凝固系」という二つのルートが関与して作られます。血小板系では、血管の損傷により血小板が粘着性をもち、トロンボキサン $A_2$ が産生されると、血小板が凝集し始め固まりやすくなります。そこへ、凝固系で産生されたフィブリンや血液中に存在している赤血球が血小板

に取り込まれることで、血栓を形成します。

　血栓の主成分は「フィブリン」です。ところが人間は、このフィブリンを分解する能力をもつプラスミンという物質をもっています。そのプラスミンを増やすことで、フィブリンを分解して血栓を溶かすことが可能となるのです。

　体の中で、プラスミンはプラスミノーゲンという物質から作られるので、この生成プロセスを活発にさせる作用をもつ薬を用いることで、できてしまった血栓を溶かすことは可能になるのです。薬は、現在二つのタイプがあります。

　一つは「ウロキナーゼ」で、血漿中にあるプラスミノーゲンをプラスミンに変え、それを血栓に作用させて、血栓を溶かす作用をもっています。

　しかし、血漿中には、プラスミンの作用を阻害する物質もあるので、ウロキナーゼを大量に投与し、それを上回る大量のプラスミンを作らせる必要があります。

　もう一つのタイプは、「t-PA製剤」と呼ばれるものです。これは、血栓の中にあるプラスミノーゲンをプラスミンに変えるもので、ウロキナーゼのようにプラスミンを阻害する物質の影響を受けずに済みます。したがって、ウロキナーゼのように薬を大量に投与してプラスミンを大量に作る必要はなく、しかも血漿中には作用しないので、出血等の副作用の心配も少なくなります。ですから、「t-PA製剤」のメリットのほうが大きいことになります。

　いずれのタイプの薬も、ポイントは病気が発症して6時間以内に用いないと、期待される効果は発揮されないというばかりか、出血しやすくなる危険も出てきます。切り札的存在であっても、条件付きということなのです。

● 凝固阻止薬

　人間の組織や集団でも、必ずその全体を形成するためのキーパーソンが存在しているものです。ですから、その組織をコントロールするためには、キーパーソンとなる人物をうまくコントロールできればよいわけです。心筋梗塞の再発予防のためには、血管が、再び血栓で詰まることがないようにすることです。そのための強力な薬が「凝固阻止薬」です。

　血液が固まるという体内のプロセスは、図1-10で示したように実に複雑です。しかしポイントとなる部分は、血栓形成の主成分であるフィブリンを作るのに貢献している「トロンビン」という物質にあります。つまり、これが血栓を作らせるキーパーソンで、その働きを抑えることができれば血栓は予防できるのです。そのためには、三つのタイプの薬が用いられています。

　「ワルファリン」は、トロンビンに変身する前の物質であるプロトロンビンが作

られにくくする薬です。トロンビンの原料であるプロトロンビンが少なくなれば、それだけトロンビンが作られなくなるわけです。

　プロトロンビンは、実はビタミン K が関与して作られる物質なので、ビタミン K の働きを抑えることで、ワルファリンはプロトロンビンを作らせないようにすることができます。ちなみに、この薬を飲んでいる人が「納豆を食べてはいけない」と言われるのは、納豆の中にビタミン K が入っているので、ワルファリンの効果を弱めてしまうからなのです。

　この薬は価格も安く、効果も確実でとてもよいのですが、やはり人間と同じで欠点がないわけではありません。それは、投与量の調節をとてもデリケートに行わなければいけないということです。同じ人でも、いつも同じ投与量というわけにはいかず、絶えず、どのくらいの投与量が良いのかを検査しながら用いていかなければならない、ちょっと世話をするのに面倒なヤツなのです。

　「ヘパリン」という注射薬も、入院中に用いられます。血中にはアンチトロンビン III という物質があり、これがトロンビンに対して、アンチの働きをしています。ヘパリンは、このアンチトロンビン III の働きを応援する作用をもっているのです。

　最後は、直接トロンビンの働きを抑える薬です。この薬はトロンビンと結合することで、トロンビンのもつフィブリンを作る働きを邪魔します。「ダビガトランエテキシラート」(プラザキサ®) がそれです。同じ経口剤のワルファリンよりも投与量の細かな調節をする必要がないので、便利だと言われていますが、薬の価格はワルファリンに比べて高いのが、玉にキズといったところです。要するに、便利なものは値段も高いということなのですね。

## ● 血小板凝固阻害薬

　血小板系に作用して、血栓を作らせないようにするのが、この分類の薬です。血小板の凝集には、「トロンボキサン $A_2$」という物質が大きく関与しているため (図 1-10)、このトロンボキサン $A_2$ を作らせないようにする薬が用いられます。

　「アスピリン」は、COX を阻害することでトロンボキサン $A_2$ になる前の物質である「プロスタグランジン」の産生を抑え、トロンボキサン $A_2$ を少なくさせます。アスピリンは大量に使うと、血小板凝集を抑制する作用をもつプロスタグランジン $I_2$ を阻害するため、かえって血栓を生じやすくなる作用も発揮されてしまうので、少量 (80〜200mg／日) で用いることがポイントとなります。

　「チクロピジン」(パナルジン®) や、「クロピドグレル」(プラビックス®) は、トロンボキサン $A_2$ を作り出す際に必要となる物質であるアラキドン酸を作らせない

ようにする薬です。そのためには、それに関与している cAMP という物質に働きかけます。この cAMP が少なくなると、アラキドン酸が作られるようになるのです。そこで、cAMP の量を増やすことでアラキドン酸を作らせないようにします。

チクロピジンとクロピドクレルでは、クロピドグレルのほうが副作用の点で優れているので、最近はこの薬がよく用いられるようになっています。

「オザグレル」（カタクロット®）は、プロスタグランジンからトロンボキサン $A_2$ が作られるときに関与している「トロンボキサン合成酵素」の働きを阻害することで、トロンボキサン $A_2$ を作らせないようにする新しい薬です。

血小板凝固阻害薬の血栓予防効果は、凝固阻止剤より緩やかですが、安全性に優れているので血栓予防の基本的な薬剤として用いられ、それだけでは効果不十分なときには、凝固阻止薬を用います。

## 5 心不全治療薬

〈心機能低下は、いろいろな臓器に影響する。特に呼吸器系に注意〉

| | | |
|---|---|---|
| ● ACE 阻害薬、ARB | 〈負担を軽くし、元気が戻るのをじっと待ってくれるやさしい友達〉 | → P.66 |
| ● β遮断薬 | 〈味方にすることができれば、勇気倍増となる敵〉 | → P.67 |
| ● 利尿薬 | 〈効果はさほど強くないが、地味に心臓を助ける控えめなやつ〉 | → P.68 |
| ● ジギタリス製剤 | 〈厳しく気合いを入れる、怖い先輩〉 | → P.69 |
| ● カテコールアミン製剤 | 〈心機能全体を改善させる、スペシャリスト〉 | → P.70 |
| ● PDE（ホスホジエステラーゼ）阻害薬 | 〈効果不十分なときの助っ人〉 | → P.70 |
| ● 直接レニン阻害薬 | 〈RAA 系の大もとをコントロールする頭の良い優れもの〉 | → P.71 |
| ● アルドステロン阻害薬 | 〈これからどんな人なのかを確かめてみたい新入生〉 | → P.71 |

人は、心臓か呼吸の機能が停止すれば死んでしまいます。ですからこの二つの機器は、絶えずご主人のために骨惜しみせず働いてくれる重要な使用人です。この従順な使用人も決して不死身ではなく、疲れたり、体調が悪くなればその役割を十分に果たすことができず、ご主人はいつものように快適に過ごすことができなくなるのです。心不全は、そのような状況に似た症状といえるでしょう。

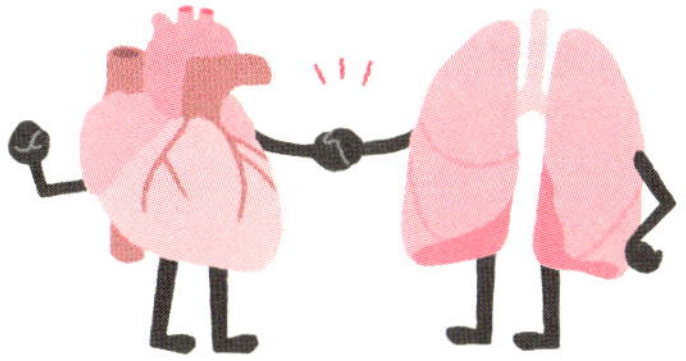

図 1-11　助け合う心臓と肺

実は心不全とは病名ではなく、何かが原因で、心臓のポンプとしての機能が低下している状態を示す言葉なのです。

心臓は、全身に血液を送り出す役割を担っているので、それが低下するということは、全身にいろいろな悪影響を及ぼすことになります。そしてそのようなときに特に注意するのは、呼吸器機能なのです。

実は、心臓と肺は互助会のような関係で、心機能が低下したら肺が頑張り、肺機能が低下したら心臓が頑張るといった関係なのです（図 1-11）。つまり、心不全の人は、肺機能が低下してしまうと心臓を補うパートナーとしての力が弱くなり、さらに全身症状は悪化していくことになります。

心不全でない人にとっては、カゼを引くことはさほど危険ではないことですが、心不全の人にとってカゼを引くことは、呼吸の機能が低下することにつながるので、とてもリスクの高い状態なのです。

心不全の治療に用いられる薬は、次のような作用をもっています（図 1-12）。

**(1) 心臓の負担を軽くする**
**(2) 心筋の収縮力をアップさせる**

＊8　RAA 系薬は「Renin-Angiotensin-Aldosterone 系」の略。ホルモン系の一つで、腎臓から分泌されたレニンがアンジオテンシンの働きを高めて、血管収縮を生じ、血圧を上昇させるとともに、アルドステロンの分泌をさかんにして水分の量を増やす。この調節機構に関与する薬剤を RAA 系薬と呼び、ACE 阻害薬、ARB、直接レニン阻害薬、アルドステロン阻害薬などがある。

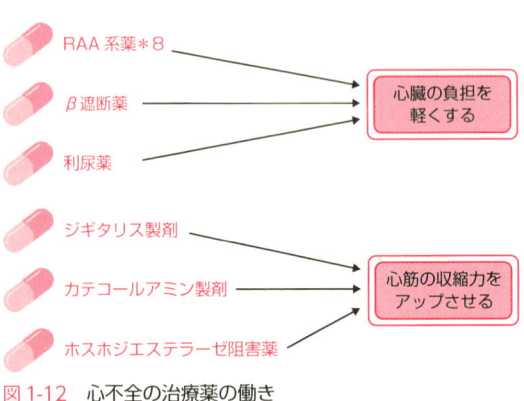

- RAA 系薬＊8
- β遮断薬
- 利尿薬
→ 心臓の負担を軽くする

- ジギタリス製剤
- カテコールアミン製剤
- ホスホジエステラーゼ阻害薬
→ 心筋の収縮力をアップさせる

図 1-12　心不全の治療薬の働き

## ● ACE 阻害薬、ARB

心不全の多くは、心臓に長く負担をかけすぎたことで、徐々にポンプとしての働きが十分にできなくなっている状態です。

もし、あなたの周りに仕事を長期にやりすぎて疲れてしまい、十分に仕事をこなせなくなった人がいたら、どうしてあげたらいいのでしょう。あなたが優しい

人なら、その人の仕事量を減らしてあげて、元気になるのを待つという行動をとるのではないでしょうか。

「ACE阻害薬」と「ARB」は、血管、特に静脈と動脈を拡張する作用があります。このことは、心臓の負担が軽くなることにつながります。

まず、なぜ静脈を拡張すると、心臓の負担を軽くすることができるかを説明しましょう。心臓のポンプとしての機能は、静脈から心臓に血液が戻ってくるのを受け止め、肺に送り、そこで酸素のたっぷり入った血液にしてから心臓に戻し、再び血液を動脈を介して全身へ送り出すことです。

ですから、心臓に戻ってくる血液の量が少なければ、それだけ仕事をしなくてよいことになります。静脈を拡げると、そこに、心臓に戻る予定の血液をプールさせることができるので、時間当たりの心臓に戻る血液を減らせるということなのです。

次に、なぜ、動脈を拡張すると心臓への負担を軽くすることができるのかを説明します。心臓は、左心室という部分から動脈に血液を送り出していて、そのときに左心室を収縮させるために力が必要になります。もし、あなたが口に水をいっぱい含んだ後、ストローをくわえて、そこから口にたまっている水を出そうとしたら、太いストローと細いストローでは、どちらのほうが強い力を必要とするでしょうか。

それは、細いストローを使ったときですよね。つまり動脈は、この場合のストローと同じ立場になります。太い血管であれば、楽に左心室にたまっている血液を送り出すことができるので、心臓の負担は軽くなるのです。

このように、静脈を拡張して心臓の負担を軽くすることを「前負荷の軽減」と呼び、動脈を拡張して心臓の負担を軽くすることを「後負荷の軽減」と呼びます。

ACE阻害薬やARBは、そのような効果をもたらして、心臓自身が機能を回復するのを待ち続ける薬なのです。やさしい薬ですね。

● β遮断薬

この薬は、心臓のポンプとしての機能を低下させる薬です。ですから、心臓の機能の低下している心不全の人に用いると、さらにポンプとしての機能は低下してしまいます。そのため、"心不全の人には使うべからず"という存在でした。しかし、少し頭を柔らかくして考えてみましょう。

狭心症治療薬のところで、「β遮断薬」は、心臓の動きを抑えて酸素の消費を少なくすると説明しました。心臓の動きを抑えるということは、仕事をしなくて

もよい方向に導くということなのです。つまり、心臓の負担を軽くすることができることになります。同じ作用が、心不全の人にとって危険なことにもなり、逆に良いことにもなるという両面をもち合わせているのです（図 1-13）。

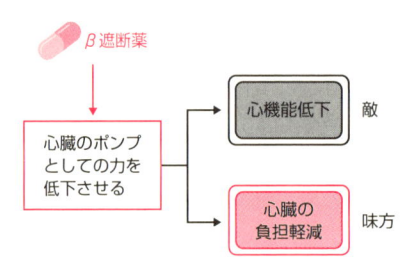

図 1-13　β遮断薬は心不全の人にとって敵か、味方か？

　β遮断薬はいろいろな性格のものがあって、その中でも、作用が緩やかで、あまり強く心機能を低下させないものを選び、それも、心不全が軽症な人に対して用いると、良い面のほうがたくさん発揮されることが証明されました。その代表が「カルベジロール」（アーチスト®）や「ビソプロロール」（メインテート®）です。カルベジロールは、α遮断作用ももっています。
　まさにβ遮断薬は、使いようで敵にも味方にもなるというクセ者なのです。こういうクセ者を味方にできれば、効果は倍増するのです。ですから循環器の専門医は、いろいろな場面でβ遮断薬を使いこなせる人たちなのです。

● 利尿薬

　心不全になると血液全体の流れが悪くなり、その影響でむくむ症状が現れてきます。そのようなときに利尿薬を用いると、そのむくみは改善していきます。そして同様に、腎からの水分の排泄を促すので血液中の水分量を減らすことになり、前負荷の軽減にもなります。心不全の初期に単独で用いられることがあります。
　利尿薬は、心不全の人の多くに用いられていて、地味ではありますが、それなりの役割をしっかりもっている大切な治療薬です。
　心不全の薬として用いられる利尿薬は、血圧を下げる作用があまりないものが選ばれます。その代表薬が、ループ系の「フロセミド」（ラシックス®）です。利尿薬を使い続けているうちにK（カリウム）値が下がってしまう人がよくみられますが、そのような人には、「スピロノラクトン」（アルダクトン®）や「トルバプタン」

（サムスカ®）が用いられることが多いようです。

## ● ジギタリス製剤

運動系のクラブですと、後輩たちがダラダラしていると、厳しく気合いを入れてくる先輩がいますね。ジギタリス製剤は、そのような怖い先輩に似ていて、心筋のもっている残った力をうまく引き出して、心臓ポンプとしての機能を強制的にアップさせる薬なのです。

その作用は少し複雑です。先に、細胞の中のカルシウムイオンが増えれば収縮するということを、高血圧症のカルシウム拮抗薬のところで説明しました。心筋細胞も同じように、カルシウムイオンが増えれば、収縮力もアップします。ではジギタリス製剤は、どうやってカルシウムイオンを増やすのでしょうか（図 1-14）。

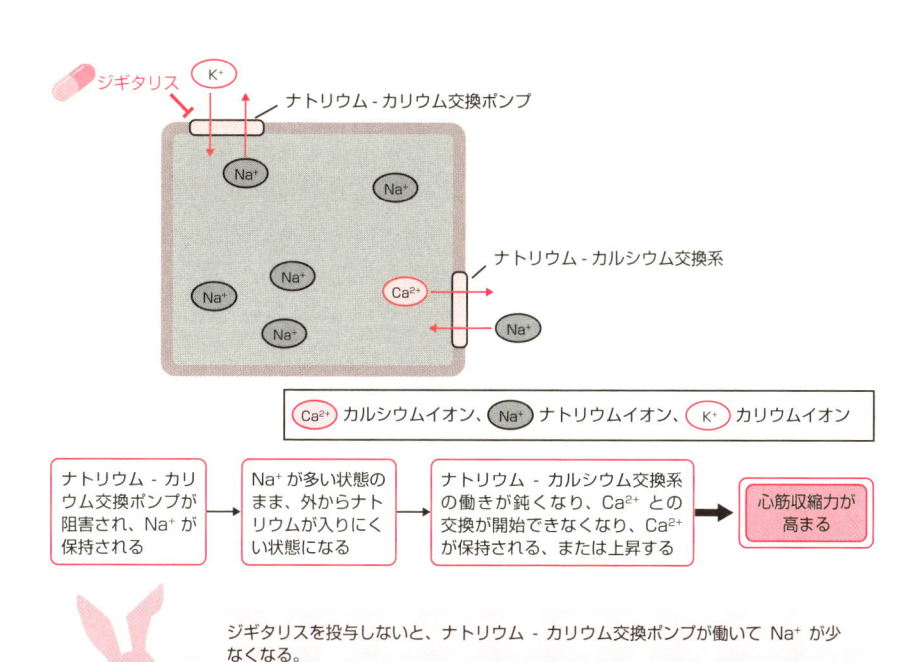

ジギタリスを投与しないと、ナトリウム - カリウム交換ポンプが働いて $Na^+$ が少なくなる。
$Na^+$ が少なくなれば、外から取り込まないといけなくなるから、ナトリウム - カルシウム交換系によって細胞内の $Ca^{2+}$ と細胞外の $Na^+$ との交換が起こる。結果として、細胞内の $Ca^{2+}$ が少なくなり心臓の収縮力が弱くなるんだね。
つまり、心臓の収縮力を高めるには、心筋細胞内の $Ca^{2+}$ イオン濃度を上げることがポイントなんだ。

図 1-14 ジギタリスの作用機序

心筋細胞には、「ナトリウム - カリウム交換ポンプ」[*9]と「ナトリウム - カルシウム交換系」[*10]の2カ所にイオンが出入りする場所があると考えられています。ジギタリス製剤は、この一つであるナトリウムポンプに作用して、そこの場所でイオンの交換をさせないようにします。

具体的には、ナトリウムポンプの働きを阻害することで、細胞内にたまっているナトリウムイオンと、細胞の外のカリウムイオンとの交換をできなくなるようにさせます。

薬を使用していないときは、この「ナトリウム - カリウム交換ポンプ」は、細胞内にカリウムイオンを入れ、ナトリウムイオンを外へ出しますが、これを阻害すると、細胞内にナトリウムイオンがたまっていきます。すると、もう一つのイオンが出入り（交換）する部分「ナトリウム - カルシウム交換系」では、内側にナトリウムイオンが多いので外からナトリウムイオンが細胞内に入らなくなり、そのためカルシウムイオンを外へ出すことができなくなります。その結果、カルシウムイオン濃度が保持され、もしくは上昇して心筋収縮が高まります。

ただし、この作用は強力なので、投与しすぎると逆に心臓が止まってしまう方向に導くので、その人に適した投与量を設定することが、とても重要となります。それを決めるのに有効な手段は、「TDM」というシステムを使うことですが、これについては、1部の図1-2と表1-1で説明しました。

### ● カテコールアミン製剤

この薬は、アドレナリン受容体の一つである「$α_1$受容体」を刺激して、血圧を上昇させる作用と、「$β_1$受容体」を刺激して、心臓の収縮力をアップさせる作用をもちあわせています。

注射薬は急性期に用い、外来治療では経口剤が用いられています。前者の代表的なものが「ドパミン」（イノバン®）で、後者の代表的なものは「デノパミン」（カルグート®）です。デノパミンは、心拍数や血圧にあまり影響を与えずに、ポンプとしての力をアップさせることができます。

### ● PDE（ホスホジエステラーゼ）阻害薬

$β_1$受容体を刺激すると、心臓の機能はアップすることは、すでに説明しました。そのときに、実はcAMP（細胞内セカンドメッセンジャー）という物質が関与して生じるのです。そしてcAMPという物質は、体の中にある「ホスホジエステラーゼ」（PDE[*11]）という酵素で分解されてしまいます。PDE阻害薬は、PDE

[*9] 細胞内にたまるナトリウムイオン（Na）を、細胞の外へくみ出す働きをする。その代わり、カリウムイオン（K）が細胞内に入り、細胞のイオンバランスを調節する。ATPエネルギーを使い能動的にイオン交換するため、ポンプと呼ばれる。

[*10] 細胞内に入ったCaイオンは筋肉を収縮するが、細胞内にとどまると収縮したままなので、役割を終えたCaイオンを外へ出す必要がある。その仕事をするのがナトリウム - カルシウム交換系である。細胞内外のイオン濃度差を利用して、細胞外で濃度が高いナトリウムイオンが入り込み、代わりにカルシウムイオンを流出させる。

[*11] Phosphodiesteraseの略。セカンドメッセンジャーのcAMPとcGMPを分解する酵素。

の働きを阻害することで、cAMP の濃度を高め、それによって心機能をアップさせる薬です（図 1-15）。

単独で用いることはなく、ほかの薬剤で効果が不十分なときに用います。代表的な薬は「オルプリノン」（コアテック®）です。

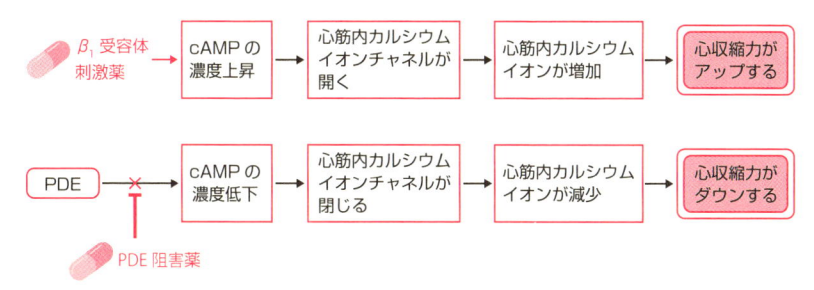

```
β₁ 受容体     cAMP の      心筋内カルシウム    心筋内カルシウム    心収縮力が
刺激薬   →   濃度上昇  →  イオンチャネルが  → イオンが増加  →  アップする
                          開く

PDE    ×     cAMP の      心筋内カルシウム    心筋内カルシウム    心収縮力が
       →    濃度低下  →  イオンチャネルが  → イオンが減少  →  ダウンする
                          閉じる
PDE 阻害薬
```

図 1-15　β₁ 受容体刺激薬と PDE 阻害薬は、どうやって心機能をアップさせるのか

## ● 直接レニン阻害薬

RAA 系（レニン・アンジオテンシン・アルドステロン系）の大もとは、レニンの存在です。このレニンを抑えてしまえば、その後に生じるアンジオテンシン I や II の産生を抑えて、アンジオテンシン受容体への作用は抑えられることになります（50 ページの図 1-3 参照）。そのことで、血圧を下げる効果と同時に、ACE 阻害薬や ARB を使ったときと同じように心臓の負担を軽くすることができるのです。この薬には、やはり臓器保護作用もあり、その点でも心臓によいということになります。

## ● アルドステロン阻害薬

図 1-3 で示したように、アルドステロンの分泌がさかんになると、体内の水分量が増加します。ですから、この作用を抑えることで水分量が減り、そのことで心臓の負担を軽くすることができます。日本では、今は降圧剤としての適応しかありませんが、海外では心不全の薬としてよく用いられています。これから、どのような効果があるのかを見守っていきたい薬です。

## 6 脂質異常症治療薬

〈静かに忍び寄る悪魔を、しっかり退治する〉

| | | |
|---|---|---|
| ● スタチン系薬 | 〈脂質異常症治療薬のスーパースター誕生〉 | → P.72 |
| ● フィブラート系薬 | 〈派手さはないが、優秀な逸材で影のヒーロー〉 | → P.75 |
| ● 陰イオン交換樹脂薬 | 〈地道に少しずつ、コレステロールを少なくする努力家〉 | → P.75 |
| ● プロブコール | 〈正体不明の謎のやつ。スタチン系を嫌う人にはなぜか人気〉 | → P.75 |
| ● ニコチン酸誘導体 | 〈控えめな性格だが、大切なところはおさえることができるしっかり者〉 | → P.76 |
| ● 小腸コレステロール吸収阻害薬 | 〈スタチン系薬と良い交友関係をもっている新顔〉 | → P.76 |

年を取ると、「お前は最近、頭が硬くなった」と言われたり、「体が硬くなって正座ができなくなった」と言われたりすることが増えるのではないでしょうか。どうも、硬くなるのは良くないことのほうが多いようです。しかし、いつのまにかだんだんと硬くなってきてしまって、そのことには気付かないものですね。

循環器系は、要するに「心機能」と「血管」であって、その障害は死を導く性質をもっています。血管の障害の根底にある問題は、「動脈硬化」です。これは、コレステロールや中性脂肪といった脂質の高い値が引き起こす、静かに忍び寄ってくるリスクの高い異常現象なのです。

特に、糖尿病や高血圧症の病気をもっている人にとって、実に危険な病気の一つが「脂質異常症」です。そっと忍び寄ってくる静かな悪魔と言えるでしょう。このような合併症をもつ人にとっては、これはしっかり治療する必要性があります。治療薬には、主にコレステロール値を改善する薬と、中性脂肪値を改善する薬とに分けて考えることができます。

### ● スタチン系薬（HMG-CoA 還元酵素阻害薬）

スポーツの世界で、よく「10年に1人の逸材」といった表現があります。これは、今までの選手の中で、飛び抜けた存在であることを表しています。私が、今注目しているプロ野球界の逸材は、北海道日本ハムファイターズの大谷翔平選手です。

薬の世界も、新しい薬の登場により治療という点で大きな変化を与えることのできる場合が10年に一度くらいはあるのです。

まさに、スタチン系の薬はそのような薬の一つと言えるでしょう。この薬が登場するまで、血中のコレステロールを低下させる効果が期待できる薬は、ないと言っても過言ではない状態にありました。ところがメバロチンの登場で、この分

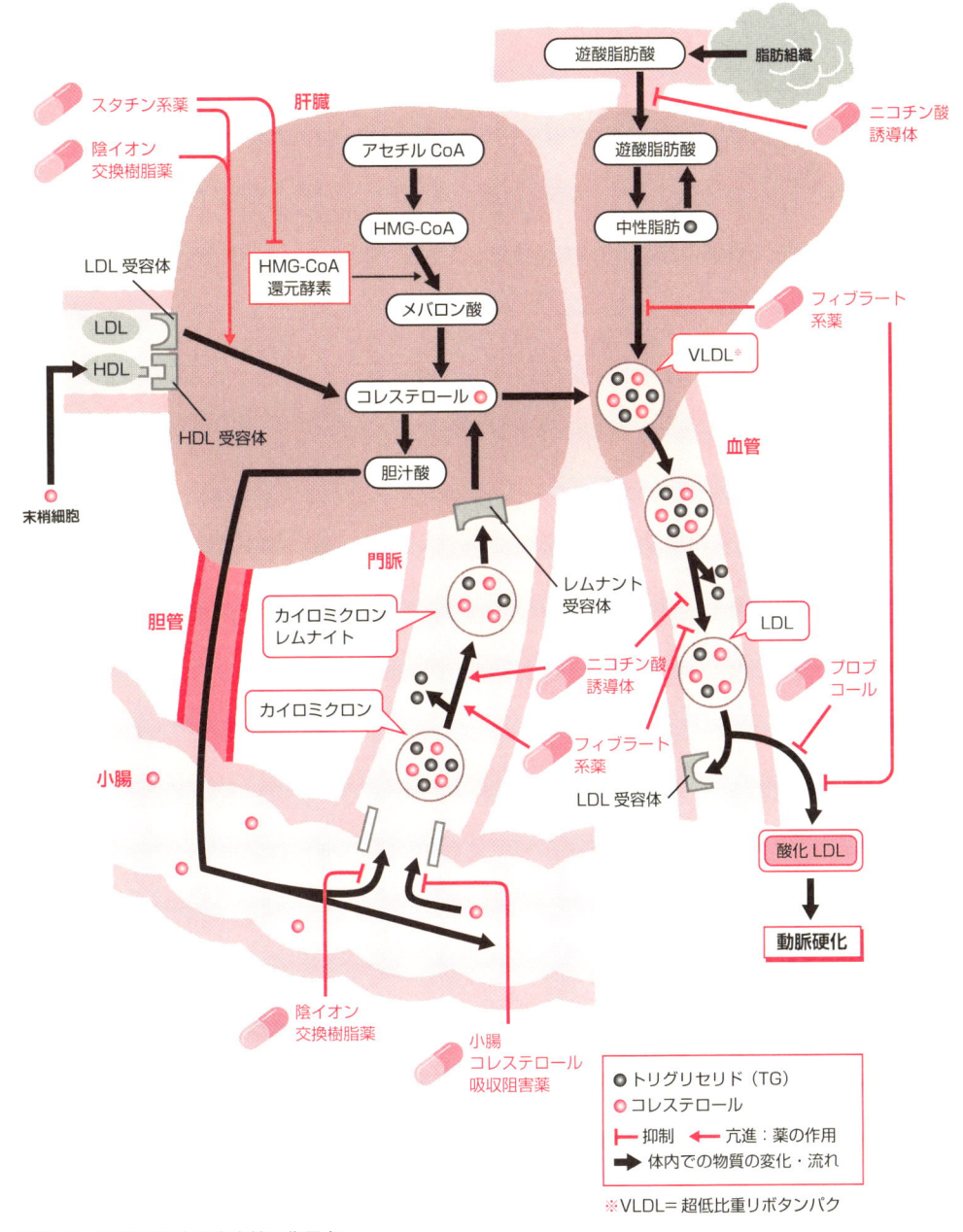

図 1-16 脂質異常症の治療薬の作用点

野の薬物療法はドラマティックなものになり、多くの人類に貢献する結果をもたらすことになったのです。

血管へのダメージを少なくするためには、いかにして血液中のコレステロール、特に悪玉と呼ばれているLDL[*12]コレステロールの値を下げるかがポイントとなります。

スタチン系薬は、図1-16 に示したように、肝臓でのコレステロール合成をおさえ、合理的に血中のコレステロールを下げる力をもった薬です。

体内のコレステロールの約80％は肝臓で作られたもので、それは「アセチルCoA」という物質を基にして作られています。その過程で「HMG‐CoA還元酵素」が関わり、コレステロールを次から次へと産生しているのです。つまり、この酵素の働きを薬で抑えてしまえば、コレステロールの産生は大きくダウンします。

しかし、コレステロールという原料は、体の中で大切なものです。たとえば、細胞膜、性ホルモン、胆汁酸等の原料として、1日に1000～1500㎎が必要になります（図1-17）。ですから、コレステロールが不足するわけにはいかないので、薬によって作られなくなった分だけ、血中にあるコレステロールを取り込むことで補おうとするようになります。結果的に、血中のコレステロールが低下するということになるのです。

*12 Low Density Lipoproteinの略で、低比重リポタンパクのこと。コレステロールの含有量が多く、体の組織にコレステロールを運ぶ働きをする。ちなみに、脂質を血液で運ぶためには水に溶ける形にする必要がある。そのために、脂質をタンパク質やリン脂質と結合させて、「リポタンパク」を形成する。リポタンパクは比重により分類され、比重の重いものからHDL、LDL、VLDL、カイロミクロンがある。

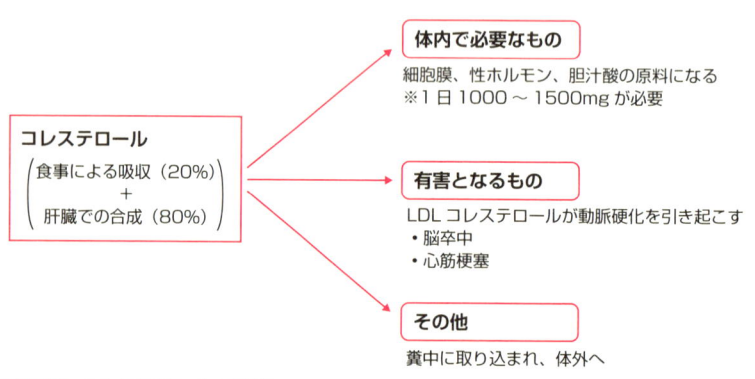

図1-17 コレステロールの役割

血中コレステロールを取り込む際、窓口となるのが、肝臓にある「LDL受容体」です。ただ、生まれつきLDL受容体をもち合わせていない人もおり、そのような人にとって、スタチン系薬は有効ではありません。

### ● フィブラート系薬

　この薬は、スタチン系薬とともによく用いられる薬です。何が違うかというと、主に中性脂肪を少なくして、かつ、善玉コレステロールと呼ばれるHDL*13 コレステロールを増やす働きをもっているという点です。

　フィブラート系薬は、いろいろな作用をもっていますが、中性脂肪に関しては、脂肪細胞の「リポタンパクリパーゼ」（LPL）という酵素を増やす作用をもっています。LPLは中性脂肪を分解する働きをするので、中性脂肪は低下します。

　また、この薬は肝臓での中性脂肪の産生を抑える作用もあります。もちろんスタチン系薬と比べると弱いですが、それなりにコレステロールも低下させます。

　スタチン系薬のような派手なパフォーマンスはありませんが、幅広く、それなりに脂質異常をバランスよく改善する効果をもっている実にいいヤツなのです。ただ、スタチン系でもそうなのですが、皮膚や筋肉が痛くなる横紋筋融解症という副作用に注意する必要があるのは忘れないでください。

### ● 陰イオン交換樹脂薬

　先に述べたように、コレステロールは、胆汁酸の材料となります。そしてその胆汁酸は、消化管に分泌された後、一部は再び吸収されて肝臓に戻り、再びコレステロールとして再利用されるようになります。

　この系の薬は、胆汁酸が肝臓に再び吸収され、戻ってくる過程を阻害する作用をもっています。そのため、胆汁酸として排泄される量が多くなり、肝臓に戻ってくるコレステロールが少なくなり、その分だけ肝臓内のコレステロールも少なくなることになります。

　肝臓のコレステロールが不足するとスタチン系と同様、血液にあるコレステロールを肝臓が取り込むので、血中コレステロール、特にLDLコレステロールが少なくなります。

　実にコツコツと、このことを繰り返しながら徐々にコレステロール値を下げていく薬なので、じっくりと長い期間をお付き合いしないと、その良さがわかってもらえない努力家なヤツなのです。またこの薬は、密かに血糖値を下げる作用も検討されています。

### ● プロブコール

　この薬の作用はまだよくわかっていない部分があり、いろいろな説が示されています。この薬はなぜかコレステロールと名の付くものは、何でも低下させてし

*13 High Density Lipoproteinの略で、高比重リポタンパクのこと。血管内皮に蓄積したコレステロールを回収し、肝臓へ運ぶ働きをするリポタンパク。

まう作用をもっています。

考えられる作用機序としては、コレステロールを使って胆汁酸を作る過程を促進させたり、LDLコレステロールが酸化するのを防いだりする作用があります。実は、LDLコレステロールは、そのままの状態にしておけばコレステロールを分解しやすくなるので、コレステロールを少なくすることができます。

LDLコレステロールそのもの自体は、動脈硬化を作り上げることに直接的にはつながらないのですが、これが酸化された形になると、マクロファージと協力して動脈硬化を作り上げることになります。酸化されたLDLコレステロールは、手が付けられないのです。

つまり、LDLコレステロールを酸化させないようにすることは、とても大切なことなのです。

このように、LDL受容体を使わずに血中のコレステロールを下げることができるので、スタチン系薬で十分効果の得られない人に用いられる薬でもあります。

学校のクラスの中には、皆とは少し変わったクラスメイトが1人くらいはいたと思います。ましてや、頭が切れる子だったら、余計特異的な存在にみられますよね。まさに、この薬はそのような存在感をもった薬といえます。

### ● ニコチン酸誘導体

脂肪の一つで、「遊離脂肪酸」というものが血中にあります。これは脂肪組織から放出されて、結果的に中性脂肪へ変貌していくものです。

この薬は、遊離脂肪酸が放出されることを抑制することで、結果的に中性脂肪が作られないようにする働きがあります。フィブラート系薬と似た効果をもちますが、それと比べると、全体的に効果は弱いです。

しかし一つ優れた点があり、それはLDLコレステロールが酸化されないようにする作用です。この点が評価され、最近使われるケースが増えつつあります。

動脈硬化を防ぐということを考えれば、最終的に、酸化されたLDLコレステロールを少なくすることが大切なわけですから、この薬はその大切なところはきちんとおさえていることになります。地味な存在ですが、抑えるべきところはきちんとやるしっかり者といえるでしょう。

### ● 小腸コレステロール吸収阻害薬

体内コレステロールの20%は食物由来です。この薬は、小腸からのコレステロールの吸収を半分にしてしまう作用をもっています。

コレステロールが小腸から吸収されるときに、コレステロールを運ぶ役割をしている「コレステロールトランスポーター」が活躍しているのです。この薬はその運び屋の働きを抑えることで、血中コレステロールが増えないようにする効果を発揮します。

スタチン系薬を長く使っていると、小腸からのコレステロールを吸収する能力が高まるという話もあります。したがって、スタチン系薬とこの薬を一緒に使うと効果的と考えられています。投与も1日1回でよいので便利です。

脂質異常症治療薬のなかでは新顔なのですが、食事に気を付けなくてはいけない人にとっては、思わぬ助っ人が表れたといえるでしょう。

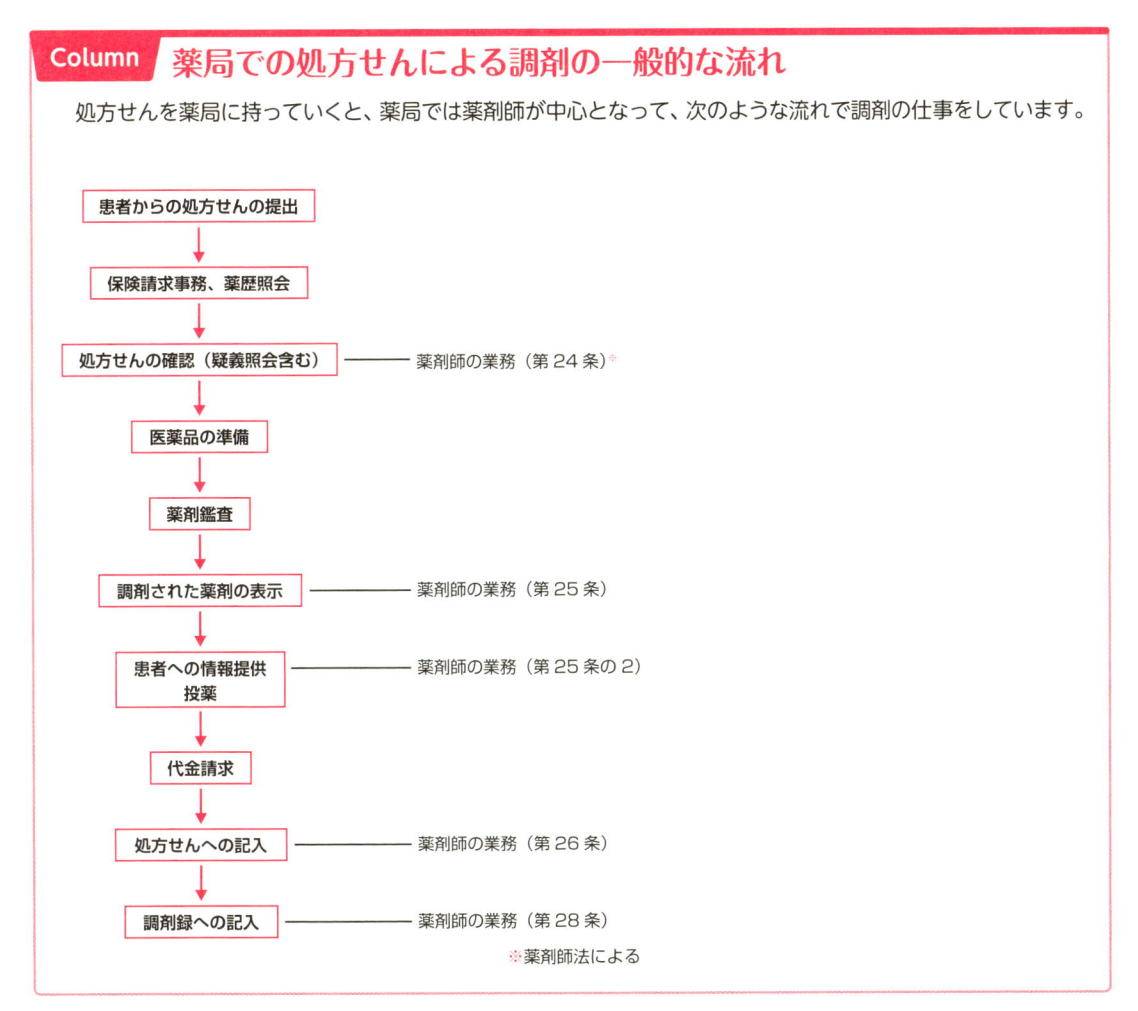

## Column 薬局での処方せんによる調剤の一般的な流れ

処方せんを薬局に持っていくと、薬局では薬剤師が中心となって、次のような流れで調剤の仕事をしています。

```
患者からの処方せんの提出
    ↓
保険請求事務、薬歴照会
    ↓
処方せんの確認（疑義照会含む） ── 薬剤師の業務（第24条）※
    ↓
医薬品の準備
    ↓
薬剤鑑査
    ↓
調剤された薬剤の表示 ── 薬剤師の業務（第25条）
    ↓
患者への情報提供
投薬 ── 薬剤師の業務（第25条の2）
    ↓
代金請求
    ↓
処方せんへの記入 ── 薬剤師の業務（第26条）
    ↓
調剤録への記入 ── 薬剤師の業務（第28条）
```

※薬剤師法による

# 2 代謝系の治療薬

## 1 糖尿病治療薬

〈今さえ楽しければよいという生き方が、通用しない病気〉

| | | |
|---|---|---|
| ● スルホニルウレア系薬（SU薬） | 〈疲れた膵臓にムチ打って、強制的にインスリンを分泌させる強権者〉 | → P.79 |
| ● ビグアナイド系薬（BG薬） | 〈忘れ去られた古い友達の良さが見直され、交友関係が復活〉 | → P.80 |
| ● αグルコシダーゼ阻害薬 | 〈今や、糖尿病治療の主役の座をゲット。けれどオナラするのが玉にキズ〉 | → P.80 |
| ● 速効性SU薬 | 〈αグルコシダーゼと仲良くなれない2型の人用〉 | → P.82 |
| ● インスリン抵抗性改善薬 | 〈太っていて、インスリンの効き目が悪くなっている人には強い味方〉 | → P.83 |
| ● インクレチン製剤 | 〈今までの治療で不満足な人には、新しいタイプの友達と付き合ってみては〉 | → P.83 |
| ● 糖排泄促進薬（SGLT2阻害薬） | 〈尿が糖を排泄させて血中の糖を減らす、変わった新顔〉 | → P.84 |
| ● 末梢神経障害治療薬 | 〈痛みで快適な生活が送れない人を支えてくれる友達〉 | → P.85 |
| ● インスリン製剤 | 〈正常なインスリン分泌パターンを、人工的に作れる糖尿病治療の切り札〉 | → P.85 |

精神分析学者であるフロイトによると、ヒトは本能では生きられない動物となったと言われています。本能に従っていれば、食事は生きるためであって、おいしさを楽しむようなことにはならないわけです。ところがヒトは、おいしさを求めて食事をするのが当たり前になり、今や、そのことでいろいろな病気を作り出す結果になってしまっているのです。おそらく、野生の動物には基本的には糖尿病はいないかもしれません。

「尿から糖の陽性反応が出た！」、「検診で、血糖が高いと指摘された！」という経験をしたことのある人は、その時点では、「糖尿病で見られる自覚症状を気にしたことはない」というケースが多いのではないでしょうか。

糖尿病は、気付かずに進行する「沈黙の病気」と表現されます。はじめの頃、患者自身はそのことに気付かないというのは、普通のことのようです。

糖尿病の怖さは、それを長年放置しておくと細い血管が障害を受け、さらに太い血管が障害されて、生活していくにはとても辛い状態を作り出す確率が高いことです。早期に治療を開始する必要性が指摘されています。

細い血管の障害とは、眼の網膜にある血管が障害を受けて失明に至る網膜症や、腎血管が障害を受けて透析が必要となる腎障害です。

太い血管の障害とは、死につながる心筋梗塞や脳血管障害などを示していま

す。これらが発症して、患者の目の前に現実のものとして現れてしまうと、生きていくのにはかなり大変な荷物を背負う覚悟をしなければなりません。

自分の将来を真剣に考えるなら、きちんと治療を続ける必要があります。今さえ良ければいいという考え方では、済まされない病気なのです。

糖尿病は、二つのタイプに分けられ、それぞれの治療方針や薬の選択に違いがあります（**表 2-1**）。

表 2-1　糖尿病のタイプと治療

| タイプ | 定義 | 食事・運動療法 | 薬物療法 | 治療のゴール |
|---|---|---|---|---|
| 1型 | 主として膵臓のβ細胞が特異的に破壊されることにより、インスリンが欠乏 | 治療の補助 | ・治療の主体<br>・インスリン中心 | ・血糖値のコントロール<br>・合併症進展抑制 |
| 2型 | β細胞の破壊は明確ではないが、インスリン分泌がある程度低下し、かつ、インスリン抵抗性も加わって発症 | 治療主体 | ・治療の補助<br>・経口剤中心、一部インスリンも併用 | ・膵臓のインスリン分泌機能の回復<br>・血糖値のコントロール<br>・合併症の予防、進展抑制 |

## ● スルホニルウレア系薬（SU薬）

この薬は、1型に用いてもまったく意味のない薬で、2型の人にだけ用いる薬です。

糖尿病の怖さは、血管にダメージを与えることです。それを回避するために血糖値をコントロールすることは、理にかなっています。それを2型の患者に求めたいとき、患者自身の膵臓のβ細胞を刺激して、インスリンを強制的に放出させるという目的で用いられてきたのが、SU薬です。

2型の場合、インスリン分泌能力は破壊されていないのですから、SU薬を用いてインスリン分泌量を増やすことができれば、血糖値は下がるという結果を得ることができます。

一方、1型の人は、貯金通帳にお金の残高がないようなものですから、いくら刺激しても「無いものは出せない」ことになるので、SU薬を用いても何の意味もないわけです。

SU薬はいろいろあり、作用の強さ、作用時間などに違いが見られます。強く・速く・長く効くという三つの利点をもつ「グリベンクラミド」（オイグルコン®）が最もよく用いられています。このSU薬は、古くから経口剤の中心的役割を担ってきた薬ですが、最近、少し反省しなければいけない点が指摘されています。

それは、2型の人にSU薬を用いて治療していると、さまざまな理由から最終的

に1型になってしまうことが珍しくないということです。2型の多くの人が、インスリンを十分に分泌できなくなったのは、長い間、好き勝手に食べて飲んできたことで膵臓を疲れさせてしまったからなのです。SU薬はそのような状況の中で、膵臓にムチ打って無理矢理インスリンを分泌させるわけですから、膵臓はますます疲れてしまい、ついにはインスリンを分泌できない体になってしまうのです。

　血糖を下げるということだけにこだわっていると、このような治療を続けてしまいます。2型の場合、膵臓は疲れているわけですから、「休ませてあげて回復を待つ」というのが本来のあるべき治療ではないかという反省です。

　その反省から、以下の方法を治療の中で大切にしていく方針が打ち出されています。

**(1)** 2型でも、ある期間インスリンを用いて膵臓の負担を軽くして、機能の回復を待つ
**(2)** インスリン分泌量を増やさなくても、血糖をコントロールできる薬を積極的に使う
**(3)** 食事・運動療法の意義を、患者に十分理解させ、それを実施する
**(4)** 緩やかにインスリン分泌を促すSU薬以外の薬を用いる
**(5)** 糖の再吸収を抑える薬を併用する

## ● ビグアナイド系薬（BG薬）

　この薬は、SU薬に比べて血糖をコントロールする作用が弱いことから、忘れ去られていた薬でした。しかし、SU薬の使用に関する反省から、この薬の力が見直されて、よく用いられるようになってきました。この薬における血糖をコントロールする作用は、インスリンの分泌を増やすこととはまったく無関係で、次のような作用をもっています。

**(1)** 肝臓でグリコーゲンが分解されて、ブドウ糖になる反応を抑える
**(2)** 糖が、腸から吸収されることを抑える
**(3)** インスリンに対する反応性を良くして、糖の取り込みを促進する

　まさに、SU薬の反省から導き出された考え方に合う薬なのです。
　代表的な薬は、「メトホルミン」（グリコラン®、メトグルコ®）です。

## ● αグルコシダーゼ阻害薬

　今、糖尿病の治療薬の中で用いられているケースが多い薬は、「αグルコシダー

ゼ阻害薬」です。幅広い人気を勝ち取ったのには、次の二つの理由があります。

まず、インスリンとは無関係に血糖を下げる作用があるので、1型でも2型でも用いることができるという点です。インスリンを使っている人に用いても効果的で、さらに、2型の治療から見ても最適と言えます。

もう一つの理由は、とても大切です。治療が開始されると、糖のコントロールの状態を把握するために最も注目して見る検査値となるのは、「ヘモグロビン$A_{1c}$」($HbA_{1c}$) という値です。この値は、過去1〜2カ月の平均的な血糖のコントロールを示す指標になります。

ところが、この値が良好なのに、網膜症などの合併症が進行する症例が目に付くようになってきました。合併症のことを考えて糖尿病の治療を頑張っているのに、これでは、何のための努力なのかと泣きたくなります。そこで、この原因をいろいろ研究したところ、あることがわかりました。

合併症の発生や進展と関連性が高いのは、平均的な血糖コントロール状態ではなく、1日の中で最も高くなる血糖値との関連性が深いということでした。つまり、1日の中で最高になる血糖値をできるだけ抑えることが、合併症を考えるうえで大切になるということなのです。

そうなると、断然このαグルコシダーゼ阻害薬に注目が集まるのは、当然のことと言えます。図 2-1 を見ればわかるように、この薬は糖の吸収がゆるやかになるようにして、ピークとなる食後の血糖値を抑えることができるのです。吸収量全体はそれほど少なくなるわけではないので、ヘモグロビン$A_{1c}$はさほど変化しませんが、この薬はまさに合併症対策の主役となるのです。

食事に含まれている糖は、図 2-2 のように変化して、単糖類になってから吸収されます。

ですから、「αグルコシダーゼ」の働きを抑えると、単糖類に変化していくのに時間を要するようになるので、ゆっくりと糖が吸収されるというパターンが現れるのです。この薬は、糖より先にαグルコシダーゼとくっつくため、αグルコシダーゼを糖と関わりにくくさせてしまうのです。

この優れものも、皆から嫌われる欠点が一つあります。それは、この薬を服用した2人に1人の割合でお腹が張り、オナラが多くなることがあるという点です。ゆっくり吸収させるようにすると、腸に食物が滞在する時間が長くなるので、その分だけ発酵する時間が長くなってガスが多く発生するのです。それは仕方がないこととあきらめられればいいのですが、なかにはお腹が張る苦しさ故に、服用を止めたという人も少なくありません。

代表的な薬は「ボグリボース」(ベイスン®)です。

● 通常の糖吸収の推移

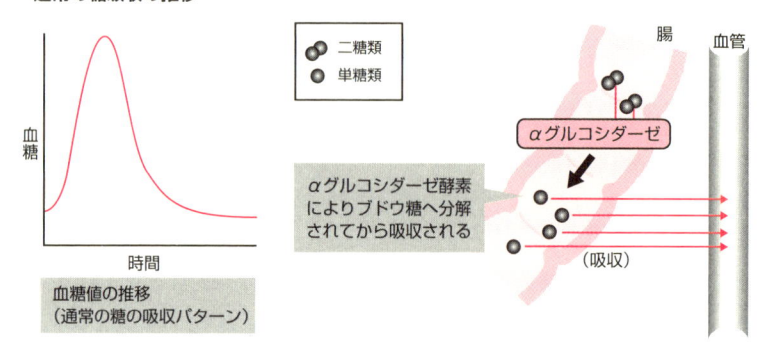

二糖類をブドウ糖に分解する酵素を阻害することで、腸からの吸収を遅くする作用があるんだよ。

血糖値の推移
(通常の糖の吸収パターン)

αグルコシダーゼ酵素によりブドウ糖へ分解されてから吸収される

● 投与後の糖吸収の推移

αグルコシダーゼ阻害薬を投与

薬がαグルコシダーゼと結び付くためショ糖はすぐには分解されなくなる

血糖値の推移
(αグルコシダーゼ阻害薬を用いたパターン)

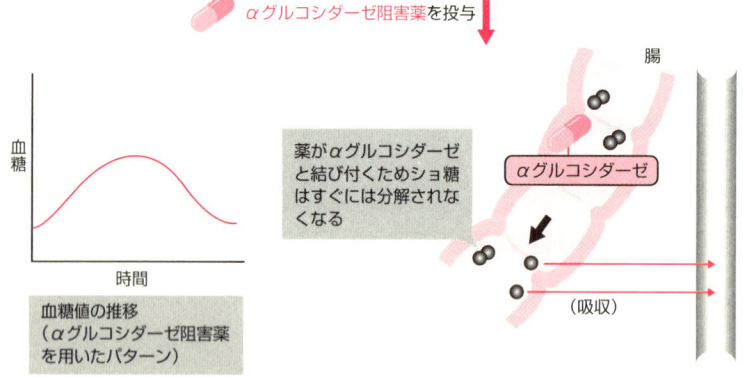

図 2-1　αグルコシダーゼ阻害薬の効果

糖(食事) → 二糖類(ショ糖) → 単糖類(ブドウ糖) → 吸収

唾液　αグルコシダーゼ

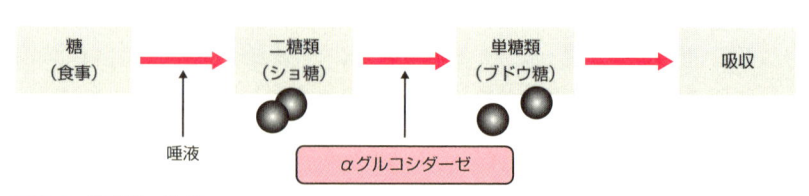

図 2-2　糖吸収の仕組み

## ● 速効性 SU 薬

　食後に見られる高血糖対策に、αグルコシダーゼ阻害薬と違う作用機序で登場したのが速効性 SU 薬です。作用の仕方は SU 薬と同じですが、30 分から 2 時間以内に薬の濃度がピークに達して、食後の血糖を下げることができます。

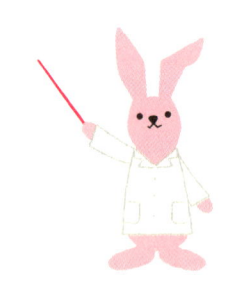

副作用などの問題で、αグルコシダーゼ阻害薬を用いることができない2型の患者に用いられます。代表的な薬は「ナテグリニド」（スターシス®、ファスティック®）です。

## ● インスリン抵抗性改善薬

2型の人の中には、インスリンの分泌はそれなりに良いのに、持続性の高血糖を示す人がいます。特に、肥満や内臓脂肪の多い人によく見られる現象です。

これは、インスリンに対する感受性が低下しているのが原因で、このことを「インスリン抵抗性」と呼んでいます。このインスリン抵抗性のある人は、肝臓でグリコーゲンからブドウ糖に変換する機序が亢進しているので、余計に高血糖になります。

この薬は、インスリン抵抗性の原因になっている「TNF-α」[*1]という物質が作られないようにする作用がメインとなり、改善効果が発揮されていると考えられています。

現在は、「ピオグリタゾン」（アクトス®）のみが使用されています。

なお、肥満の人が体重を落とすと、インスリン抵抗性は改善されるケースもあります。

[*1] Tumor Necrosis Factor-αの略で、腫瘍壊死因子といわれるサイトカインの一種。インスリンに対し感受性低下を生じさせる。

## ● インクレチン製剤

今までとは違った視点から発想してみることも、文明の発展のためには欠かせない一面です。インスリン分泌を促進するのは、これまでβ細胞を直接刺激するSU薬しかありませんでした。ところが「インクレチン」という物質が体内で作られて、この物質が、インスリン分泌を促進する作用をもっていることがわかりました（図2-3）。

> DPP-4阻害薬がβ細胞のインスリンの分泌を促進するだけではなく、α細胞の糖を作るグルカゴンというホルモンの分泌も抑えるから血糖が下がるんだね。

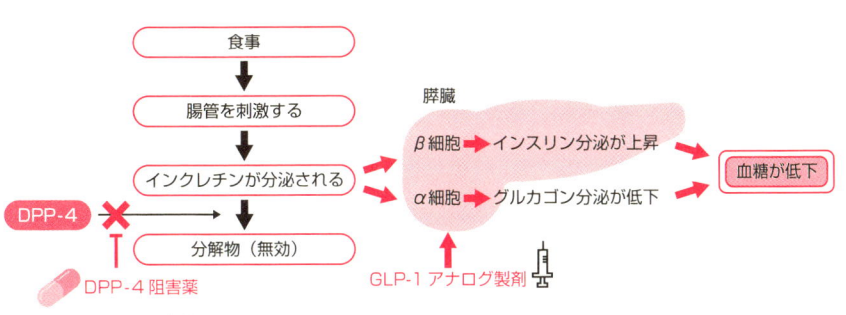

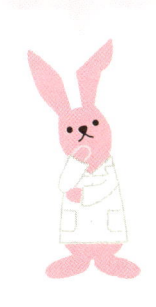

図2-3　DPP-4阻害薬とインクレチン

＊2　Dipeptidyl Peptidase-4 の略で、腸管ホルモンのインクレチンを分解する酵素のこと。

＊3　Glucagon-like Peptide-1 の略で、インクレチン消化管ホルモンの総称。GLP-1 や GIP などがある。

　この物質の存在は、今まで影が薄かったのです。なぜかというと、この物質は食べ物が腸から吸収されるときにその量に応じて作られるものですが、すぐに「DPP-4」＊2 という酵素で分解されてしまうので、この物質の役割に気付くのが遅くなってしまったのです。
　ですから、インクレチンの作用を邪魔する DPP-4 の働きを抑えれば、本来のインクレチンの役割を発揮させることができます。
　この薬を「DPP-4 阻害薬」と呼び、代表的な薬は「シタグリプチン」（ジャヌビア®、グラクティブ®）です。
　また、注射薬ですが、インクレチンと同じ働きをする「GLP-1＊3 アナログ製剤」と呼ばれるものも登場しました。代表的な薬は「リラグルチド」（ビクトーザ®）で、血糖を下げるほかに、体重を減らす作用も密かに期待されています。

● **糖排泄促進薬（SGLT2 阻害薬）**
　常識というものをもちながら生きていく人が多くみられますが、私は、たまには常識を疑ってみるのも大切ですよと、よく他の人に言っています。
　糖尿病という名のとおり、この病気の特徴の一つに、尿に糖が現れ、その量が多くなればこの病気が悪化してきたと考える常識があります。
　なぜ、糖が尿に現れるのかというと、腎臓は、血液によって運ばれてきた糖を尿中に捨てないで、体の中に再び戻そうという機能（再吸収）をもっています。しかし、血中の糖の量が多すぎると（一般的には 180mg/dl 以上の血糖値）、再吸収できなくなり、その分が尿に捨てられてしまう結果なのです。ですから、尿中の糖が増えるということは、血中の糖が増えた結果と考えられ、よくないこととして捉えられているのです。
　ところがよく考えてみると、腎での糖の再吸収が抑えられれば、体に戻る糖が減ることになるので、血糖値は低下するという結果が得られるのです。
　この発想で作られた薬が、新しく登場しました。この薬は、尿の通り道の一つの近位尿細管にある糖を再吸収する働きをしている SGLT（ナトリウム - グルコース共輸送体）2 という物質の機能を抑制することで、できるだけ尿の中に糖を残して、外へ出してしまおうとするものです（図 **2-4**）。
　そのため血糖値は低下し、尿糖は増えるという結果が表れるのです。また、体重も減るという効果も期待できます。肥満の人々には向いていると思います。血糖低下作用は強いとは言えません。尿中の糖が増えるので、尿路感染症のリスクは増えます。女性のケースではこの点に注意する必要があります。

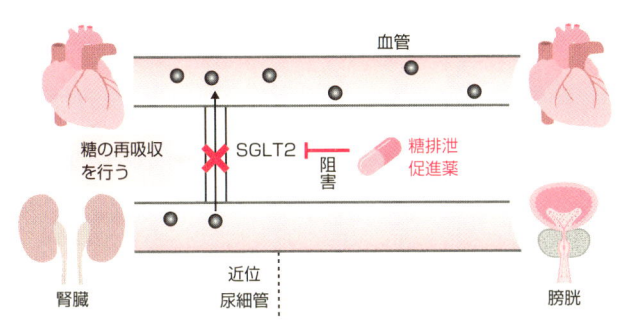

図 2-4　腎における糖再吸収の仕組みと、糖排泄促進薬の作用点

● **末梢神経障害治療薬**

　糖尿病による合併症のうち、最初に現れてくるのが、しびれ、痛み、筋力低下といった「末梢性神経障害」です。有効な薬がないときは、神経のビタミンと言われているビタミン$B_{12}$を使うしかなかったのです。ところが、末梢神経障害の発生にソルビトール[*4]が関わっていることがわかり、ソルビトールを作らせないようにする作用をもつ「エパルレスタット」(キネダック®)が登場しました。

　ただ、この薬は効果の点ではあまり満足のいく結果が出にくいことがありました。そこで、しびれや痛みの伝達を抑えることで自覚症状を改善しようと考え、不整脈治療薬でよく用いられる「メキシレチン」(メキシチール®)が用いられるようになりました。

＊4　リンゴの実などに含まれる糖アルコールの一つ。体内では代謝されない。

● **インスリン製剤**

　1型の患者にとって、なくてはならない薬がインスリンです。そして最近は、2型の人でも3〜6カ月間使用して、膵臓の機能回復を期待するという用いられ方もされています。

　昔はブタやウシの膵臓から抽出して製剤化していましたが、今は遺伝子工学の力を借りて、人間のものと同じインスリンを人工的に作っています。基本的には、人間の作り出すインスリンと同じ作用を示します。

　インスリンの糖の代謝に関する作用は、以下になります。

(1)　血中の糖を、細胞内に取り込む
(2)　解糖系を活性化させて、糖の分解を促進する

### (3) グリコーゲン合成を促進させて、糖を蓄積させる

このことで、血中の糖は少なくなっていきます。

いろいろなタイプの製剤がありますが、作用の長さに違いがあります（**図 2-5**）。なかには作用の長さの違う2種類のものを混ぜた製剤もあり、その人のライフパターンに合わせて選択していきます。

正常な自然のインスリン分泌パターンは基礎分泌といって、絶えず一定のインスリンが分泌されていて、食事をしたときにそれを処理するための追加分泌が行われます。いろいろなインスリン製剤の中から、できるだけ自然のインスリン分泌パターンと同じになるように考えて処方されます。

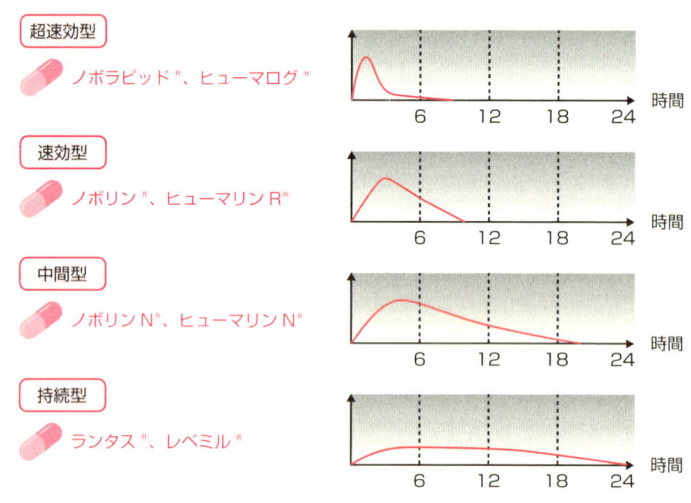

| 超速効型 |
| ノボラピッド®、ヒューマログ® |

| 速効型 |
| ノボリン®、ヒューマリンR® |

| 中間型 |
| ノボリンN®、ヒューマリンN® |

| 持続型 |
| ランタス®、レベミル® |

図 2-5　インスリン製剤の種類と効き方

## 2 高尿酸血症治療薬

〈耐えられない痛みに見舞われないためにも、きちんと治療〉

| | | |
|---|---|---|
| ● コルヒチン | 〈今ではチョイ役の仕事しか来ない、昔の主役〉 | → P.88 |
| ● 非ステロイド性抗炎症薬（NSAIDs） | 〈発作を起こしやすい人にとっては、欠かせない親友〉 | → P.88 |
| ● 尿酸生成抑制薬 | 〈尿酸の恋人を奪い取って、尿酸を作らせないようにする色男〉 | → P.88 |
| ● 尿酸排泄促進薬 | 〈家に帰りたがる尿酸を監視している、厳しいおまわりさん〉 | → P.90 |
| ● 尿アルカリ化薬 | 〈スムーズな尿酸排泄を促す、親切なおじさん〉 | → P.90 |

　ぜいたくな生活、美食、酒、肉という言葉を並べると、読者はいったい何をイメージしますか。その答えは、痛風という病名です。実は私も、二～三度経験したことのある病気で、その痛みのつらさはかなりのものでした。検診では、血中尿酸値はいつも正常値なのですがね。

　体内の「尿酸」の多くは、体の細胞の中にある「核酸」という物質の成れの果てであり、一部は食物に含まれているプリン体から代謝され、体内で作られたものです。

　尿酸は、ある量までは血液中に溶けていて、腎から排泄されていきます。しかしその量が多くなると、血中に溶けることができない尿酸が存在することになり、何らかのきっかけでそれが結晶化して針のようになり、血管の壁を突き刺すようになるのです。これが、痛風発作と呼ばれる状態です。

　そのようなことが何回となく繰り返されていくうちに、尿酸の結晶化したものが、軟骨、骨膜、腱などにくっついて結節と呼ばれるものが出現します。すると、そこに炎症が生じ、その周辺の組織を破壊して変形させてしまうのです。

　この病気の治療に用いられる薬は、主に二つに分類することができます（図 2-6）。

**(1)** 痛風発作時に対応する薬
**(2)** 発作予防時に用いる薬

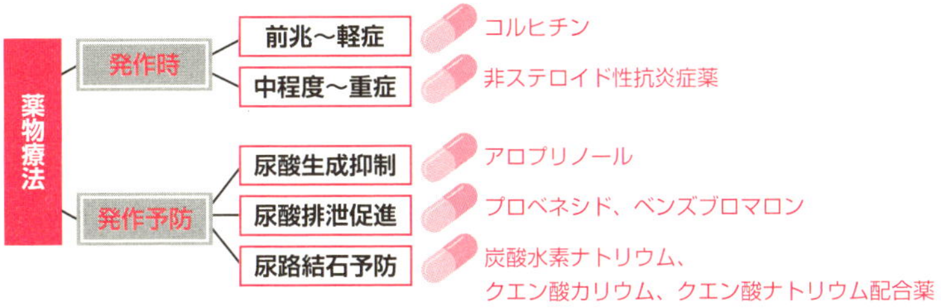

図 2-6　高尿酸血症の薬物療法

### ● コルヒチン

　昔は痛風発作の特効薬のような存在でしたが、今ではあまり用いられなくなりました。なぜなら、痛みを止める力のより強い「非ステロイド性抗炎症薬」が、次々と登場してきたからです。今は、コルヒチンを用いるとしても、発作の前兆を感じたときや、軽症の痛みがあるときくらいで、中等度以上の痛みには、残念ながらあまり効果はありません。

　尿酸が結晶化し、それが異物と判断されると生体防御反応により、その部分に炎症を生じさせる起炎物質と呼ばれるものがいろいろ出てきます。すると、炎症が起きている部分に白血球が移動して、結晶化した尿酸を食べようとする反応（貧食作用）が生じます。このことが、痛風発作の症状をひどくしていきます。「コルヒチン」は、この反応を抑えることで、発作がひどくなるのを抑える作用をもっています。

### ● 非ステロイド性抗炎症薬（NSAIDs）

　結晶化した尿酸は、炎症を引き起こすだけではなく、激しい痛みも生じさせます。この二つの苦痛に対応する力をもっているのが、「非ステロイド性抗炎症薬」（NSAIDs）[*5]です。

＊5　Non-Steroidal Anti-Inflammatory Drugs の略。エヌセイドと読む。

　この薬の作用は、アラキドン酸からプロスタグランジンが作られるプロセスで関与している「シクロオキシゲナーゼ」（COX）という酵素の働きを抑えることで、プロスタグランジンの産生を抑え、炎症や痛みを軽減させます。

　プロスタグランジンは、炎症を直接引き起こす起炎物質です。そしてプロスタグランジンは痛みを生み出す作用を直接的にはもっていませんが、痛みを強くさせる作用をもっているので、これを抑えれば痛みも軽減するのです。

　シクロオキシゲナーゼは2種類あって、炎症時に関与しているのは「COX-2」と呼ばれているものです。胃腸障害などは、「COX-1」が関与して生じます。

　したがって、COX-2だけを抑える薬のほうが、副作用の胃腸障害は少なくなるということになります（図 2-7）。

### ● 尿酸生成抑制薬

　尿酸は、図 2-8 に示したようにプリン体から作られていきます。そのプロセスに深く関与しているのが「キサンチンオキシダーゼ」という酵素です。この酵素が、尿酸を作ることに関与させないようにすれば、尿酸は作られなくなります。

　この薬の代表である「アロプリノール」は、キサンチンオキシダーゼを使って

## 2 代謝系の治療薬

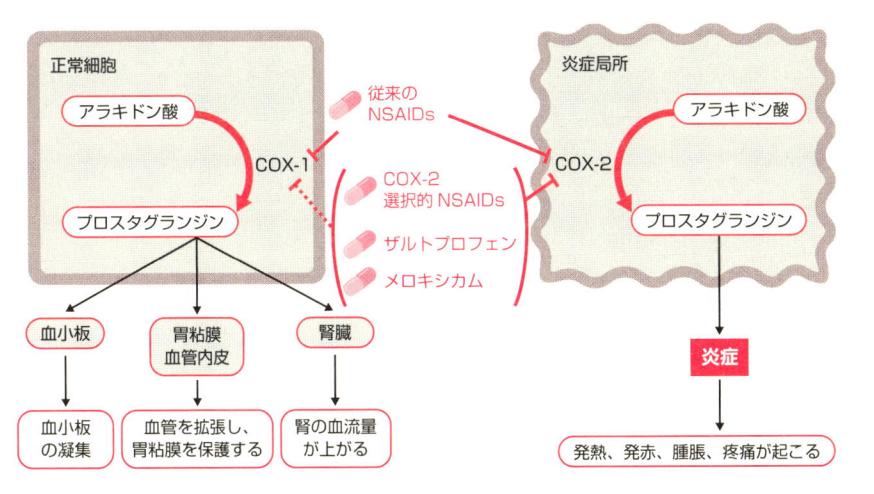

炎症が起きるとCOX-2が発現するよね。ところが今までのNSAIDsは、COX-1とCOX-2の両者とも阻害してしまうから、胃腸障害などの副作用が出る恐れがあったんだ。

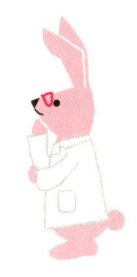

**図 2-7 二つのシクロオキシゲナーゼ（COX-1とCOX-2）の作用**

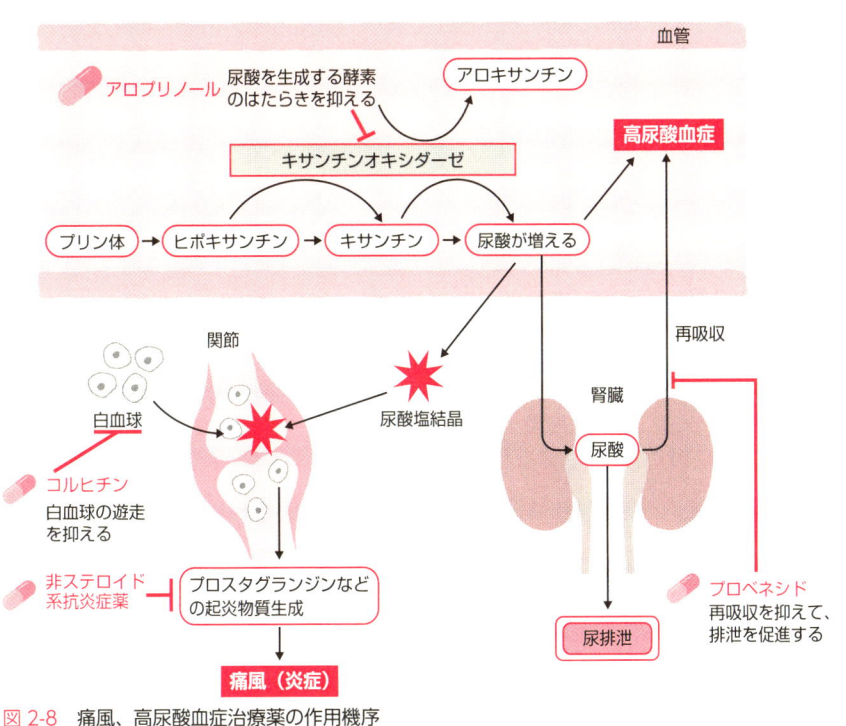

- 正常細胞：アラキドン酸 → COX-1 → プロスタグランジン
  - 従来のNSAIDs
  - COX-2選択的NSAIDs／ザルトプロフェン／メロキシカム
  - 血小板 → 血小板の凝集
  - 胃粘膜・血管内皮 → 血管を拡張し、胃粘膜を保護する
  - 腎臓 → 腎の血流量が上がる
- 炎症局所：アラキドン酸 → COX-2 → プロスタグランジン → 炎症（発熱、発赤、腫脹、疼痛が起こる）

ヒポキサンチンから尿酸が作られるときに、キサンチンオキシダーゼが関与しているのだけど、アロプリノールは、このキサンチンオキシダーゼを使ってしまう作用があるんだよ。

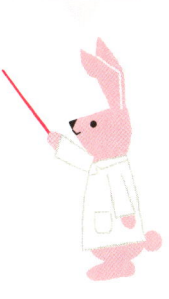

**図 2-8 痛風、高尿酸血症治療薬の作用機序**

- アロプリノール：尿酸を生成する酵素のはたらきを抑える → アロキサンチン
- プリン体 → ヒポキサンチン → キサンチン → 尿酸が増える（キサンチンオキシダーゼ）→ 高尿酸血症
- 尿酸塩結晶 → 関節（白血球）
- コルヒチン：白血球の遊走を抑える
- 非ステロイド系抗炎症薬：プロスタグランジンなどの起炎物質生成 → 痛風（炎症）
- 腎臓：尿酸 → 再吸収／尿排泄
- プロベネシド：再吸収を抑えて、排泄を促進する

「アロキサンチン」という物質に変化していきます。その変化に利用された分だけ、キサンチンオキシダーゼが尿酸を作ることに関与できなくなり、尿酸値は下がるという結果を生み出します。

尿酸にとってアロプリノールは、憎きライバルといったところでしょうか。

### ● 尿酸排泄促進薬

この薬は、血中の尿酸値を一定以内の値に保てるように、尿酸を腎から排泄しながら調整する仕事をしています。しかし、尿酸の一部は、尿から再び血中に戻ろうとします。このことを「再吸収」と呼びます。

ですから、腎における尿酸の再吸収を抑えれば、より多くの尿酸を尿中から排泄することが可能になります。尿酸排泄促進薬は、この再吸収を抑制する作用をもっています。

代表的な薬は「ベンズブロマロン」(ユリノーム®)や「プロベネシド」(ベネシッド®)です。

ただし、この薬を投与した後、一過性に尿酸値が上がる現象がみられることがあり、そのために発作が生じることがあります。

発作が生じているときも、尿酸値を下げる薬を服用している人は、服用を続けることが、発作を悪化させないためには大切です。

また、発作が生じたからといって、尿酸を下げる薬を同時に服用することもやめたほうがよいのです。発作が生じているときは、尿酸値を変動させないことが悪化させないために重要です。

### ● 尿アルカリ化薬

尿が酸性に傾くと、尿酸が結晶化しやすくなって尿路結石が生じやすくなります。したがって、尿をアルカリ化する必要があります。理想的な尿のpHは、6.2〜6.8で、過度のアルカリ化は、逆にカルシウムの結石を作ることになります。

「クエン酸カリウム」と「クエン酸ナトリウム」が配合されている「ウラリットU®」は、代謝されて重炭酸塩になってアルカリ性の物質に変身します。

## 3 甲状腺疾患治療薬

〈体全体にいろいろな不快症状を作り出す病気は、薬で調節〉

- ▶ 甲状腺ホルモン薬　〈足りない分を、必要なだけ補ってくれる親切な人たちだが、性格は薬によって多少違う〉　→ P.92
- ▶ 抗甲状腺薬　〈ズバッと甲状腺ホルモンを作りにくくする切れ者〉　→ P.92
- ▶ ヨウ素　〈一時的に、甲状腺ホルモンを分泌させないようにするマジシャン〉　→ P.93

　他人からの悪評というものは、その人のある面だけしか見てないケースが多いように思えます。私の友人の奥さんのことですが、その友人から相談を受けたことがあるのです。それは、平たく言えば嫁、姑の問題なのですが、内容は姑が嫁のことを「よく食べるくせにすぐ疲れたと言って家事をさぼっているし、結婚して3年にもなるのに、まだ子どもができない」と悪評たらたらの状態だというのです。私は、その奥さんの症状とスタイル、容姿を見てアドバイスしたのです。「それは、病院に行って甲状腺の機能をチェックしたほうが良い」と。それから18年、2人の中学生の子をもつ母親になっています。もちろん、すぐに甲状腺の手術をしました。

　甲状腺の機能が亢進したり低下したりすると、実にいろいろな症状が全身に現れてきます（表 2-2）。

表 2-2　甲状腺機能亢進症・低下症の症状

| 甲状腺機能亢進症 | 部位 | 甲状腺機能低下症 |
|---|---|---|
| 食欲は増加するが、体重減少<br>発汗増加 | 全身 | 食欲不振でも体重増加<br>発汗減少、疲れやすい |
| 脱毛 | 頭部 | 顔面浮腫 |
| 眼球突出、視力減退 | 眼 | ― |
| 甲状腺肥大 | 頸部 | ― |
| 心悸亢進、血圧上昇（収縮期） | 心臓 | 心臓肥大、呼吸困難、胸部痛 |
| 下痢 | 消化器 | 便秘 |
| 無月経、月経期間短縮 | 生殖器 | 月経過多 |
| 皮膚充血 | 四肢 | 皮膚乾燥、むくみ |
| 神経質、不眠 | 感情 | 感情不安定、うつ |

　これを薬で上手に調節することで、症状は改善していきます。
　「甲状腺機能亢進症」は、甲状腺を刺激するホルモン（TSH）に対する抗体ができたために生じます。抗体ができるとその作用は普通は弱くなるのですが、このTSHに対する抗体は、TSHよりも強く甲状腺を刺激する性質をもっているために、甲状腺ホルモンが過剰に分泌されるようになってしまうのです。

本来、TSHは自分の体の中で作られている物質なので、抗体はできないはずなのですが、この病気をもつ人は、なぜかTSHを外から侵入してきたインベーダーだと思ってしまい、それを排除するために抗体を作ってしまうのです。このパターンを、「自己免疫疾患」と呼んでいます。

　「甲状腺機能低下症」は、甲状腺そのものに異常があるタイプと、ホルモンを分泌する機能はきちんとあるのに、甲状腺ホルモンの分泌を促すための刺激がうまくいかないために生じているタイプがあります。後者の場合は、脳や甲状腺に問題があると考えられています。

### ● 甲状腺ホルモン薬

　甲状腺ホルモンの主体をなすものは、「サイロキシン」（$T_4$）、「トリヨードサイロニン」（$T_3$）、「サイロカルシトニン」の三つです。そのうち、甲状腺異常による症状と関連性が深いのはサイロキシン（$T_4$）とトリヨードサイロニン（$T_3$）で、これは脳下垂体から分泌されるTSHにより、分泌がコントロールされています。

　$T_4$と$T_3$を比べてみると、多量に分泌されているのは$T_4$なのですが、甲状腺ホルモンとしての性質をもっているのは$T_3$です。そして$T_4$も、体の中で$T_3$になります。現在三つの薬が用いられています。

　「乾燥甲状腺薬」は、$T_4$と$T_3$を含んでいますが、その比率は一定ではなく不純物も含まれていてアレルギー反応を起こしやすいのであまり使われていません。

　「レボチロキシン」（チラーヂンS®）は、最もよく用いられている薬で$T_4$製剤です。体内で徐々に$T_4$から$T_3$へ変換されるので、作用時間が長く1日1回服用でよいという便利なものである反面、効果発現までに1週間を要します。

　「リオチロニン」（チロナミン®）は$T_3$製剤です。直接作用するので作用も強く、効果発現までが早いという利点がありますが、作用時間があまり長くないので1日2回服用しなければなりません。

### ● 抗甲状腺薬

　甲状腺ホルモンは、図2-9のように食物の中にあるヨウ化物から作られます。そして初期の段階で、「ペルオキシダーゼ」という酵素によってヨウ素に変換されます。

　この酵素の働きを抑えれば、甲状腺ホルモンは作られなくなるわけです。抗甲状腺薬は、この酵素の働きを抑える作用をもっており、現在、次の2種類の薬が用いられています。

　「チアマゾール」（メルカゾール®）は、TSHに対する抗体の産生も抑える作用

をもっています。

「プロピルチオウラシル」（プロパジール®）のほうは、チロシンからトリヨードサイロニン（$T_3$）への変換を抑制する作用をもっているのが特徴です。

チアマゾールは、プロピルチオウラシルより作用は長く、効果発現までの期間も早いという点でよく用いられています。

甲状腺機能亢進症の人で、抗甲状腺薬でコントロールができるけれど、投与量を減らすと再び機能が亢進してしまうという動向の激しいタイプには、抗甲状腺薬と甲状腺ホルモン薬を併用することもあります。飴とムチでコントロールしようというわけです。

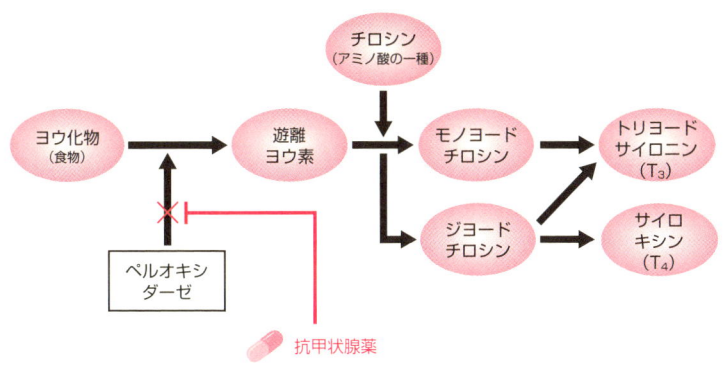

図 2-9　甲状腺ホルモンの生成と抗甲状腺薬の作用

● ヨウ素

ヨウ素は、サイロキシン（$T_4$）とトリヨードサイロニン（$T_3$）の原料となる物質です。これを大量に用いると、一時的に甲状腺からホルモンが分泌されにくくすることができます。しかしこの作用は長続きしないので、甲状腺機能亢進症の人が甲状腺の手術をする前に、この薬を用いて、甲状腺ホルモン分泌を低下させてから手術を行います。

# 3 呼吸器系の治療薬

## 1 気管支喘息治療薬

〈リスクの原因を知り発作を生じさせなければ、普通の人と同じ生活ができる〉

| | | |
|---|---|---|
| ● ステロイド薬 | 〈あらゆる剤型がそれぞれの目的で使われる、なくてはならない中心的人物〉 | → P.95 |
| ● テオフィリン薬 | 〈今でも名脇役として活躍する、かつての主役〉 | → P.95 |
| ● β刺激薬 | 〈軽症の発作なら頼りになる友達だが、使いすぎると心臓に悪い〉 | → P.96 |
| ● 抗コリン薬 | 〈気管支を拡張させて、発作予防に少し貢献してくれる地味な親戚〉 | → P.97 |
| ● 抗アレルギー薬 | 〈アレルギー型の人とは、かなり友好的な関係を築ける個性的な友達〉 | → P.97 |

　人生におけるつらい経験から、自分なりにいろいろなことを悟り、それをこれからの人生に生かしていこうと考える、しっかりとした人も少なくありません。経験は、多くの学びを私たちにプレゼントしてくれます。しかし、その悟ったものが本当に他人に当てはまるものなのか、その悟ったことは本当に有用性のあるものかを考える必要があると思うのです。気管支喘息患者の多くは、突然苦しくなるこの発作の怖さ、つらさから逃れるために、自分なりの対処法や考えをもっているものです。しかし、しばしばそれが治療を妨げる結果につながっていることに気付いていない人も散見されます。

　気管支喘息は、かつては、気管支が収縮することで生じる病気と考えられていました。しかし現在では、患者の気管に慢性の炎症が存在し、それが何らかのきっかけで炎症が悪化して浮腫が生じて、気道内径が狭くなって起きるのが喘息発作と捉えられるようになりました。

　気管支喘息は三つのタイプに分類されていて、タイプにより用いる薬にも多少の違いが見られます。

(1) アレルギー型：アレルギーの原因となる物質が体の外にあり、抗体によるアレルギー反応によるもの
(2) 感染型：特別なアレルギーの原因があるわけではなく、内因的な反応によるもの。その原因のなかで、感染がきっかけで生じるケースが最も多くみられるので、感染型と呼ばれる。または、非アレルギー型と呼ぶケースもある
(3) 混合型：上の二つが混ざっているもの

治療に用いられる薬は、発作予防と発作を止める目的があります（**表 3-1**）。

表 3-1　発作予防薬と発作時用薬

| 薬 | 形態 | 予防 | 発作時 |
|---|---|---|---|
| ステロイド薬 | 経口 |  | ○ |
|  | 吸入 | ○ |  |
|  | 注射 |  | ○ |
| テオフィリン薬 | 経口 | ○ | ○ |
|  | 注射（アミノフィリン） |  | ○ |
| β刺激薬 | 経口 | ○ | ○ |
|  | 吸入 | ○※ | ○ |
|  | 注射 |  | ○ |
|  | テープ | ○ |  |
| 抗コリン薬 | 吸入 | ○ |  |
| 抗アレルギー薬 | 経口 | ○ |  |

※作用時間の長い薬のみ

## ● ステロイド薬

　気管支喘息は、炎症が大きな要因で生じる病気ということになり、が然注目されてきたのが、強力な抗炎症作用をもつ「ステロイド薬」です。特に飛躍的な活躍を示したのは、吸入ステロイド薬です。気道の慢性炎症を悪化させないために、きちんと毎日これを用いていくことが、今や、気管支喘息治療薬の基本中の基本となっています。吸入剤ですから、ステロイド薬のもつ全身への副作用はほとんど心配しなくてすみます。

　外来で発作を止めるときは経口剤を一定期間用い、発作が中程度以上のときには注射薬を用います。

　ステロイド薬のもつ抗炎症作用は、細胞質にある「ステロイド受容体」と「ステロイド」が結合して、「サイトカイン」などの炎症性物質の産生を低下させることで発揮されます。予防のためにも発作を止めるためにも、最も重要な役割を担っているのが、ステロイド薬なのです。

## ● テオフィリン薬

　テオフィリン薬は、今の吸入ステロイド薬のように、かつては治療における主役の座をしっかりと務めていました。それは、気管支喘息が、気管支の収縮と捉えられていたためです。故に、気管支拡張作用をもっていると思われていたテオ

フィリン薬がよく病気にマッチしていたのでした。しかし、治療のテーマが気管支の収縮よりも炎症へと移行したために、主役から降りざるを得なくなったのです。ところが新しい発見がありました。実は治療で用いられているテオフィリンの量では、気管支を拡張する作用は発揮されないという衝撃の事実が示されたのです。

では、今までの気管支喘息に対する効果は、どのようにして発揮されていたのだろうかという論争になりました。やがて、この論争に終止符を打つ見解が示されました。

何とテオフィリンにも、抗炎症作用があるという見解です。「それならば」と薬の効果が見直され、大切な薬の一つとして再び浮上してきました。しかし残念ながらその抗炎症作用はステロイドよりは弱いため主役の座を奪い返すことはできず、吸入ステロイド薬の次に大切な薬と位置づけられた名脇役となりました。

テオフィリンはいろいろな薬の影響を受けるので、その人にとって最適な投与量を決めるのに、TDMを用いることが多いです（図 3-1）。

TMDで、血中濃度が 5〜20μg/mL になるように投与量を設定すればいいんだね。

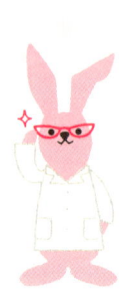

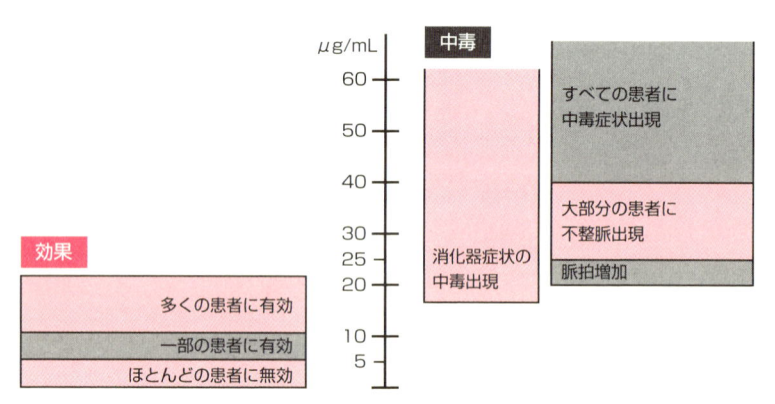

図 3-1　テオフィリンの血中濃度の効果と副作用

### ● β刺激薬

この薬は、間違いなく気管支を拡張させる作用を発揮します。発作が軽症な場合であれば、炎症はさほどひどくはない状態なので、気管支を拡張させると症状は改善します。ですから吸入薬は、軽い発作を止めるのに有効なのです。

この薬のもつ気管支拡張作用は、図 3-2 に示したように、「アデニル酸シクラーゼ」の働きを活発にして、気管支拡張作用のある「c-AMP」をたくさん作ることで発揮されます。この系統の吸入薬でも作用の長いものは、発作予防薬として吸入ステロイド薬のように毎日きちんと用いるものもあります。

c-AMP は気管支拡張作用のほか、心臓への刺激作用もあるので使いすぎるのは危険です。そのため、発作を止めるときの使い方をきちんと理解しておく必要があります。私がよく説明するのは、次のことです。

(1) 発作に気付いたら、軽症のうちに吸入する
(2) 薬を 1 回吸入して、様子を 2〜3 分間見る（2 呼吸分）
(3) もしまだ改善されないようなら、薬をもう 1 回吸入して様子を見る（2 呼吸分）
(4) まだ発作がおさまらなかったら、それ以上使用せず病院に連絡して指示をもらう

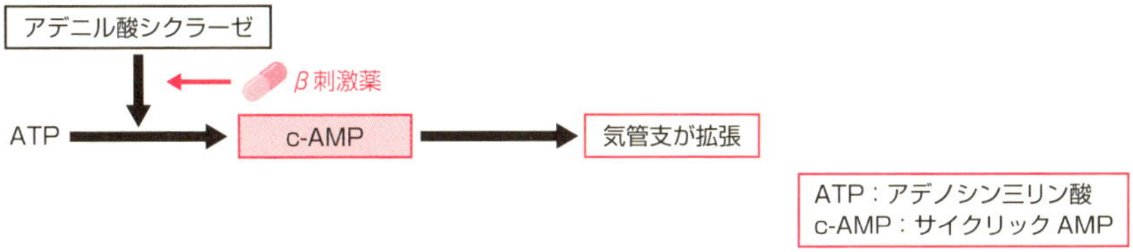

β刺激薬がアニデル酸シクラーゼの働きを活発にさせて c-AMP がたくさん作られるようにするんだね！

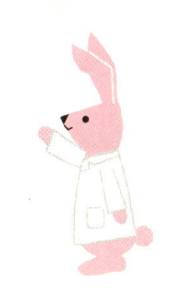

```
アデニル酸シクラーゼ
        ↓      ← β刺激薬
ATP →  c-AMP  →  気管支が拡張
```

ATP：アデノシン三リン酸
c-AMP：サイクリック AMP

図 3-2　β刺激薬の作用（アデニル酸シクラーゼを活発にさせる）

## ● 抗コリン薬

気道は、副交感神経に支配されている臓器の一つなので、「アセチルコリン」によって刺激されると、気管支が収縮してしまいます。このアセチルコリンの作用は、気道にある「ムスカリン受容体」を介して生じます。

この薬はムスカリン受容体に結合して、アセチルコリンがムスカリン受容体と結び付かせないように邪魔をする薬です。そのことで収縮を抑えることができるのです。

しかしその作用は弱いので、毎日定期的に用いながら、予防に少しだけ貢献していくのです。剤型としては吸入剤を用います。

## ● 抗アレルギー薬

気管支喘息に対して効果的だと言える抗アレルギー薬は、あまり多くありません。薬を用いたケースも、発作予防のために長期にわたって服用することが多いです。

気管支喘息は、ヒスタミンよりも「ロイコトリエン」や「トロンボキサン」といった炎症を引き起こす物質の影響を受けるので、この二つの物質の作用を弱めることのできる抗アレルギー薬が気管支喘息の治療に用いられます。

その代表的な薬がトロンボキサンの働きを弱める「オザグレル」（ベガ®、ドメナン®）とロイコトリエンの働きを弱める「プランリカスト」（オノン®）です。予防効果は、アレルギー型の気管支喘息の人にはある程度期待できます。

# 4 消化器系の治療薬

## 1 消化性潰瘍治療薬

〈いずれこの病気は、感染症に分類されるかも〉

| | | |
|---|---|---|
| ● 防御因子増強薬 | 〈緊急時にはあまり頼りにならないが、ゆっくり治してくれる長く付き合える友達〉 | → P.98 |
| ● 攻撃因子抑制薬 | 〈症状が激しいときに、頼りになる体育会系の友達〉 | → P.100 |
| ● 除菌療法薬 | 〈ピロリ菌に対する必殺仕事人集団〉 | → P.102 |

　生きていくことは、いろいろなストレスを受けとめざるを得ない現実を味わう旅でもあります。本来、それらに対して対処する力を人は持っているのですが、現代社会はいろいろな種類のストレスが周囲にあり、その影響でストレスに弱い人が増加しているようです。私は、ストレス解消法をいくつか持っているので、あまりストレスを感じないほうだと友人はよく言いますが、その真意はよくわかりません。

　消化性潰瘍(かいよう)という病気は、ストレスからくる病気の代表的なものとして受けとめられています。そして、胃粘膜を酸から守る人間の力と胃酸のもつ粘膜に与えるダメージ力とのバランスで論じられていた病気でした。今は、むしろ、消化性潰瘍はヘリコバクターピロリ菌（ピロリ菌）と戦う病気として考えられるようになり、大きく治療の方法が変わって同時に治療成績も向上しています。

　以前に比べると、薬を用いてかなり簡単に良くなる病気になったために、一度治ってしまうと再発予防を怠りやすくなった一面もあります。

　治療に用いられている薬は、大きく三つに分類されます。

(1) 消化管粘膜を強化・保護する薬
(2) 胃液分泌を抑える薬
(3) ピロリ菌をやっつける薬

### ● 防御因子増強薬

　消化管粘膜を守る作用は、主に五つあります（図 4-1）。

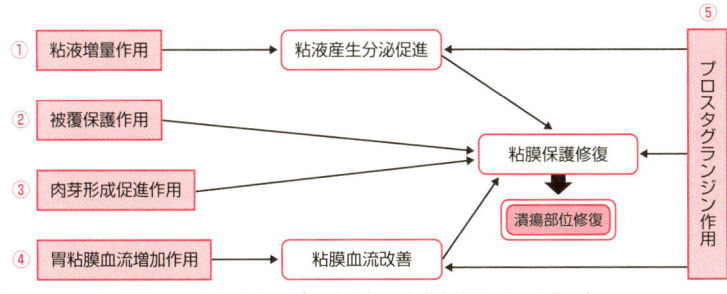

図 4-1 防御因子増強薬のメカニズム（消化管粘膜を守る五つの作用）

① 粘液増量作用 → 粘液産生分泌促進 → 粘膜保護修復
② 被覆保護作用 → 粘膜保護修復 → 潰瘍部位修復
③ 肉芽形成促進作用 → 粘膜保護修復
④ 胃粘膜血流増加作用 → 粘膜血流改善
⑤ プロスタグランジン作用

### ① 粘液増量作用
粘液は胃粘膜の表面から分泌されているもので、酸に溶かされない性質をもっています。この分泌を盛んにすることで、粘膜を保護することができるのです。代表的な薬は「テプレノン」（セルベックス®）です。

### ② 被覆保護作用
炎症ができている部分のタンパク成分と結合して保護膜を作り、その部分を刺激するものから守ります。代表的な薬は「スクラルファート」（アルサルミン®）です。

### ③ 肉芽形成促進作用
粘膜に直接作用して、組織を修復する効果を発揮します。代表的な薬は「アルジオキサ」（イサロン®）です。

### ④ 胃粘膜血流増加作用
胃粘膜には網の目のように細かい血管がたくさんあり、その血管を介して運ばれてくる血液から、胃壁細胞は栄養をもらって次々と新しい細胞を作っています。したがって、この血流を増やすことで潰瘍部分は修復されていきます。代表的な薬は「スルピリド」（ドグマチール®）です。

### ⑤ プロスタグランジン作用
鎮痛薬で胃が荒れるという話はよく耳にしますが、これは、プロスタグランジンが作られなくなることから生じる副作用です。プロスタグランジンは、胃酸だけでなく、アルカリ、エタノール、熱湯などから粘膜を保護する作用をもっていて、このことを細胞保護作用と呼んでいます。代表的な薬は「ミソプロストール」（サイテック®）ですが、これは、さらに胃液分泌を抑える作用もあります。

この系統の薬は、時間をかけて緩やかに潰瘍部位を治していくもので、症状が軽いときや予防のために用いる薬です。

### ● 攻撃因子抑制薬

胃液分泌のメカニズムを、図 4-2 に示したように単純化して説明しましょう。

いろんな受容体が刺激を受けると、プロトンポンプから胃液が分泌されるんだよ。

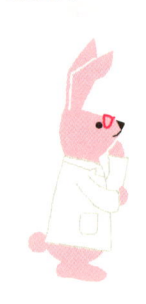

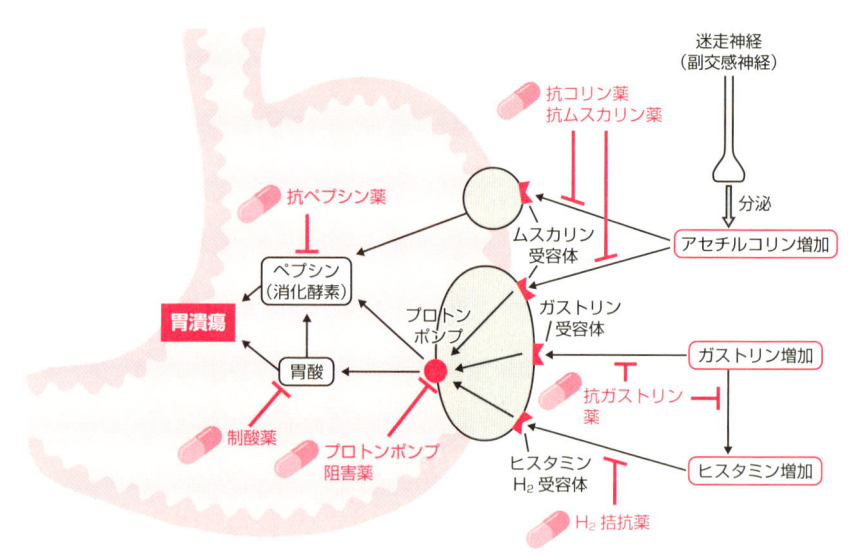

図 4-2　胃液分泌のメカニズムと、攻撃因子抑制薬の作用機序

「ムスカリン受容体」、「ガストリン受容体」、「ヒスタミン受容体」の三つの受容体がいろいろな要因により刺激を受けると、それが「プロトンポンプ」と呼ばれるところに伝わり、そこから胃液が分泌されるようになります。ですから、これらの受容体やプロトンポンプの働きを抑えれば、胃液分泌は低下するという単純な話です。

症状が強いときには、この系統の薬がとても役立ちます。

#### ① $H_2$ 拮抗薬　　　　　　　　　〈人類の歴史を変えた超スーパーヒーロー〉

消化性潰瘍の治療の歴史を大きく塗り替えた「シメチジン」（タガメット®）の効果はすばらしいものがあります。それまで、手術をしなければいけなかった患者の多くについて、薬で症状を治してしまうという画期的なものです。アメリカでは、この薬の登場で消化器外科医による手術が激減してしまい、この薬を作った人を

裁判所に訴えたという有名なエピソードがあります。

図 4-2 に示したほかの二つの受容体で胃粘膜への刺激をブロックするより、$H_2$ 受容体をブロックすれば強力に胃液分泌を抑えることができるのです。

また「ヒスタミン」という物質は、図 4-3 に示したように、主に二つの別々の受容体に作用して、それぞれ違った反応を引き起こします。ですからヒスタミンが「$H_2$ 受容体」に結合するのを、この薬は阻止することで、強力に胃液分泌を抑えることができるのです。

代表的な薬は「ファモチジン」（ガスター®）です。

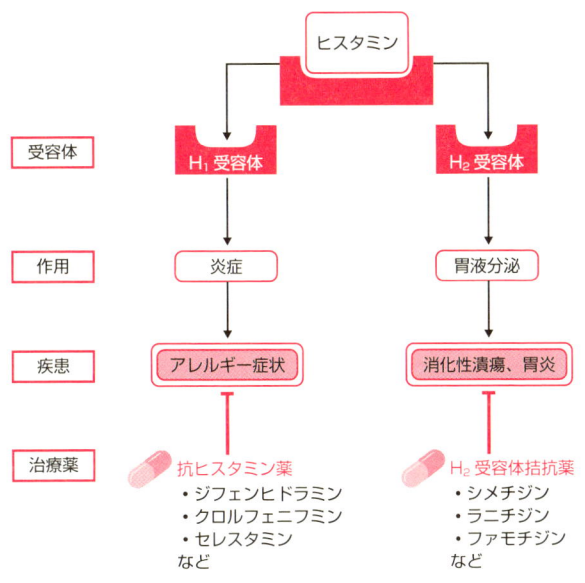

図 4-3　ヒスタミン受容体の分類とその作用

## ②プロトンポンプ阻害薬

〈最も頼りになるガンマン、彼におまかせ〉

$H_2$ 拮抗薬より、さらに強力で、かつ長時間にわたって胃液分泌を抑えるのが、プロトンポンプ阻害薬（PPI）です。

図 4-2 で示したように、最終的にはプロトンポンプが胃液を分泌することを支配しているのですから、ここを抑えることが最も効果的な治療なのです。

この薬を消化性潰瘍に用いるときは 6〜8 週間の使用制限がありますが、逆流性食道炎に用いるときはその制限は適用されません。また、この薬は胃液分泌を抑制する作用のほかにも、ヘリコバクターピロリ菌を攻撃する作用も多少もってい

るので、ピロリ菌対策に必ず加わる薬でもあります。

### ③抗ガストリン薬　〈少しおせっかいなガストリンを、ビシッと抑えるちょっと頼りになる友達〉

食物などを食べたときに、ガストリン細胞からガストリンが分泌されます。それがガストリン受容体と結合すると、その刺激がプロトンポンプに伝達されて、胃液が分泌されます。この受容体からプロトンポンプへの刺激の強さは、$H_2$受容体に比べると小さいです。

また、ガストリンは、$H_2$受容体に作用するヒスタミンの働きを強めるおせっかいな役割もします。$H_2$拮抗薬を使っていると、ガストリンの分泌が盛んになるということもあります。そういうケースでは抗ガストリン薬を併用することもあります。ガストリンの分泌を抑える薬が、「プログルミド」（プロミド®）なのです。さらに、この薬は胃粘膜保護作用もあるので、意外といい薬なのかもしれません。

### ④抗コリン・抗ムスカリン薬　〈気は強くないが、高齢者にやさしく作用するいい隣人〉

副交感神経（迷走神経）が刺激されるとアセチルコリンが分泌され、それがムスカリン受容体と結び付くと、胃液分泌が促進されます。そして、ガストリンの働きも活発にさせます。また、夜は副交感神経が優位になっているので、食べていない間にも胃液の分泌は盛んに行われています。

このアセチルコリンの働きを抑えるのが「抗コリン薬」で、アセチルコリンによって刺激されるムスカリン受容体を抑制する薬が「抗ムスカリン薬」です。

前者の代表的な薬は「ブチルスコポラミン」（ブスコパン®）、後者の代表的な薬は「ピレンゼピン」（ガストロゼピン®）です。副作用の心配が少ないことから高齢者に用いられることの多い薬剤の一つです。またこの薬は、胃けいれん等の痛みがあるときに、胃の機能を抑える目的でも用いられています。

## ● 除菌療法薬

消化性潰瘍は感染症である、ということを初めて耳にしたときは、実はよく理解できない話でした。

胃壁にヘリコバクターピロリ菌が住んでいて、菌が己を守るために必死に頑張ると、そこの部分が潰瘍になるという話なのです。

ピロリ菌は、pH4以下の酸性の環境では生きることのできない菌です。彼らは胃の中にある尿素を使ってアルカリ性のアンモニアを作り出し、自分の回りの胃液を中和して、住みよい環境作りをしています。そして、彼らは住みついた環境の中で、毒素を出して粘膜表面を破壊し、その部分に胃液が入り込んで胃炎や潰瘍を作っているのです。

それがわかれば、治療の考え方は単純です。相手が菌なら抗菌剤を使うということで選ばれた戦士は、ペニシリン系から「アモキシシリン」（サワシリン®、パセトシン®）、マクロライド系からは「クラリスロマイシン」（クラリス®）です。

そしてこの治療には抗菌剤の助っ人として「PPI：Proton Pump Inhibitor」（ランソプラゾール、ラベプラゾール）が加わりました。もしこれが効かないなら、二次除菌用として抗トリコモナス系の「メトロニダゾール」（フラジール®）です。

投与スケジュールは、図 4-4 に示したように1週間で、判定は投与終了後4週間以後となっています。

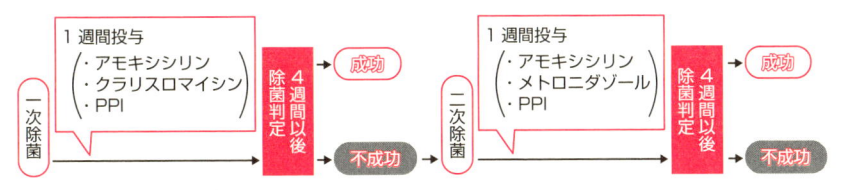

図 4-4　除菌療法スケジュール

現在は、ランソプラゾール、アモキシシリン、クラリスロマイシンの3剤が1シートに包装された「ランサップ®」や、二次除菌用としては、クラリスロマイシンの代わりにメトロニダゾールが入っている「ランピオン®」が便利で、よく用いられています。

一次除菌で、約90％の人は除菌が成功するという結果が出ています。しかし、少しでも菌が残っていると、半数以上の人が再発するというデータが示されていますから、きちんと除菌しましょう。

## 2 下痢治療薬

〈薬で止めてよい下痢と、止めてはいけない下痢の判別が大切〉

- **収れん薬** 〈穏やかな作用を生み出す、ロマンチスト〉 → P.104
- **吸着薬** 〈腸を刺激するものを捕らえる、UFOキャッチャー〉 → P.105
- **整腸薬** 〈腸内細菌のバランスを整えてくれる、ソフトな整体師〉 → P.105
- **腸管運動抑制薬** 〈頼りがいがあって格好いいだけに、クセにならないように早々にサヨナラしたほうがよい旅人〉 → P.106
- **麻薬** 〈副作用を利用して強力に下痢を止める、超高度なテクニシャン〉 → P.106
- **抗潰瘍性大腸炎薬** 〈腸の中で起きている自分との葛藤をやわらげてくれる、頼りがいのあるボディガード〉 → P.106

　他の人から忠告を受けたり、怒られたりすることは気持ちのいいものではありませんが、人生の中でそのようなことは何回、何十回と経験するものです。その内容は、単なる非難に過ぎないものもあれば、本当に心配して勇気をもって言ってくれたものもあります。私は、一応話は聞きますが、きちんと受けとめたほうがよいのか、聞き流してもよいのかを考えながら過ごしてきました。下痢もいやなことですが、それを素直に受けとめるべき下痢なのか、それともさっさと止めるべき下痢なのかを判断することが大切なのです。

　下痢とは、何らかの原因により、腸で水分が過剰になっている状態の便が出てくる状況を表す言葉です。これは、腸の動きが活発になりすぎて水分を吸収する時間が足りないために生じるケースと、腸に、過剰な水分が粘膜から分泌されるケースとがあります。

　ですが、腸の動きを抑えることができれば、問題は解消するのでは、と単純に考えるのは危険です。

　たとえば「O-157」のような菌や、ノロウイルスのようなウイルスが腸内に入り込むと、それを早く体外に排泄しようとする身体の防衛反応として、下痢をわざと生じさせているとしたら、下痢を止めることは、菌やウイルスたちを喜ばす結果になるだけです。この場合は、「止痢薬」と言われる下痢止めを使わずに、水分を補給しながら自然経過を待つしかないのです。

　下痢治療薬として臨床で広く用いられているのは、主に6種類です。

### ● 収れん薬

　収れんとは、聞きなれない言葉ではないでしょうか。この場面で用いる薬理学的な意味は、炎症を起こしている腸粘膜の表面に薬が作用してタンパク質と結び

付き、そこに被膜を作ることです。

　膜を作って物理的に腸が内側から刺激されても過敏に反応しないようにして、腸の動きを抑えることを期待しています。下痢を止める作用は弱く、単独で用いられることは滅多にありません。

　代表的な薬は「ビスマス」や「タンニン酸アルブミン」です（図 4-5）。

＜収れん作用＞
タンニン酸アルブミン
ビスマス
タンパク質と結合して、形成した沈殿物
被膜を作ることで、腸が刺激されないようにする

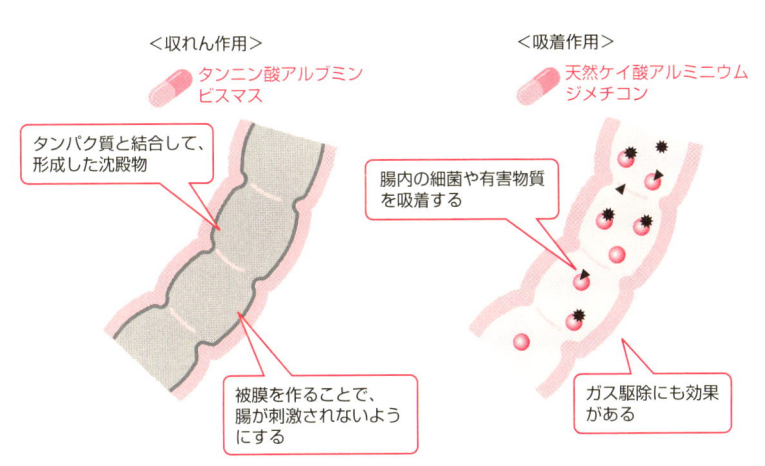

＜吸着作用＞
天然ケイ酸アルミニウム
ジメチコン
腸内の細菌や有害物質を吸着する
ガス駆除にも効果がある

図 4-5　止痢薬の収れん作用と吸着作用

## ● 吸着薬

　腸は、内側から物理的刺激を受けると反応して動きが遅くなります。水分やガスも、その原因の一つです。ですから、それらを吸着して腸から排泄させてしまえば、腸はそれらからの刺激を受けなくなり、腸の動きは抑えられると考えています。

　この薬も作用は弱いので、単独で用いられることは滅多にありません。

　代表的な薬は「ジメチコン」（ガスコン®）です（図 4-5）。

## ● 整腸薬

　整腸薬はよく耳にする言葉ですが、一体、中身は何なのでしょうか。

　ズバリ、腸に歓迎される細菌たちです。腸の機能を保つために、腸内細菌の存在があります。いろいろな細菌が腸の中に住んでいて、その中でバランスがとれた状態が正常な状態を保つために大切なのですが、何らかの影響でそのバランスが崩れると、異常なガスが発生し、それが腸の内側を刺激して下痢を生じさせるのです。

　整腸薬は、腸内細菌の中でも重要な役割を果たしているビフィズス菌、乳酸菌、

酪酸菌などを補充するもので、菌バランスを整えて余計なガスの発生を防ぐ目的で用いられます。

　抗生剤を服用すると下痢をする人は、特に乳酸菌が足りなくなってバランスが崩れてしまうと考えられ、乳酸菌の含まれている整腸薬「ビオフェルミン®」が一緒に処方されることがあります。何ごとも、バランスが大切なのです。

### ● 腸管運動抑制薬

　今まで紹介してきた薬では下痢の症状がよくならないという場合は、この薬を用いると良いでしょう。腸の動きは自律神経が支配しているため、この薬で、自律神経の機能を変えて腸の動きを抑えようとします。

　アセチルコリンの働きを抑えることで、腸の動きは抑えられます。つまり、抗コリン作用を発揮させればよいということなのです。この場合の代表的な薬は「ロペラミド」（ロペミン®）です。

　この薬を用いた場合、1週間以内に効果が見られるケースが多いです。しかし、長く服用していると、これ無しでは生きていけないと思う気持ちが芽生えてくるので、できるだけ短期間でサヨナラしたほうがいいようです。

### ● 麻薬

　麻薬を下痢止めに使うというのは、一般の人にとっては理解できない話かもしれません。何か危険な香りさえしそうです。しかし、実は麻薬は、腸管神経叢というところに作用して腸のけいれんを抑えたり、腸管から分泌される水分を抑えたりする作用をもっていて、どの薬よりも、強力に下痢を止める力を発揮してくれるのです。

　麻薬を痛み止めとして使うと、便秘という副作用に悩まされる人がいますが、それはこのような作用による副作用です。正常な人が便秘になるなら、下痢の人は正常になるということを証明する高度なテクニックをもった薬なのです。

### ● 抗潰瘍性大腸炎薬

　下痢の症状が、よくなったり悪くなったりを繰り返すタイプの病気の一つに、難治性の大腸の病気である潰瘍性大腸炎があります。この病気も、自己免疫疾患と考えられていて、治療が難しい病気の一つです。この治療に主として用いられる薬の主成分は、5-ASA（5アミノサリチル酸）で、この成分は炎症細胞から放出される活性酸素を取り除き、炎症が広がっていかないようにする働きがあります。

また、ロイコトリエンの生成を抑えて炎症細胞への影響を小さくし、炎症を鎮める作用もあります（図 4-6）。

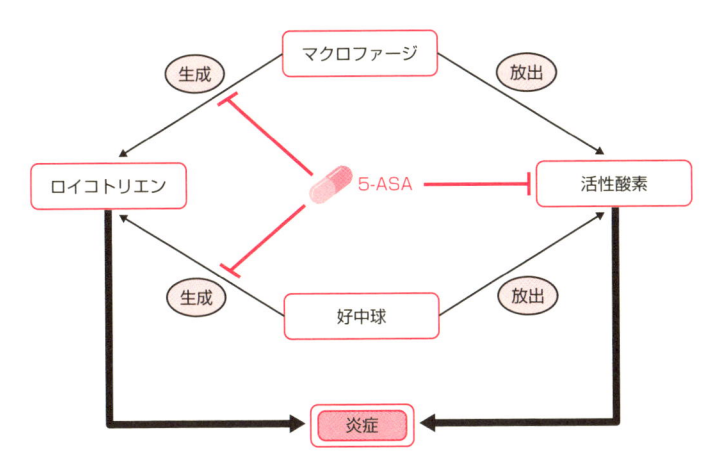

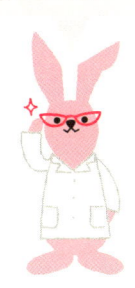

図 4-6　5-ASA の作用点

病変部位でマクロファージや好中球が活発になると、活性酸素やロイコトリエンが作られるようになるんだ。5-ASA は、活性酸素を消し、ロイコトリエンの生成を抑えて、炎症を鎮めていくよ。

## 3　便秘治療薬

〈つらいときは薬を使って早く出して。自分に合った薬を見つけよう〉

| | | |
|---|---|---|
| ● 緩下剤 | 〈大きくなって、腸を刺激できるようになった成人〉 | → P.108 |
| ● 刺激性下剤 | 〈刺激的かつ強制的に腸を動かす、強引な助っ人〉 | → P.109 |
| ● 自律神経調節薬 | 〈ビタミン剤で便秘を治そうとする器用者〉 | → P.110 |
| ● クロライドチャネルアクチベーター | 〈腸内に水を引き込ませる地道な努力家〉 | → P.110 |

　「依頼心が強い」と小学校の通信簿に書かれていたのを、今でも覚えていて、よく母にそのことを注意されたものでした。誰かに頼って、都合のいいようにしようという感覚が強かったのでしょう。「自分でがんばってもどうしてもできないなら、助けを求めてもいいけれど、それをしないで他人に簡単に頼ってはいけない。そんなことを続けたら、大人になったとき大変よ」と母に言われましたね。便秘薬を考えるとき、なぜかこのことを思い出してしまうのです。

　不必要なものをいつまでも抱えておくことは、よくありません。常習的に便秘に悩んでいる女性は多く、それらは「直腸性便秘」と呼ばれているタイプのものです。これは、直腸に便が届いても直腸が緩んでいるので、排便の反応が生じないことで生じる便秘なのです。

また、ウサギの便のように、コロコロした小さいものしか出ないタイプの便秘は「痙攣性便秘」と呼ばれ、大腸に痙攣が生じてしまって便が前にうまく進んでいかないことで生じる便秘です。

　高齢者によく見られるのは、大腸全体が緩んでいる「弛緩性便秘」です。

　確かに、便秘は日常生活のなかでつらい症状の一つですから、薬を用いて便を出すことは良いことですが、ただ薬を用いるだけで対処し続けていると薬の効き目が落ちてきて、さらに薬がないと生活できないという体になっては困るのです。食事や運動、朝必ずトイレに行って排便しようとする習慣を身に付けたりすることなどを組み合わせて、薬に頼らない体質を作り上げたいものです。

　下剤として用いられているものは、主に次の四つに分類できます。

## ● 緩下剤

　緩下剤とは名前のとおり、緩やかに作用して便秘を改善していく薬です。次の四つのタイプがありますが、効果にさほど違いは見られません（図 4-7）。

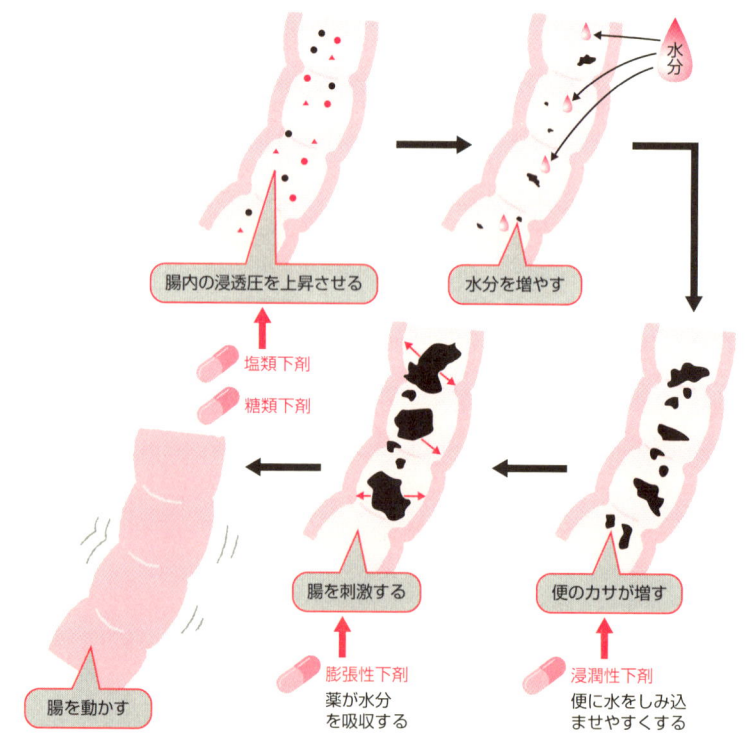

図 4-7　緩下剤（浸透性下剤）の作用

① 塩類下剤

塩類とは、一般的に私たちがミネラルと言っているもので、元素記号で言えばC、H、N、O、Ca、P、K、Na、Cl、Mg、Fe、Znなどといった物質のことです。下剤としては、Mgが用いられています。

Mgは腸から吸収されないので、この薬を投与した後は腸の浸透圧が高くなる（濃度が濃くなる）のです。そのため、体内にある水分を腸の中へ取り込もうとする反応が起きます。そして、その水分を便にしみこませて便のカサを増やし、そのことで腸を刺激して動くようにします。さらに、便自体も水様にして排泄しやすくさせます。

代表的な薬は「酸化マグネシウム」です。

② 糖類下剤

糖にもいろいろあり、腸から吸収されない糖もあります。そのため、それを投与すると、塩類下剤と同様のことが生じます。また塩類と違って、糖類は腸の中でガスも発生させるので、そのガスによっても腸を刺激することができるのです。

代表的な薬は「ラクツロース®」です。

この薬は下剤として用いられるより、肝機能が低下してアンモニアが多くなっている患者に用いられています。

③ 浸潤性下剤

浸潤性下剤とは、便に水分を含ませやすくするために、便の表面の張りを弱くする薬です。便が水分を含むことでカサが増し、それが腸を刺激して動かそうとするものです。

代表的な薬は「ジオクチルソジウム」（ビーマス®）です。

④ 膨張性下剤

膨張性下剤は、この薬自体が水分を吸収して、便のカサを増やして腸を刺激し、動かそうとする薬です。代表的な薬は「カルメロース」（バルコーゼ®）です。

## ● 刺激性下剤

薬が腸を直接刺激して、強く腸の動きを促すものもので、緩下剤より強力です。小腸を刺激するものと、大腸を刺激するものがありますが、後者を使用することが多いです。

① 小腸刺激性下剤

「ヒマシ油」と呼ばれている古くから使われている薬があります。この薬は体の中

に入ると、「リシノール酸」と「グリセリン」に分解されます。

このリシノール酸が、小腸を刺激して動かす作用をもっています。そしてグリセリンは、腸の中で便をスムーズに滑らすことができる力をもっていて、少しですが便を出しやすくする手伝いをしています。

②**大腸刺激性下剤**

腸の蠕動運動と呼ばれる動きは、アウエルバッハ神経叢と呼ばれている神経によって行われています。その神経叢を刺激することで、強制的に腸を動かします。代表的な薬は「センノシド」（プルゼニド®）です。

もう一つよく用いられているのが、「ピコスルファートナトリウム」（ラキソベロン®）です。この薬は、腸粘膜に直接作用して蠕動運動を亢進させ、かつ、大腸での水分が吸収されないようにします。

## ● 自律神経調節薬

便秘は下痢と逆で、アセチルコリンの働きが弱くなっているため、腸の動きが弱いのです。ですからアセチルコリンの働きを高めるために、アセチルコリンを分解する「コリンエステラーゼ」という酵素の働きを抑えることで、弱い作用ですが便秘を改善することができます。コロコロ型の便の人に向いているでしょう。

代表的な薬は「パンテチン」（パントシン®）です。

## ● クロライドチャネルアクチベーター

小腸の粘膜細胞に「クロライドチャネル」という出入口があり、これが薬によって活性化されると、ナトリウムイオンが腸内に移動し、それとともに水分も移動して、水分が腸管内に分泌されます。

代表的な薬は「ルビプロストン」（アミティーザ®）です。

作用はあまり強くありませんが、長く使っていて薬が効かなくなってくるという現象が起きにくい薬です。

## 4 消化器機能異常症治療薬

〈複雑なメカニズムの消化器系は壊れやすいので、まめにケアが必要〉

| | | |
|---|---|---|
| ●コリン作動薬 | 〈何気なく緩やかに機能を亢進させる、目立たない存在の庶務課の人〉 | → P.112 |
| ●抗ドパミン薬 | 〈消化器系の薬の優等生が集まる商品開発課の人〉 | → P.112 |
| ●セロトニン拮抗薬 | 〈幅広く対応できる頭の良い人材が活躍する秘書課の人〉 | → P.112 |
| ●オピオイド作動薬 | 〈いろいろな症状に、安心して使える便利屋さんが多い総務課の人〉 | → P.113 |

　食欲という欲は根深いもので、ついついそれに負けて（？）暴飲暴食をしてしまったり、不規則な食事をしたりして、本当に消化器には多大なる負担をかけている人が多いのではないでしょうか。消化器の不調は、実にいろいろな形で私たちに知らせてくれるものです。

　吐き気、腹痛、下痢、便秘、食欲不振など、いろいろな消化器の症状がよく見られる消化器系の病気は、すべての病気の分類の中で一番多い病気です。消化器系の機能は図 4-8 のように、ほとんどが「受容体」と関連して調節されています。

　このように消化器系は、いろいろなメカニズムで調節されているので、いろいろな方面からの治療薬が用いられています。

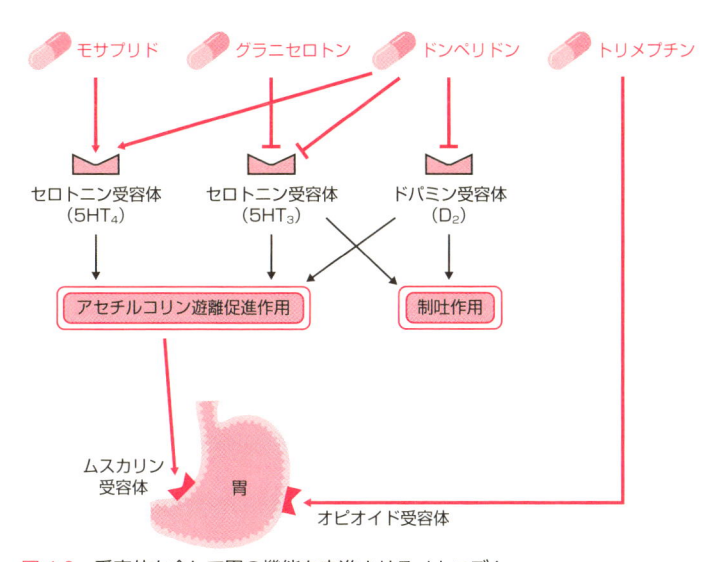

図 4-8　受容体を介して胃の機能を亢進させるメカニズム

消化器の症状は、いろいろな受容体と関連しているんだね。

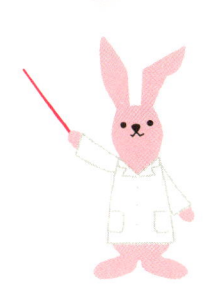

### ● コリン作動薬

　コリン作動薬は、アセチルコリンの働きを促進させ、胃の機能を亢進させます。ムスカリン受容体を刺激することで、このような働きを示すようになります。

　臨床的に直接ムスカリン受容体を刺激する薬は「S・M散®」です。

　また胃の不調を訴える患者のなかで、検査をしても特に異常が認められないケースもあります。このようなケースでは、「機能性ディスペプシア」という診断名が付けられます。この適応症をもつ薬に「アコチアミド」（アコファイド）があります。これは、アセチルコリンを分解してしまうアセチルコリンエステラーゼという酵素の働きを抑えて、アセチルコリンを増やして胃機能を亢進させるものです。1カ月間投与しても効果が認められなければ中止したほうがよいです。

### ● 抗ドパミン薬

　ドパミン受容体の中で、「$D_2$受容体」の働きを抑えると胃の機能は亢進します。また嘔吐に関わる「CTZ」と呼ばれる場所にも$D_2$受容体があり、この薬でこの受容体を抑制すると、嘔吐は弱まります。

　さらにこの薬は「セロトニン（$5HT_3$）受容体」も抑制するので、胃の機能亢進作用と制吐作用を発揮する優れものです。代表的なものは「ドンペリドン」（ナウゼリン®）です。

### ● セロトニン拮抗薬

　セロトニンも、体内でいろいろなことに関わりをもっています。消化器系では、機能亢進作用は「$5HT_4$受容体」、制吐作用は「$5HT_3$受容体」が関与しています。

　制ガン剤の副作用対策によく用いられている「グラニセトロン」（カイトリル®）は、$5HT_3$受容体を抑制する作用でその効果を発揮します。

● **オピオイド作動薬**

　オピオイド作動薬とは、胃の平滑筋にある「オピオイド受容体」に直接作用して、機能を亢進させたり、末梢性の制吐作用を示したりする薬です。

　抗ドパミンやセロトニン作動薬より作用は弱く、いろいろな症状を訴える患者への第一選択薬として、便利に使われています。さらに末梢性の作用なので、その分副作用も少なく、使いやすい薬です。

　代表的な薬はOTC薬の成分としても使われている「トリメブチン」（セレキノン®）です。

　この薬は、投与量によって下痢の治療薬にもなるし、便秘の治療薬にもなる不思議な薬です。一般的には高用量で下痢治療薬、低用量で便秘治療薬としての効果を発揮します。

# 5 感染症の治療薬

## 1 細菌感染症治療薬

〈城壁の壁や検問所、工場を壊して機能不全にすれば、細菌は滅びる〉

| | | |
|---|---|---|
| ● 細胞壁合成阻害 | 〈細胞壁をぶち壊す破壊屋〉 | → P.115 |
| ● 細胞膜合成阻害 | 〈細胞膜に穴をあける特殊部隊〉 | → P.115 |
| ● タンパク合成阻害 | 〈タンパク質を作らせないようにして、徐々に相手を弱らせる隠密集団〉 | → P.116 |
| ● 核酸合成阻害 | 〈核酸を作らせないようにさせる優秀な科学者〉 | → P.116 |

　人類は、いつか滅亡するときが来ると言われています。私は、それはすべての薬が効かないウイルスや細菌感染が世界中に広まったときだと予想しています。薬関連の仕事をしていると、次から次へと新しい感染症治療薬が登場するたびに、いつの日かこの薬が効かなくなるときが来るという思いで、それが1日でも遅くなってくれることを祈ると同時に、もう少し日本は、これらの薬の使い方に規制をかけるべきだと考えています。

　細菌感染症の治療薬と言えば、抗生物質ということになります。構造の違いからいくつかに分類され、ペニシリン系、セフェム系といったような呼び名が付けられています。どのように菌を殺すかというと、抗生物質は次の四つのメカニズムのうち、いずれかの方法を用いて作用を発揮します（**表5-1**）。

表5-1　細菌をやっつける四つのメカニズム

| 攻撃方法 | 詳細 | 薬 |
|---|---|---|
| 細胞壁を合成させない（殺菌的） | 細胞壁が合成できないと、液体が外から細菌内へ侵入して細胞が膨れ上がり、細胞質膜が破れて細菌は死滅する（溶菌） | ペニシリン系、セフェム系 |
| 細胞膜を合成させない（殺菌的） | 細胞膜が合成できないと、細胞内のアミノ酸や電解質、核酸などの成分が外に出てしまい、菌の生命が危ぶまれる | 硫酸ポリミキシンB、ナイスタチン（抗真菌薬） |
| タンパク質を合成させない（静菌的、一部殺菌的） | 原形質の中にはたくさんのタンパク質顆粒があるので、その代謝系がダメージを受けると細菌の発育や増殖が抑えられる | クロラムフェニコール系、マクロライド系、テトラサイクリン系、アミノグリコシド系 |
| 核酸を合成させない（殺菌的） | 遺伝子に関係するDNAやRNAの合成を阻害することにより、細胞を死滅させる | ニューキノロン系、抗ガン性抗菌薬 |

## ● 細胞壁合成阻害

　**図 5-1** のように、細菌は「細胞壁」という壁でガッチリとガードされています。実はヒトや動物の体には、細菌のような細胞壁はありません。この細胞壁が作られることに貢献している物質が、細菌の細胞壁に存在しています。その名前は「ペプチドグリカン」と呼ばれています。

　このペプチドグリカンの働きを弱めてしまうと細胞壁は崩れ始め、細胞の外にある液体が、次から次へと細菌の細胞の中に入り込んでしまいます。いわば、城壁が崩されて敵が侵入してきたようなもので、このことにより、細菌は死んでしまいます。

　「ペニシリン系」、「セフェム系」などの薬は、このパターンで菌を殺す抗生物質が多いのです。

βラクタム系
- ペニシリン系
- セフェム系
- モノバクタム系
- カルバペネム系
- ペネム系

細胞壁合成阻害

タンパク合成阻害

テトラサイクリン系
マクロライド系
アミノグリコシド系
クロラムフェニコール系

細胞膜合成阻害

ペプチド系

核酸合成阻害

キノロン系
リファンピシン

リボソーム
細胞壁
細胞質
細胞膜
DNA

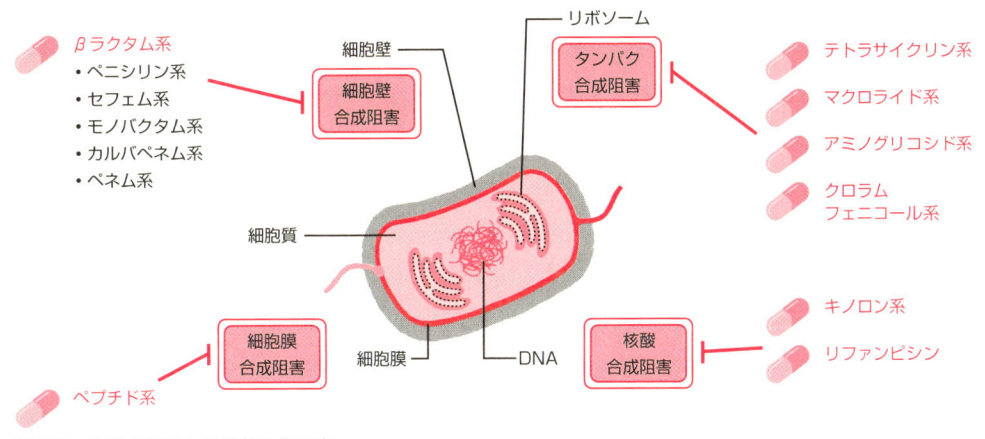

図 5-1　細菌の構造と抗菌薬の作用点

## ● 細胞膜合成阻害

　細胞壁のさらに内側にある「細胞膜」は、脂質とタンパク質などで構成されています。そして検問所のように、どの物質を細胞の中に入れてもよいか、どの物質は入れてはいけないかを判断しています。

　この機能が果たせなくなると、細胞の中にある大切な成分が細胞の外に流出してしまうという、とんでもない事態に陥り、細胞が死んでしまうという運命を辿ります。

　ある種の抗生物質は、この細胞膜と結合しやすい性質をもっています。薬が抗

生物質と結合すると細胞膜は障害を受け、細胞が生きていくために必要な物質が細胞外に出てしまい、菌は死んでしまいます。

### ● タンパク合成阻害

図 5-1 を見るとわかるように、細胞の中に「リボソーム」と呼ばれる部分があります。これは細胞が発育し、増殖していくために必要なタンパク質を、アミノ酸から作り出す工場のようなものです。

抗生物質の中には、このリボソームと結合してリボソームという工場の操業の邪魔をすることで、タンパク質が作られないようにするものがあります。そうなると、細菌は死なないまでも勢いがなくなってしまいます。

### ● 核酸合成阻害

遺伝子に関する情報はDNAやRNAに保存され、細菌が増殖していくためにはなくてはならないものです。このDNAやRNAは、「核酸」がないと合成されません。ある種の抗生物質はこれに注目し、核酸を作らせないようにして、遺伝子情報を破壊します。つまり細菌の中枢部分から機能不全にさせて、細菌を殺してしまうという強力なものなのです。この作用を発揮する抗生物質の効力は最も大きいと言えます。

抗生物質は、実によく細胞の性質を理解しています。どこを攻撃すればよいかをよく知っている司令官に用いられれば、勝利は確実なものになります。

### ● 耐性が生じると効かなくなる抗生物質

抗生物質にも弱点があります。抗生物質によって攻撃を受けた細菌側は、一度は負けたとしてもすぐに対策を講じて、次からは、その攻撃から自分たちを守ろうとする賢い機能をもっています。これが完成されると、同じ抗生物質はその細菌を二度とやっつけることはできなくなるのです。このことを、「耐性」と呼んでいます。

抗生物質に対する耐性作りは、主に三つの方法で行われています。それも抗生物質の性質を研究し、どのタイプの抗生物質にはどのプランで耐性を作るかを変えてくるのです。

抗生物質を作り出す人間の知恵と、細菌のもつ知恵との戦いは、今も続いています。この最終決着は、細菌側の勝利に間違いないですし、これがきっと人類の滅亡につながるのでしょう。私たちには、その時期を1秒でも遅らせる努力が必

要となります。つまり、新しい抗生物質の使用を制限して、耐性ができるのを遅らせていくしかないのです。

しかし、日本はすぐに新しい抗生物質を使いたがる国です。耐性化した菌は空気を介して世界中に広がり、ついにどの抗生物質も効かない菌の出現により、人類は The END（ジ・エンド）となるのではないでしょうか。

図 5-2 に、耐性のメカニズムを示しておきます。

〈耐性のメカニズム〉　　　　　　　　〈不活性化される薬〉

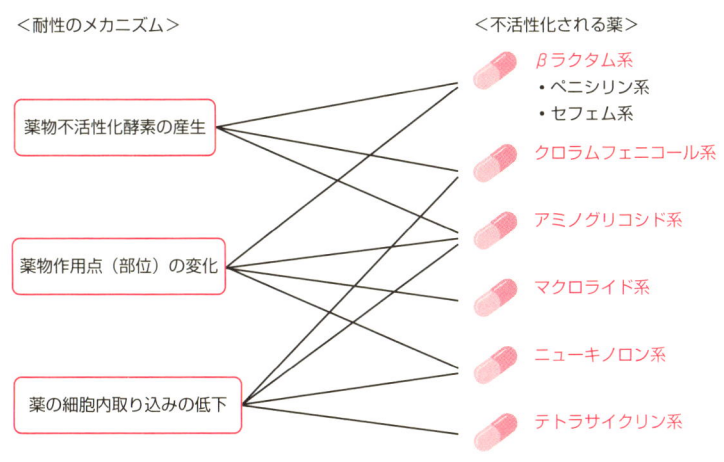

- 薬物不活性化酵素の産生
- 薬物作用点（部位）の変化
- 薬の細胞内取り込みの低下

- βラクタム系
  - ペニシリン系
  - セフェム系
- クロラムフェニコール系
- アミノグリコシド系
- マクロライド系
- ニューキノロン系
- テトラサイクリン系

図 5-2　耐性のメカニズムと不活性化される薬

## 2　インフルエンザウイルス感染症治療薬

〈時間が勝負。待ったなしの戦いに挑む〉

| | | |
|---|---|---|
| ● ノイラミニダーゼ阻害薬 | 〈新顔を、外に出さないようにしている監視員〉 | → P.118 |
| ● RNA ポリメラーゼ阻害薬 | 〈増える要因を元から絶つ、必殺仕置き人〉 | → P.120 |

集団の中で生活していると、正直に言って近寄ってきてほしくない人はいるものですよね。毎年、インフルエンザウイルスとかノロウイルスの感染に気を使わなくてはいけない時期がしょっちゅうあります。そして、鳥やブタなど、いろいろなインフルエンザウイルスの感染情報が世界中のニュースとして取りあげられています。我々人間は、よほどウイルスに好かれているのでしょうね。

細菌とウイルスの違いは何か？　と問われたら、どのように答えますか。ウイルスには、抗生物質は効かないという答えがあるかもしれません。では、なぜ効

かないのでしょうか？　と問われたら何と答えますか。

　細菌もウイルスも、ヒトの体に入って増殖していきます。両者とも、増殖するにはエネルギーが必要で、それをヒトのものから使おうとします。しかし、その増殖の仕方に違いがあります。細菌はヒトのエネルギーを使って自分の増殖能力でせっせと増殖していきます。

　ところがウイルスには、せっせと増殖するわけにはいかない事情があるのです。なぜなら、ウイルス自体は増殖する仕組みをもたないからです。でも、実際にヒトの体の中でウイルスは増殖していますよね。どのようにして増殖しているのでしょうか。

　実はウイルスは、私たちのもっている細胞が増殖するメカニズムを利用して増殖します。そしてしっかり増殖し終わるとそこから脱出して広がり、私たちの体に悪さをするのです。ウイルスは、実にずる賢いやつなのです。

　ですから、ウイルスをやっつける薬も、それ以上に賢くなければウイルスに勝てないということです。今のところ、ウイルスそのものをアタックする抗ウイルス薬は、臨床では用いられていません。

　現在、抗ウイルス薬と呼ばれている薬には、増殖過程を邪魔して新しいウイルスを増やさないようにする力しかありません。つまり抗ウイルス薬には、ウイルスそのものをアタックする力はないのです。結局、出現したウイルスは、人間のもつ自然治癒力でやっつけるしかないのです。

　抗生物質は菌そのものに戦いを挑んでいるのに対し、抗ウイルス薬は増殖させないようにする力しかないので、ウイルスが侵入したら広がる前に早く使わないと、使った目的をまったく果たせないのです。まさに、時間との勝負なのです。

　ここでは、インフルエンザ治療に用いられる抗ウイルス薬について説明しましょう。図 5-3 に、ウイルスがヒトに侵入した後、増殖して体中にばら撒かれるまでの経緯を示します。

## ● ノイラミニダーゼ阻害薬

　図 5-3 で示したように、ウイルスは勝手にヒトの細胞の中で増え、新しく増えたウイルスを細胞の外に放出して悪さを企てます。新しく増えたウイルスは、「ノイラミニダーゼ」という友達の力を借りないと、外へは出られないのです。

　これをアカデミックに説明すると、増殖して新しくできたウイルスは、ウイルス表面の「ヘマグルチニン」というタンパク質によって宿主細胞のシアル酸と結合しているのです。この結合を取り除く酵素が、ノイラミニダーゼです。この働

きがなければ、増殖したウイルスは細胞の外に放出されません。

　ですからこの酵素の働きを抑えれば、増殖したウイルスは留まることになり、ウイルスの作用は弱められます。ということは、ノイラミニダーゼがすでに活躍した後にこの薬を使っても意味がありません。薬の使用について、インフルエンザが発症してから48時間以内にこだわっているのは、このようなことからなのです。

　今までよく用いられてきたインフルエンザの薬は、このようなタイプの薬です。代表的な薬は「オセルタミビル」（タミフル®）、「ラニナミビル」（イナビル®）です。

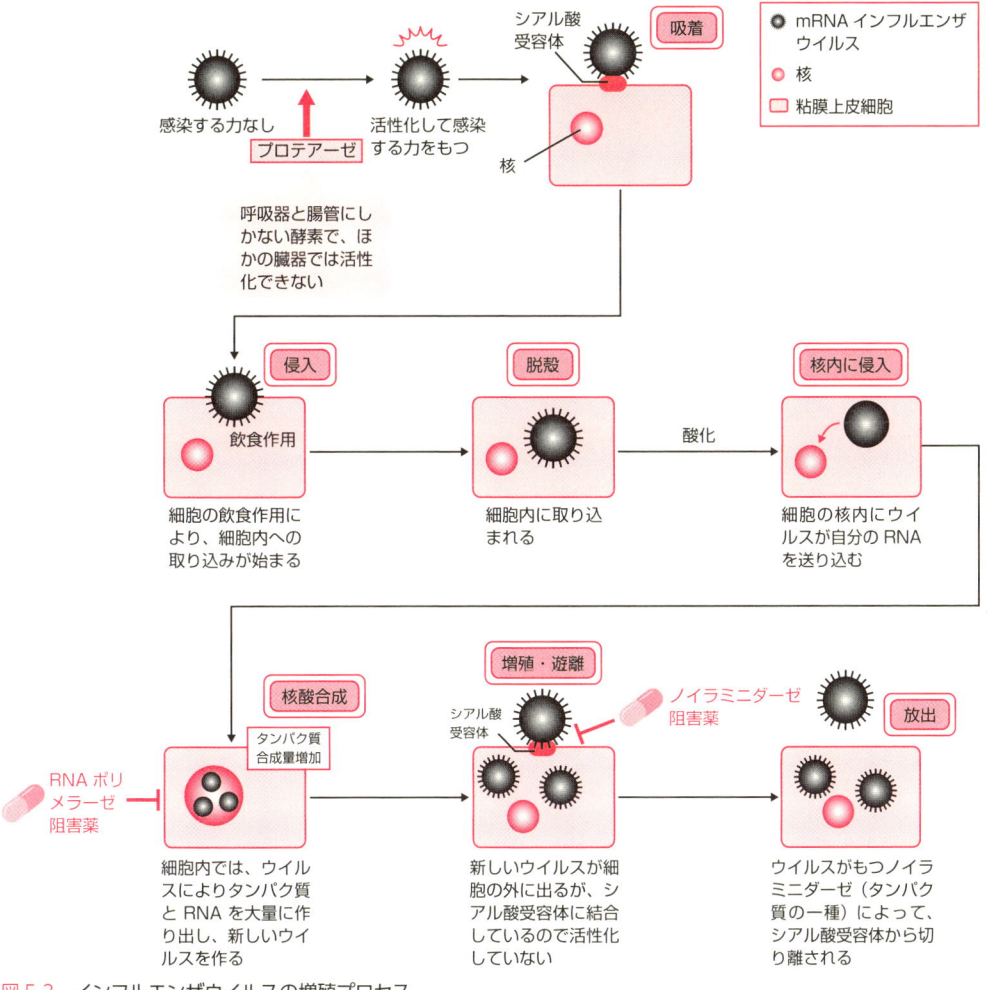

図 5-3　インフルエンザウイルスの増殖プロセス

## ● RNAポリメラーゼ阻害薬

　RNAポリメラーゼ阻害薬は、新しいタイプの薬です。今までの薬と違う点は、増殖されたウイルスが放出されるところを阻害するのではなく、増殖そのものを抑えようとする薬であるということです。

　増殖は、RNAを使って複製していく方法を行うので、それを促進する働きをするRNAポリメラーゼの作用を阻害すれば、増殖を抑えることができます。「ファビピラビル」（アビカン®）がその薬です。ノイラミニダーゼ阻害薬に比べて、投与開始が遅れても効果があることが示されています。

# 6 精神神経系の治療薬

## 1 うつ病治療薬

〈必ず治る病気だけに、その日が来るまで辛抱強く治療を続ける〉

| | | |
|---|---|---|
| ● 三環系薬 | 〈暴れん坊過ぎて、長く付き合うのが難しい、隣の男の子〉 | → P.122 |
| ● 四環系薬 | 〈さほど暴れはしないが、眠くなるので困った隣のお嬢さん〉 | → P.123 |
| ● SSRI | 〈悪さをしないのは良いけれど、少し頑張りが足りない長男坊〉 | → P.123 |
| ● SNRI | 〈頑張る気持ちはあるが、少し悪さが気になる次男坊〉 | → P.124 |
| ● NaSSA | 〈ポジティブ思考で活躍が期待できるが、実績が少ない三男坊〉 | → P.124 |

　生きていれば誰だって落ち込むことはあり、それ自体は病気でも何でもありません。そのような状態が続いても、それなりに生活上必要なことをこなせていれば、いつのまにか元の心理状態に戻っていることが多いでしょう。落ち込んだとき、本当に友達ほどありがたいものはないと思うのです。もちろん、友人のなかには無神経なヤツもいて、逆に頭にくることはありますが、本当に私のことを心配してくれていると思うと、それで元気になることも少なくありません。ところが、その落ち込み方が日常生活に大きな支障をきたす状態になると、病気として捉えるべきで専門的な治療が必要となるケースが増えています。

　うつ病は、精神病ではないのです。物事の受け止め方に何かがあって、それ故に、日常生活に大きく支障をもたらしている心の病で、心の風邪と呼ぶ人もいます。治療期間は人によって違いますが、必ずいつか治る病気です。

　治療に用いられている薬は、この病気の原因にはまったく関知せず、脳内のセロトニンやノルアドレナリンがかかわる神経伝達をスムーズにする作用をもっているだけです。このことで、少しでも正常な生活ができる時間を確保しながら、治るときを待つのです。

　現在、治療薬は、大まかに次の五つに分類されています。それぞれの利点と欠点とを加味しながら、一人一人の状態に合わせて薬が選択されます。感情障害が自然治癒力で回復するのを待ちながら、認知行動療法などもできるだけ取り入れていく治療が行われます。

### ● 三環系薬

　抗うつ薬が共通していることは、セロトニンやノルアドレナリンなど、神経伝達物質のシナプス間隙（神経と神経をつなぐすき間）におけるそれらの物質の量を増やすことで、神経伝達をスムーズにするという作用をもっていることです。

　そのためにこの薬は、シナプス間隙でのそれらの物質が元の神経（節前繊維）のほうに再取り込みされないようにする作用機序をもっています。このようにして、シナプス間隙でのセロトニンなどの量を増やすことで、効果を発揮するという考え方を、「モノアミン説」と呼んでいます。

　しかし、この理論では説明のつかない現象があります。それは、薬の投与を始めてから、比較的すぐにセロトニンの量は増えるのに、症状の改善が見られるまでには2週間以上の期間を要するということです。

　この疑問に対して用意された説明は、「受容体説」というものでした。この考え

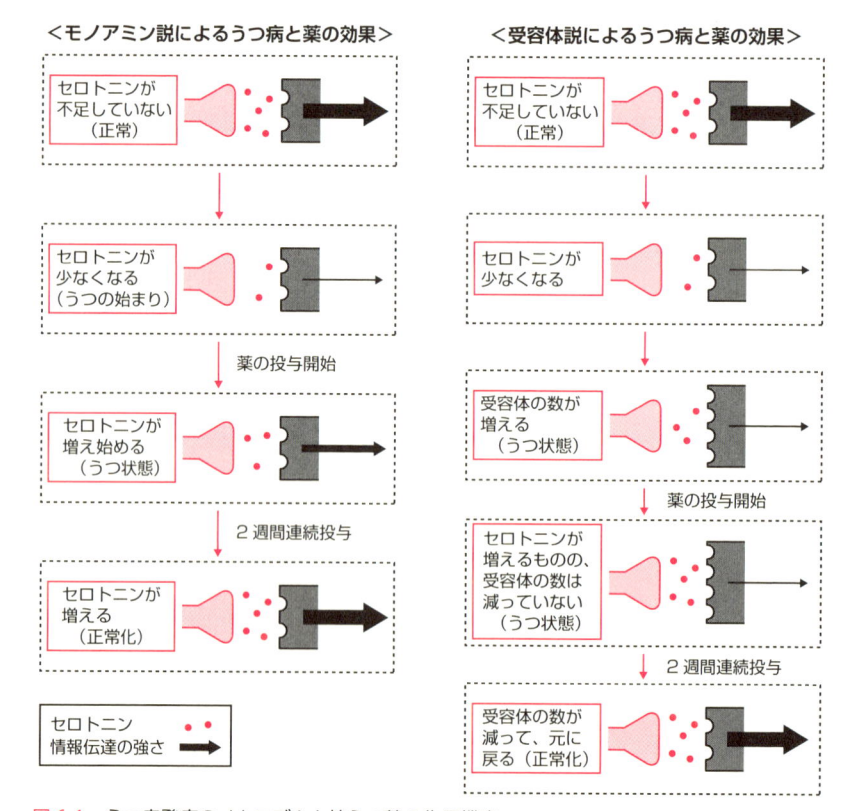

図 6-1　うつ病発症のメカニズムと抗うつ薬の作用機序

方の基本は、セロトニンなどを受け取る受容体の数がうつ病では変動するという考え方です（図 6-1）。

何らかの原因でセロトニンの量が減ると、少ないセロトニンをより多く受けとるために、それを受け取る側の神経にある受容体の数を増やそうとします。そのことで感受性の変化が生じて、うつ病を作り出すという考え方です。しかし薬を使ってセロトニンを増やしても、すぐには受容体の数は元には戻らず、正常だったときと同じような数に戻るまでに 2 週間ほどかかり、それから感受性が正常化して、うつ病は改善してくるという説です。このような考え方は、次に説明する薬にも当てはまるのです。

受容体の数が増えるとか、少なくなるという説明の仕方は、薬理学の世界ではよく用いる手法です。受容体の数が増えることを「アップレギュレーション」、減ることを「ダウンレギュレーション」と表現しています。

「三環系抗うつ薬」はセロトニンだけではなく、いろいろな神経伝達物質に影響を与えるのでそれらが関連する副作用が多く見られます。それ故に、投与を中止せざるを得ないケースが多いのです。特に「抗コリン作用」による、口渇、便秘、排尿困難などが目立ちます。

代表的な薬は「イミプラミン」（トフラニール®）です。

### ● 四環系薬

三環系の抗コリン作用による副作用の問題を改善するために作られたのが、四環系です。抗コリン作用による副作用は少なくなりましたが、眠気という副作用が強く見られるようになりました。

代表的な薬は「ミアンセリン」（テトラミド®）です。

### ● SSRI

三環系も四環系も、副作用があるために長期に使えないケースが少なくありません。それは、いろいろな神経伝達物質の量を変化させてしまうことで生じると考えられているので、セロトニンだけに作用する薬を作れば、副作用の問題が小さくなって中止せざるを得ないというケースが減るのではないかと考えて生み出されたものが、「SSRI」[*1]に分類される薬です。

代表的な薬は「パロキセチン」（パキシル®）です。現在は、これが第一選択薬として広く使われています。

*1 Selective Serotonin Reuptake Inhibitors の略で、選択的セロトニン再取り込み阻害薬のこと。

## ● SNRI

　SSRI は、三環系や四環系のもつ副作用の問題点を、かなりクリアにすることができましたが、効果の点ではセロトニンだけを増やすのでは、弱すぎるという評価が出てきました。そこで、効果を上げるためにセロトニンのほかに、うつ病に関連するノルアドレナリンも増やすことのできる薬を開発し、生まれたのが「SNRI」[*2]です。

　代表的な薬は「デュロキセチン」（サインバルタ®）です。しかし、副作用の点では「SSRI」よりも少し問題があります。

[*2] Serotonin and Norepinephrine Reuptake Inhibitors の略で、セロトニン・ノルアドレナリン再取り込み阻害物質のこと。

## ● NaSSA

　今までの薬のように、再取り込みを阻害して、セロトニンやノルアドレナリンを増やすのではなく、それらを受け取る「受容体」を刺激することで、神経伝達をスムーズにしていこうとする薬が生まれました。それが「NaSSA」[*3]です。

　代表的な薬は「ミルタザピン」（リフレックス®、レメロン®）です。ただ、薬の効果が安定するのに時間がかかる（年単位？）ことと、四環系の構造をしているので、眠気の副作用があるのが欠点です。

[*3] Noradrenergic and Specific Serotonergic Antidepressant の略で、ノルアドレナリン作動性・特異的セロトニン作動性抗うつ薬のこと。

## 2 ─ 認知症治療薬

〈長寿国ゆえに覚悟しなければいけない病気。薬を使いながら周囲がどう取り組むか〉

| ● コリンエステラーゼ阻害薬 | 〈いないよりは、いたほうが良いといった程度の親戚のおじさん〉 | → P.125 |
| ● NMDA 受容体拮抗薬 | 〈いてくれれば、それなりに安心できる親戚のおじさん〉 | → P.126 |

　長生きすることは、良いことです。しかし、現実は年をとるにつれて身体的機能は低下していき、QOL の低下とともに、周囲の人々の世話になりながらの生活になっていくものです。人の体は実に複雑な調節機能を持っており、年とともにその機能に狂いが生じてくるのは仕方のないことなのでしょう。私は、人間は死ぬまで精神的な面で人間として成長していくと考えていますが、認知症という病気を目の前にすると、人間が行う治療という行為に限界を感じてしまうのです。

　年を重ねると体の機能を正常に保つ機能の低下が生じたり、いろいろな細胞や組織の機能に異常が生じてきます。その代表的な病気がガンや認知症なのです。

　この二つの病気は、長寿国である日本が背負わなければいけない宿命的な病気なのです。残念ながら、現在用いられている認知症治療薬は、根本的に病気を

治すという点から考えると無力に近いものと言わざるを得ない状況下にあります。この病気は、一緒に暮らしている家族への影響も大きいだけに、家族がこの病気にどう取り組んでいくかが大切なポイントです。そのようななかで、薬をできるだけ上手に使っていきたいものです。

現在臨床で用いられているのは、次の二つのタイプがあります。

## ● コリンエステラーゼ阻害薬

認知症は、大脳皮質の萎縮が生じて、いろいろな症状が現れてくる病気です。そして表6-1のように進行していきます。最終的には神経変性が進み、情報が大脳皮質に記憶として保存されなくなっていきます。

表6-1 アルツハイマー型認知症の進行

|  | 特徴的な症状 | 具体例 | 症状が続く期間 |
|---|---|---|---|
| 第一期初期 健忘期 | 物忘れ、知的能力の低下 | ・新しい土地への旅行が難しくなる<br>・探し物がだんだんと増える | 2〜6年 |
| 第二期中期 混乱期 | 失語、失行、失認、徘徊、排尿・排便の失敗 | ・洋服の着方はわかるが着られない<br>・見えているのに、見えていると認識できない | 2〜3年 |
| 第三期後期 臥床期 | 高度な知的障害、運動障害、人格崩壊 | ・会話が通じない<br>・食事に介護が必要<br>・小刻みな歩行<br>・全面的に介護が必要 | ？※ |

※データ的には、全経過で平均8年。長い人でも十数年で死亡する

認知症の一つのタイプであるアルツハイマー病を作る神経変性は、次の三つの点でいろいろなことが明らかにされてきています。

**(1)** アミロイドが沈着している神経細胞
**(2)** コリン作動性神経系
**(3)** グルタミン酸神経系（NMDA受容体）

まずはじめに作られた治療薬は **(2)** に対するもので、この神経の働きをよくするために、脳内のアセチルコリンの濃度を高めることのできる薬を作ることから始めました。この薬は、アセチルコリンを分解してしまう「アセチルコリンエステラーゼ」という酵素の働きを阻害することで、アセチルコリンの量を増やして作用を発揮します。

基本的に、アセチルコリンは、ムスカリン受容体を介してコリン作動性神経系の機能を高めるのですが、この薬は、もう一つの方法でも神経系の機能を同時に高めるメカニズムをもっています。

　それは図 6-2 に示したように、この薬は、「ニコチン性アセチルコリン受容体」というものに結合することができるのです。そのことで、アセチルコリンが結合することで生じる反応を増強させることができます。この作用を、APL 作用と呼んでいます。この薬は現在複数あり、軽症、もしくは中等度の患者に用いられます。

　代表的な薬は「ドネペジル」（アリセプト®）です。

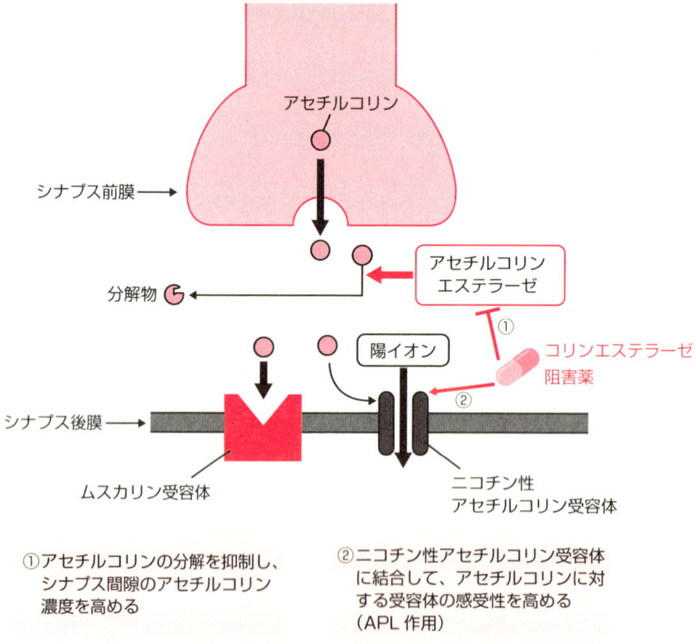

図 6-2　コリンエステラーゼ阻害薬の作用機序

## ● NMDA 受容体拮抗薬

　NMDA 受容体拮抗薬は、新しいタイプの治療薬です。この薬は、脳の海馬と呼ばれているところに作用します。ここにはグルタミン酸に対する受容体をもつ神経が存在して、その一つの受容体が「NMDA」[*4] と呼ばれています。

　人間が何かを記憶しようとするときのシグナルは、図 6-3 に示すように、複雑な伝達システムとなっています。

　静止時（特に記憶しようとしていないとき）には、Mg イオンがフタのような役

[*4] N-Methyl-D-Aspartate の略。中枢神経系興奮シナプスに存在するグルタミン酸受容体の一つ。

## 正常な人

### ＜静止時＞

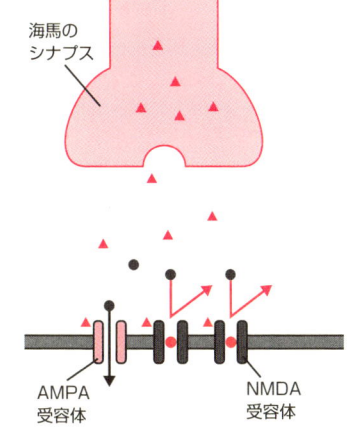

海馬のシナプス

AMPA受容体　NMDA受容体

NMDA 受容体は、Mg²⁺イオンによってブロックされている

### ＜シグナル伝達時（記憶するとき）＞

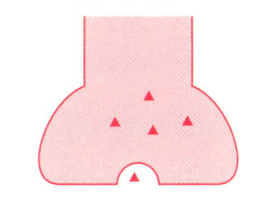

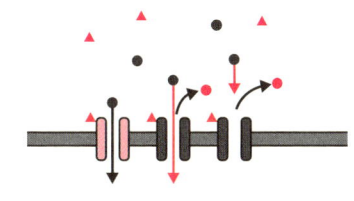

グルタミン酸が増加して Mg²⁺イオンが外れると、Ca²⁺イオンが通過し、NMDA 受容体が活性化され、記憶するための電気シグナルが生じる

## アルツハイマーの人

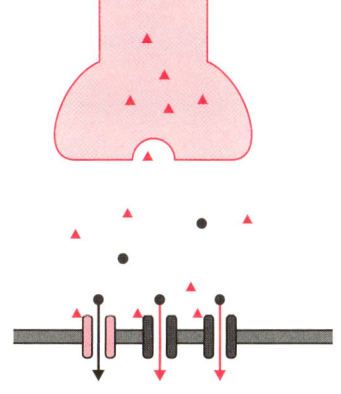

静止時でもたくさんの Ca²⁺イオンが過剰に入り込み、神経細胞がダメージを受けている。また、そのことで持続的な電気シグナルが静止時に作られてしまう

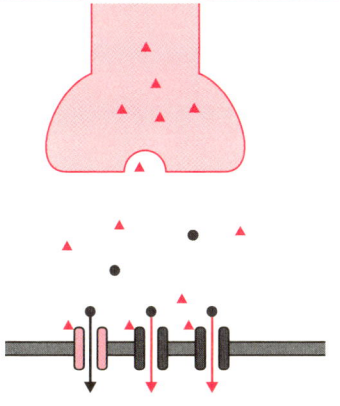

記憶しようとしても持続的な電気シグナルが増えているので、記憶するためのシグナルを感じ取ることができない

● Mg²⁺イオン
▲ グルタミン酸
● Ca²⁺イオン

図 6-3　記憶しようとするときのシグナルの伝達システム

6 精神神経系の治療薬

割をして「NMDA受容体」をブロックしています。人間が何かを記憶しようとすると、グルタミン酸が増えて、Mgイオンはフタの役割をやめて速やかに受容体から離れ、カルシウムイオンが入りやすくなります。すると、その刺激で記憶・学習ということができるのです。

　ところがアルツハイマーの人は、静止時でも、Mgイオンによるフタがされていない状態にあるのです。このことは、次のような現象を作り上げます。
ここでのポイントは、アルツハイマーの人は、記憶しようとしていない静止時に「NMDA受容体」が刺激を受けている状態なので、何かを記憶しようと思って電気シグナルが新たに生じても、あまりそのことによる刺激を感じない状態になっているという点です。

　そこでこの薬は、Mgイオンの代わりに静止時のフタの役割を果たします。グルタミン酸が増えて何かを記憶しようとするとフタの役割をやめるため、その受容体にカルシウムイオンが流れ込んで、刺激を強く感じられるようになり、記憶・学習機能障害を改善することができます。この薬の効果は、コリンエステラーゼ阻害薬よりもやや期待できるコリンエステラーゼ阻害薬で効果不十分なケースに併用されることが多く、特に中等度以上の患者に用いられます。

　現在、この系統の薬は「メマンチン」（メマリー®）だけです。

## 3　統合失調症治療薬

〈暑ければ団扇を、寒ければカイロを与えるような薬の使われ方しかしていない〉

- ●定型薬　　　〈古いヤツだが、陽性症状にはまだまだ使える定年後のおじさん〉　　　　　→ P.129
- ●SDA薬　　　〈陽性症状にも陰性症状にも対応できる、新世代のエース〉　　　　　　　　→ P.130
- ●MARTA薬　　〈主作用も副作用も、もう少しどうにかしたいときに、ぜひ試してみたいお助けマン〉　→ P.130
- ●DSS薬　　　〈器用で、悪いこともあまりしたがらないおだやかな青年〉　　　　　　　　→ P.130
- ●DSA薬　　　〈今までの薬にはないものをもち、どのように活躍するかは未知数の新入社員〉　→ P.130

　人にとっての喜怒哀楽は、生きている証拠です。また、それがあるからこそ人生であり、そのなかから何か大切なことに気付いたり、人との交わりを感じたり、人生の意味を考えたりして生きていくのです。そして、その喜怒哀楽はいつも混在した形で私たちの心の中に住み着いています。

　統合失調症とは、人間がもっているいろいろな感情を、うまくまとめることができない状態が長く続いている病気と考えるとわかりやすいと思います。ゆっくりと症状が現れ、ゆっくりと進行していくので、その人の周囲の人も、病気とし

て捉えにくいケースが多いです。そして、異変に気が付いて病院に連れて行ったときには、すでにかなり進行しているということも、珍しくありません。そのために治療をしても、なかなか満足の得られる結果が見られないことにつながるのです。

　特に思春期の場合は、その人の微妙な変化を、思春期ゆえに生じているよくある成長過程の変化と捉えてしまうことが多く、実は統合失調症であるがゆえに、そのような微妙な変化が生じていると捉えにくいものです。家族や友人が、それらの違いを正しく判断するのはとても難しいことです。

　病気が緩やかに始まる人が多いのですが、なかには急激に始まるタイプの人もいます。早く発症に気付いて専門の治療を始めれば、20～30％は治るという結果が示されています。しかし、慢性化してしまうと、治すのはなかなか難しいようです。

　この病気に用いられている薬は、主に四つに分類されています。その使い方は、正直に言うと、騒いでいればそれを鎮める作用をもつ薬を用いて、落ち込んでいれば元気になる薬を用いるといったことの繰り返しと組み合わせです。ですから、結果的には複数の薬で病気を治療しているケースばかりなのです。まるで、団扇と使い捨てカイロを使って、その都度、暑さ・寒さ対策をしているようなイメージが浮かびます。

　なお、この薬の作用を理解するためには、**表 6-2** に示したことを理解しておく必要があります。薬物療法では、陽性症状は比較的改善されやすいのですが、陰性症状の改善は難しく、このことが患者の社会復帰を難しいものにしているのです。

表 6-2　統合失調症治療薬のポイントとなる作用

| 受容体 | 受容体への作用 | 効果 |
| --- | --- | --- |
| ドパミン $D_2$ 受容体 | 阻害 | 陽性症状[※1] 改善 |
| セロトニン $5HT_{2A}$ 受容体 | 阻害 | 陰性症状[※2] 改善 |
| ヒスタミン $H_1$ 受容体 | 阻害 | 鎮痛・睡眠作用 |

※1：陽性症状とは、本来あるはずのないものが現れること（幻聴、妄想など）
※2：陰性症状とは、本来あるべき機能が低下・消失すること（自閉傾向）

● 定型薬

　定型薬は、最も古いタイプの薬です。第一世代とも言われ、抗ヒスタミン作用による鎮静作用を示します。そのため陽性症状に用いられますが、その効果を確認するには 3～4 カ月もの間、服用を続ける必要があります。

　また、ドパミン $D_2$ 受容体を遮断する作用ももっているので、陽性症状はさら

に強く改善させることができ、陽性症状専門の薬と言えるでしょう。

代表的な薬は「ハロペリドール」（セレネース®）です。

### ● SDA薬

SDA薬[*5]は、セロトニンとドパミンの働きを抑える作用をもつ薬です。第一世代と比べると、効果の点でかなり期待できる力がありますが、それはあくまでも比較したうえでの話です。この薬を用いれば、早くこの病気が治るという意味ではありません。

主に、ドパミンの働きを抑えることで陽性症状を改善し、セロトニンの働きを抑えることで陰性症状を改善させることができます。

投与量は、少量から始めて徐々に増やしながら、その人に合った投与量を決めていく必要があります。現在は、このSDA薬が治療薬の中心的存在となっています。

代表的な薬は「リスペリドン」（リスパダール®）です。

### ● MARTA薬

MARTA薬[*6]は、ドパミン、セロトニンのほか、アドレナリン、ヒスタミン、ムスカリンといった、いろいろな受容体に作用するタイプの薬です。

この薬の特徴は、SDA薬でよく見られる錐体外路障害の副作用（ふるえ、こわばり等）が少ないことです。逆に、抗コリン作用による副作用が目に付くようになります。うつ病の治療にも用いられますが、体重増加傾向があるので、糖尿病の人には避けるべき薬です。

代表的な薬は「オランザピン」（シプレキサ®）です。

### ● DSS薬

DSS薬[*7]は、ドパミン受容体に作用する薬です。今までの薬と違う点は、ドパミン機能が亢進しているときは抑制し、逆に、その機能が低下しているときはドパミン機能を促進させるという、器用な役割を果たすことができるという点です。さらに、体重増加や糖代謝への影響は、SDA薬やMARTA薬より少ないのも特徴です。

代表的な薬は「アリピプラゾール」（エビリファイ®）です。

### ● DSA薬

ドパミン受容体とセロトニン受容体の両方に作用する薬は、今までにもありました。しかし、その作用の割合は、セロトニンに対する作用のほうがドパミンに

[*5] Serotonin-Dopamine Antagonistの略で、セロトニン・ドパミン遮断薬のこと。セロトニン受容体に対する作用がドパミン受容体への作用よりも強い。

[*6] Multi-Acting Receptor Targeted Antipsychoticsの略で、多元受容体作用抗精神病薬のこと。

[*7] Dopamine System Stabilizerの略で、ドパミン部分作動薬ドパミンシステムスタビライザーのこと。

対する作用より強いものばかりでした。DSA*8は、どちらかというと、ドパミンへのかかわりを強くもつ薬なのです。

*8 Dopamine-Serotonin Antagonistの略で、ドパミン・セロトニン遮断薬のこと。

　陰性症状があまり改善されなかったのは、セロトニン受容体遮断作用とドパミン受容体遮断作用のバランスが、良くなかったことが関連していると考える人もいます。その点この薬は、両者の作用のバランスがいいので、陰性症状が良くなるのではとの期待がされています。

　代表的な薬は「ブロナンセリン」（ロナセン®）です。

## 4 片頭痛（偏頭痛）治療薬

〈命に関わる頭痛との判別が大切。上手に薬を使えば、快適生活〉

| | | |
|---|---|---|
| ● エルゴタミン製剤 | 〈古い友達。でも軽い発作のときしか頼りにならない〉 | → P.133 |
| ● トリプタン系薬 | 〈頼りになる新しい友達。君さえいれば、発作が起きても安心〉 | → P.133 |
| ● 非ステロイド性抗炎症薬（NSAIDs） | 〈いつでも何でも、痛いときに手軽に使える便利な幼な友達〉 | → P.134 |
| ● カルシウム（Ca）拮抗薬 | 〈予防する力は信頼でき、いつでもそばにいて欲しいやさしい先輩〉 | → P.134 |
| ● 抗うつ薬 | 〈抗うつ作用とは違う一面をもち、少し変わったタイプのクラスメイト〉 | → P.134 |
| ● β遮断薬 | 〈ビシッと血管を拡張させないようにする、メリハリのある部活の部長〉 | → P.134 |
| ● 抗てんかん薬 | 〈興奮している人たちに、落ち着きましょうとなだめる学級委員〉 | → P.135 |

「新しく配属された新入社員は、本当に私にとって頭痛の種だよ」なんていう会話が居酒屋で聞こえてきます。確かに、ジェネレーションギャップや社会人としての未熟さなどから、なかなか、こちらが思うように仕事をうまくこなせない新入社員がいるのは困ったことなのでしょうが、彼らを一人前に育てるのも仕事のうちと考えてやるしかありませんよね。要するに、どう頭痛の種に対処するのかが、問題解決のカギとなるのです。それがうまくいけば、頭痛からは解放される日が早く来るかもしれません。

　前にも述べましたが「痛み」というものは、私たちにとって大切なことなのです。体の中は見えないので、そこに何か異常が起きても、それを知ることは難しいものです。それを教えてくれるのが、「痛み」なのです。

　そう考えると、頭痛は、頭の中で何かアクシデントが起きていることを告げる信号であるわけです。頭には脳という体の本部機能が存在していますから、この本部が、もし緊急事態になれば、命に関わることになりかねません。脳血管障害（脳卒中）、脳腫瘍などがそれに当たります。

　しかし、命に関わることはあまり考えなくてもよい頭痛もあります。

　たとえば、機能性頭痛といわれている片頭痛、緊張性頭痛、群発性頭痛や目・鼻

の病気（緑内障、副鼻腔炎）や女性にみられる低血圧でも頭痛が生じます。ですから何が原因かをはっきりさせるため、しっかりと診断してもらう必要があるのです。

しかし片頭痛（偏頭痛）は、検査をしてもはっきりと何が悪いという場所を見つけることができないタイプの頭痛です。

特徴的な症状は、**表 6-3** のようなものです。

表 6-3　片頭痛の症状

| 時期 | 主な症状 |
| --- | --- |
| 頭痛が生じる前 | 疲れ、あくび、首回りのこわばり、便秘、気分の変化が大きい |
| 頭痛が生じる直前 | 視覚障害（ジグザグに見える、一部分がぼやける、チラチラ光が見えるなど）、体がチクチクする、めまい |
| 頭痛が生じているとき | 片側だけズキズキする（両側が痛くなることもある）、動くとそれが強くなる、吐き気、めまい、光に敏感になる、鼻づまり、発汗 |

※上記の症状が、必ず生じるとは限らない

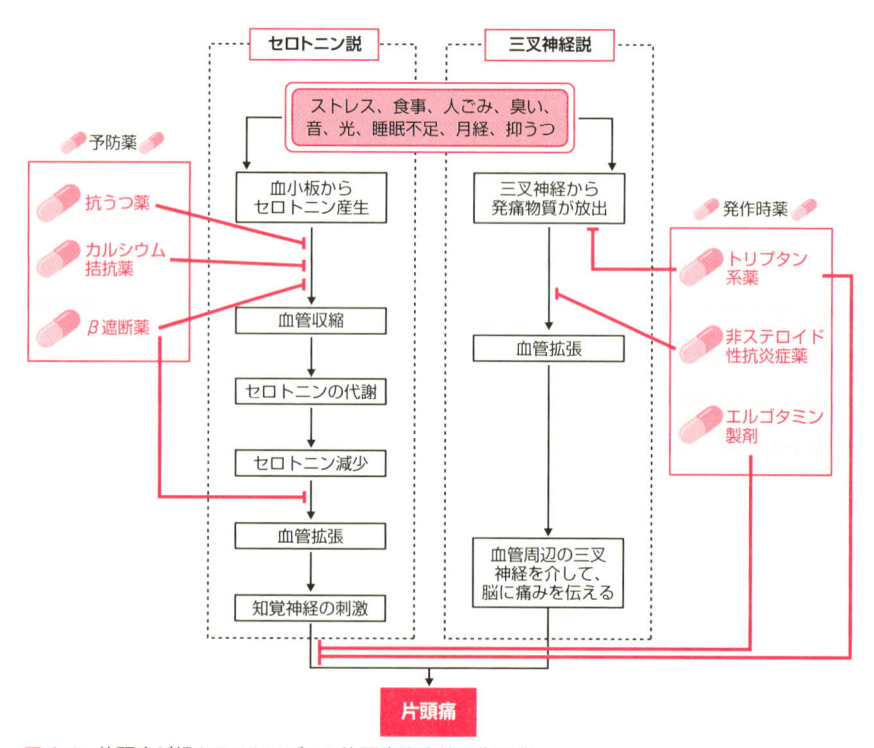

図 6-4　片頭痛が起きるメカニズムと片頭痛治療薬の作用点

現在、なぜ片頭痛が起きているのかは、図 6-4 に示したように、「セロトニン説」と「三叉神経説」を組み合わせて説明されています。

片頭痛の治療は、この二つの説に基づいて考えられたものです。片頭痛が起きたときに対応する薬と、片頭痛が生じないように予防するための薬との、二つに分けることができます。

### ● エルゴタミン製剤

エルゴタミン製剤は、古くから片頭痛の治療に用いられている薬です。別名、「麦角アルカロイド」とも呼ばれています。

片頭痛が生じているときの頭の血管は、拡張しています。血管を収縮させることで発作を止めようという考えから、血管収縮作用をもつ「エルゴタミン」が選ばれました。

この薬は、発作の初期や前触れ症状が起きたときに用いると効果的です。前触れ症状というのは、片頭痛発作が生じる前に現れる特徴的な症状のことで、目の前に稲妻が光ったとか、のこぎりのような形をしたものがキラッと光ったとか、頭の中で電気がショートしたときのように光るというものです。

ところがこの薬を使いすぎると、逆に、頭痛が起きたり足がけいれんしたりするので、1日にトータルしてどのくらい服用してもよいのかを医師と相談して決めておくことが大切です。

代表的な薬は「ジヒドロエルゴタミン」（ジヒデルゴット®）です。

### ● トリプタン系薬

セロトニンは、基本的には脳の血管を収縮させる作用をもっています。この薬は、セロトニンに似た形をしているので、セロトニン受容体（$5HT_{1D}$）に結合する性質をもっています。そのため結合するとセロトニンのもつ作用が発揮され拡張している血管を収縮させることができ、発作時にはとても有効です。

さらにこの薬は、「CGRP」[*9] という神経伝達物質の放出を抑えます。片頭痛が生じると、三叉神経から CGRP が放出されます。この物質は、血管を拡張させる作用があるので、この放出を薬で抑えれば、症状は改善するということです。

このように、二つの方法で拡張した血管に作用する、頼りになる新しい薬なのです。今や、片頭痛治療の主役になっています。

代表的な薬は「スマトリプタン」（イミグラン®）です。水なしで服用できるタイプもあるので、すぐに服用できて便利です。

[*9] Calcitonin Gene-Related Peptide の略で、カルシトニン遺伝子関連ペプチドのこと。

### ● 非ステロイド性抗炎症薬（NSAIDs）

非ステロイド性抗炎症薬（NSAIDs）は、血管を収縮させるのではなく、単に痛みを軽減する役割で用いられています。発痛物質による痛みを強く感じさせる作用をもつ「プロスタグランジン」の生成を抑えることで、鎮痛効果を発揮します。

以上が、発作時に用いる薬です。次に、発作予防に用いられる薬を紹介します。

### ● カルシウム（Ca）拮抗薬

カルシウム拮抗薬は、片頭痛の分野でも活躍しています。カルシウム拮抗薬というと血管拡張作用というイメージがあるので、片頭痛に、血管を拡張させるカルシウム拮抗薬はよくないのでは、と考える人もいるでしょう。

セロトニン説を思い出してください（図 6-4）。この説では、何らかの原因で血小板からセロトニンが放出されると、実は血管が収縮します。この段階では、血管は拡張しているわけではないので片頭痛は生じません。ところが、セロトニンはすぐに処理され（代謝され）てしまい、その反動で血管は急激に拡張し、それが片頭痛として現れるのです。

ですから、セロトニンが放出されることで生じる血管収縮を起こさせないようにすれば、その後に生じる反動的な血管拡張は防げると考えて、血管を収縮させないためにカルシウム拮抗薬を使うのです。

ただし、ここで用いられるカルシウム拮抗薬は、血圧を下げる作用があまりない片頭痛専門のカルシウム拮抗薬です。

代表的な薬は「ロメリジン」（テラナス®、ミグシス®）です。

### ● 抗うつ薬

この薬は、脳内のセロトニンに直接作用して、セロトニンのもっている作用を弱めることができるという一面を持ち合わせていることがわかりました。抗うつ作用とは別となる、この作用を期待して用いられています。

代表的な薬は「アミトリプチリン」（トリプタノール®）です。

### ● β遮断薬

頭蓋外動脈血管にはβ受容体が存在していて、β遮断薬はこの受容体をブロックすることで、血管収縮作用が起こり、血管が拡張するのを防ぐという薬です。これとは別に、セロトニンの作用を弱める作用も期待されています。

代表的な薬は「アテノロール」（テノーミン®）、「プロプラノロール」（インデラ

ル®）です。

● **抗てんかん薬**

　抗てんかん薬として用いられている「バルプロ酸ナトリウム」（デパケン®）は、神経の興奮を伝える神経に対抗する「GABA神経」の機能を向上させる作用があります。これは、主に「GABA」[*10]という物質を分解する「トランスアミラーゼ」を阻害することでGABA量を増やし、GABA神経の機能が発揮されるようになります。
　セロトニンによって生じた神経細胞の興奮を抑えることで、片頭痛の予防効果を期待して用いられています。

*10　γ（Gamma）-Amino Butyric Acidの略で、脳内の抑制性神経伝達物質として働く。リラックスをもたらし、抗ストレス作用があるとされる。アミノ酸の一つ。血液脳関門を通過しない。

## 5 てんかん治療薬

〈いろいろな新人が加わり、病気との戦いも有利になってきた〉

| | | |
|---|---|---|
| ▶ バルプロ酸ナトリウム | 〈抗てんかん薬の第一人者で、誰からも好かれる人気者〉 | → P.137 |
| ▶ カルバマゼピン | 〈部分発作の人には、バルプロ酸ナトリウムより大切な友達〉 | → P.138 |
| ▶ フェニトイン | 〈大量に使うと、急に強気になる性格の持ち主〉 | → P.138 |
| ▶ エトスクシミド | 〈けいれんの刺激を感じにくくさせるよう、なぐさめてくれる友達〉 | → P.138 |
| ▶ フェノバルビタール | 〈少しクセがあるので、敬遠されがちな昔の主役〉 | → P.139 |
| ▶ クロナゼパム | 〈併用しやすい薬で、誰とでも付き合える〉 | → P.139 |
| ▶ ガバペンチン | 〈多彩なメカニズムでバランスよく発作をコントロールしてくれる勉強ができるクラスメイト〉 | → P.139 |
| ▶ トピラマート | 〈ガバペンチンに似た良いクラスメイトだが、成績はガバペンチンより少し良い〉 | → P.140 |
| ▶ ラモトリギン | 〈他の薬の作用まで長くする、少しおせっかいな性格だが使えるヤツ〉 | → P.140 |
| ▶ レベチラセタム | 〈チームの戦略も幅が広がり、勝ち数が増える可能性をもつ大型新人〉 | → P.140 |

　私たちの体は何が支配しているのだろうかと、考えたことはあるでしょうか。そう言われると、自分に決まっていると答える人が多いでしょうね。ここでいう"自分"という意味は、自分の意思ということなのでしょう。でも、体をよく観察すると、自分ではコントロールできない部分があることに気付きます。それは、脳や心臓、腎臓、肝臓……。自分の意志ではどうにも動かすことができず、それもそれらは生命にとって、とても大切な臓器ばかりですよね。そう考えると、私たちは「生かされている」という感覚になってしまうのでは……。

　てんかんは、脳の神経細胞から過剰に発せられる電気的刺激によって、けいれん発作、感覚異常、意識障害等が慢性的に生じる病気です。
　てんかんのタイプはいろいろありますが、異常な電気刺激が脳全体から発射

されているのか、それとも一部分から発射されているのか、という観点から、**表6-4**のように分類されています。それに対応して、薬の選択のルール作りがされています。

表6-4 てんかん発作の分類

| | 分類 | 症状 |
|---|---|---|
| 部分発作 | | 脳の一部から異常な活動が見られる |
| | 単純部分発作 | 意識障害なし |
| | 複雑部分発作 | 意識障害を伴う |
| | 部分から二次的に全般化するもの | |
| 全般発作 | | 脳全体に同じときに異常な活動が見られる |
| | 欠伸発作、非定型欠伸 | 意識障害が主体。急に始まるが数十秒で戻る |
| | ミオクロニー発作 | 短時間の運動障害が主体 |
| | 間代発作 | 膝などを曲げるようにして、手足を一定のリズムで曲げたり伸ばしたりする |
| | 強直発作 | 意識を失い、手足を伸ばした状態で全身を固くする（強直） |
| | 強直間代発作 | 突然意識を失う。けいれん、強直が生じる |
| | 脱力発作（失立） | 全身の筋肉の緊張が低下する運動障害が主体 |

また、**表6-4**の分類とは別に、「突発性」、「症候性」といった分類もあります。前者は原因が特定できないタイプで、後者は脳の病変など原因がはっきりしており、このことより二次的に生じているタイプを表しています。

てんかんに用いられる薬の基本的な考え方は、**図6-5**に示したように、過剰な電気的刺激を伝えていく「グルタミン酸神経」の機能を抑える薬か、それらの興奮的刺激を伝える神経の興奮を抑える「GABA神経系」を亢進させる作用がある薬が用いられています。

それぞれの薬は、以下のように分けることができます。

**(1)** グルタミン酸神経系とGABA神経系、両方に作用する薬
**(2)** グルタミン酸神経系に作用する薬
**(3)** GABA神経系に作用する薬

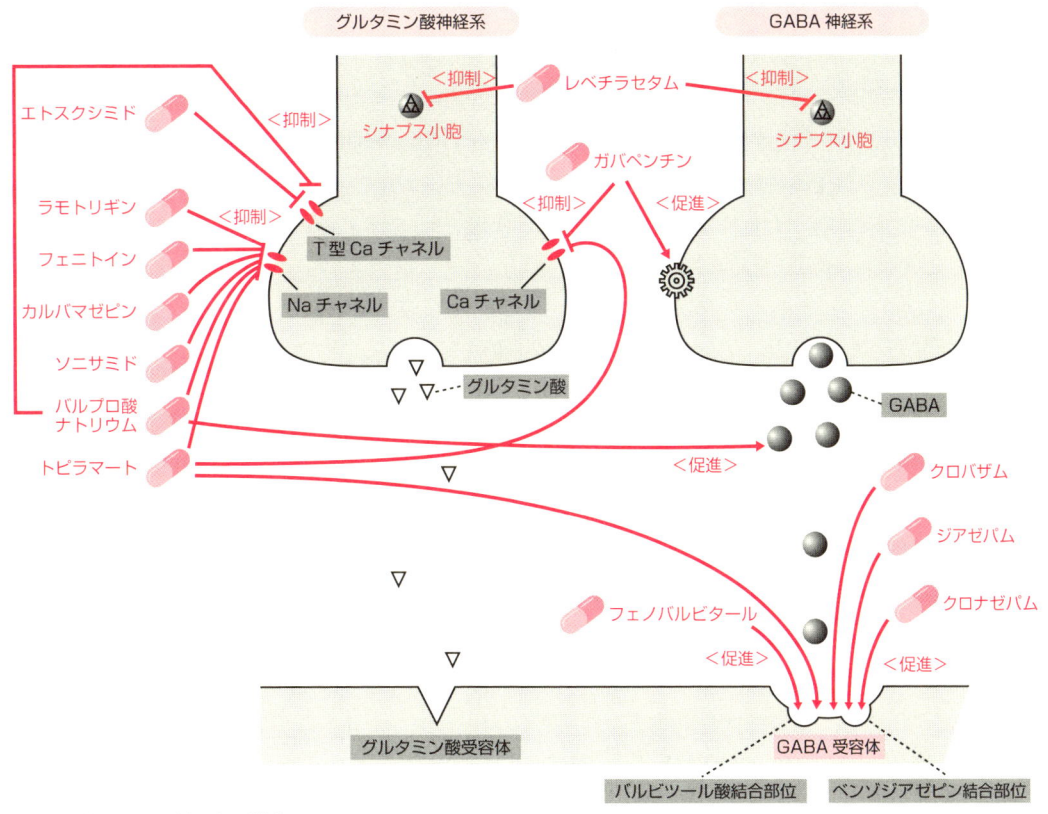

図 6-5　抗てんかん薬の作用機序

## ● バルプロ酸ナトリウム

　現在てんかんの治療に、最もよく処方されているのが、この薬です。グルタミン酸神経系の 2 カ所の違うチャネルである、「Na チャネル」と「T 型 Ca チャネル」を遮断して、グルタミン酸神経を介してくる刺激を抑えます。

　それと同時に、GABA を増やす酵素を増強し、かつ GABA を分解する酵素を抑制して、最終的には GABA 量を増やして、GABA 神経のもつ興奮抑制作用を増強させるといった、多彩な才能を持ち合わせている抗てんかん薬の第一人者なのです。

　したがって、どんなタイプのてんかんにも用いることができるすばらしい薬なのです。代表的な薬にはデパケン®があります。

● **カルバマゼピン**

　この薬は、もともとは三叉神経痛に悩まされている人のために作られたものです。

　神経を介して痛みを伝えていく仕組みも、てんかんのように過剰な電気的刺激を伝えていく仕組みも、心臓を動かす心臓の刺激伝導系の仕組みも、伝達する神経においてさまざまなイオンの出入りによりその機能を調節しています。そのため、イオンの出入りに関与する作用をもっている病気にこのようなタイプの薬が適用できるのです。

　カルバマゼピンは、痛みの伝達を抑える作用、つまりNaチャネルを遮断する作用を、グルタミン酸神経系にも作用させることで、伝達される刺激を弱めて、てんかんを抑えようと考えられて用いられるようになったのです。

　そしてこの薬は現在では、てんかん薬として位置付けされるようになりました。特に部分発作では、抗てんかん薬の第一人者の「バルプロ酸ナトリウム」をおさえ、第一選択薬として広く用いられています。

● **フェニトイン**

　この薬は、古くから使われている薬の一つです。部分発作や強直間代性発作によく用いられている薬です。

　強直間代性発作とは、最初に大声を上げた後、強直性のけいれんが全身に見られ、筋肉が収縮したり弛緩したりを繰り返して、チアノーゼ[*11]も出現するというタイプのてんかんです。

＊11　皮膚や粘膜が青紫色を帯びること。

　この薬は、グルタミン酸神経系のNaチャネルを遮断することで、けいれんの拡がりを抑えます。

　ただし、この薬は投与量を上げていくと、ある時点から急激に作用が強くなる性質があるので注意が必要です。これは、肝臓で「フェニトイン」を代謝する酵素が急に不足して、代謝されなくなることで生じ、急に大量に服用したことと同じようになる特殊な現象なのです。

● **エトスクシミド**

　エトスクシミドは**表6-4**でも説明した欠伸発作のタイプに用いられる薬です。欠伸発作は、昔は小発作と呼ばれていたものです。本人が覚えていない発作で、一点を見つめるような症状から始まって、強直間代性発作になっていきます。

　この発作の場合は、グルタミン酸神経系の「T型Caチャネル」から入ってくるカルシウムイオンの流入を阻止することで興奮を抑えます。

さらに、このタイプの薬は、けいれんに対する閾値を上昇させて刺激を感じにくくさせることができるとも言われています。

## ● フェノバルビタール

かつては、てんかんの治療薬の主役であったこの薬も、長期に用いると強い眠気や学習障害等の副作用で問題が大きいということと、ほかの良い薬が次々と登場してきたことで、完全に主役の座を失ってしまいました。

この薬は、GABA 受容体の中のバルビツール酸結合部位に結合して GABA 神経系の機能を高めることで、抗てんかん効果を発揮します。発作が生じたときに、病院では、発作を抑えるために筋肉注射でよく用いられています。

## ● クロナゼパム

クロナゼパムは、GABA 受容体のベンゾジアゼピン受容体に結合して、GABA 神経系の機能を高めて抗てんかん作用を示します。ところが、二次選択薬としてしか用いられません。さらに、強直間代性発作が誘発されるケースもあるので、注意しなければいけません。

## ● ガバペンチン

ガバペンチンは、海外ではてんかんの第一選択薬として広く用いられていますが、日本では部分発作の第二選択薬として、他剤、特に「カルバマゼピン」と併用して用いられます。

この薬は、いろいろな作用メカニズムをもっています。グルタミン酸神経系を抑え、GABA 神経系を亢進させることができます。さらに、グルタミン酸神経系に対しては、他の薬では持ち合わせていない T 型 Ca チャネルと、別の Ca チャネルを遮断することで作用を発揮するので、より効果的な薬となっています。

そして GABA 神経系に対しては GABA を作り出すことに深く関わっている「GABA トランスポーター」を活性化して GABA 量を増やすことで、GABA 神経系の機能を亢進させるという新しい一面ももっています。

そのうえ、肝臓で代謝を受けず、腎から排泄されるタイプなので、他剤との相互作用の心配が少ないので併用しやすい薬です。

### ● トピラマート

　この薬も、海外ではよく用いられている薬の一つです。日本ではガバペンチンと同様に、部分発作に対する第二選択薬として併用の形で用いられています。

　ただ、この薬はガバペンチン以上に、多彩なメカニズムをもっているので、今までコントロールがうまくいかなかったケースに効果を発揮することが期待されているのです。

　グルタミン酸神経系のNaチャネルとL型Caチャネルを遮断する作用や、GABA受容体の機能を増強する作用のほか、「AMPA[*12]受容体」や「カイニン酸型グルタミン受容体」[*13]の機能を抑制する作用をもち、今までの薬よりも、より強力にグルタミン酸神経系を抑制します。

### ● ラモトリギン

　ラモトリギンは、うつ病の治療にも用いられる薬ですが、いろいろなタイプのてんかんに用いることができる新しいタイプの薬として認識され、日本では、部分発作と強直間代性発作の第二選択薬として用いられています。

　この薬は半減期が長いのが特徴で、バルプロ酸ナトリウムと併用するときは、バルプロ酸ナトリウムの投与量を調節する必要性が生じてきます。さらにこの薬は、グルタミン酸の遊離を抑制するので、グルタミン酸神経系の作用を小さくすることができます。

### ● レベチラセタム

　レベチラセタムは、現在、海外では抗てんかん薬として売り上げNO.1の薬です。作用メカニズムが、今までの薬とは違っています。脳の神経伝達系のシナプス小胞内にある「シナプス小胞タンパク質2A」[*14]という物質と結合する作用をもっているのです。

　シナプス小胞には、神経伝達物質が高濃度にためられていて、反応すると神経伝達物質を放出します。シナプス小胞は、いろいろな機能をもつタンパク質から成り立っていて、この薬は、その中の「シナプス小胞タンパク質2A」というタンパク質と結合することでその働きを抑え、神経伝達物質の放出を抑えることができます。

＊12　Amino-3-Hydroxy-5-Methylisoxazole-4-Propionic Acid Receptorの略で、中枢神経系の興奮シナプスに存在する、グルタミン酸受容体の一つ。

＊13　海馬などに局在するグルタミン酸受容体の一つ。

＊14　SV2Aとも略される。脳の神経伝達物質放出の調節に関わる物質のこと。

## 6 不眠・不安症治療薬

〈原因を解消していく努力があってこそ、薬の効果も上がる〉

| | | |
|---|---|---|
| ▶ ベンゾジアゼピン系薬 | 〈オールマイティな抗不安薬だが、頼り過ぎに注意が必要な親〉 | → P.141 |
| ▶ 5HT$_{1A}$ 受容体作用薬 | 〈時間はかかるが、依存性になりにくいのが売りの姪〉 | → P.142 |
| ▶ メラトニン受容体刺激薬 | 〈自然の眠りを導く緩やかな作用あり。安心感をもてるいとこ〉 | → P.143 |

　人生80歳時代といわれる日本ですが、よく考えてみるとその3分の1の時間は寝ているのですよね。しかし、なぜか若い人はよく寝ています。快適な睡眠ができたときは、1日気分よく生活できるのも事実です。しかし、初めてゴルフのラウンドをする前夜は、なかなか寝られなかったのもよく覚えています。興奮していると、簡単には寝られない体に我々はなっているのです。

　眠れないのは、何か原因があって生じる症状です。しかし、それらの原因が何かは、よくわからないこともあります。

　そのような状態を放置しておくと、通常の生活を送ることがだんだん難しくなってきます。ですから、薬を用いて眠れるようにすることは意義のあることですが、薬を飲みながらその原因を少しずつでも解消する努力をしていかないと、薬がなくては眠れないという体になってしまうことになるのです。ですから、少しでも薬を減らす方向で努力することが大切となります。

● ベンゾジアゼピン系薬

　不眠・不安症で用いられる薬の中心は「ベンゾジアゼピン系」と呼ばれる薬です。それらは、すべてGABA神経系のベンゾジアゼピン受容体に作用して、その機能を高めて興奮を鎮める作用を期待されています（図6-6）。

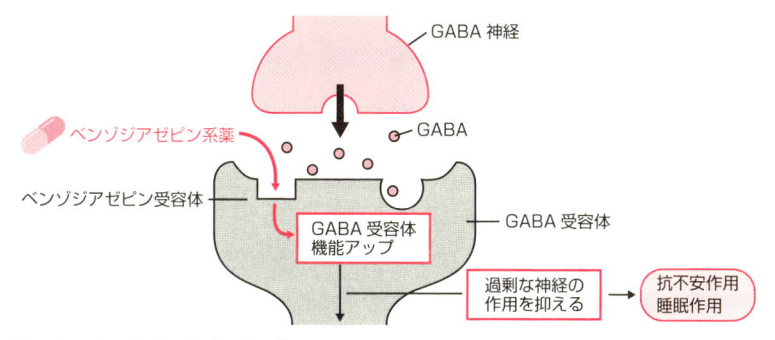

図6-6　ベンゾジアゼピン系の作用

この系統の薬には、

(1) 抗不安作用
(2) 催眠作用
(3) 筋弛緩作用

があり、それぞれ強さに違いがあります。

**(1)** の作用の強いものは「抗不安薬」として、**(2)** の強いものは「眠剤」として用いられます。同様の作用を示すものに、チエノジアゼピン系の薬があり、作用の仕方はベンゾジアゼピン系と同じです。

眠剤として用いられるときは、その人の不眠のタイプにより用いられる薬が違います（図 6-7）。これは、薬の作用の長さによって分類されているのです。

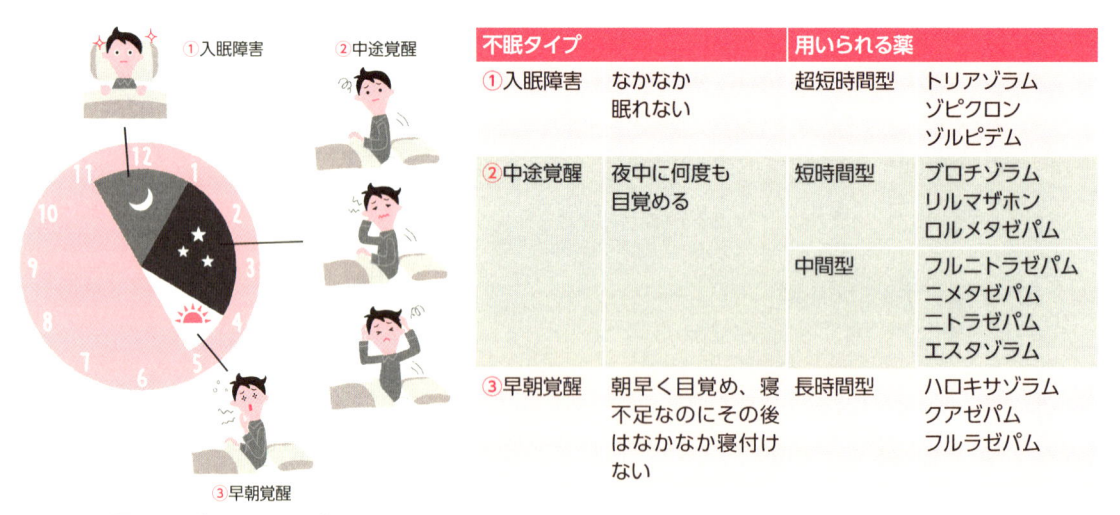

| 不眠タイプ | | 用いられる薬 | |
|---|---|---|---|
| ①入眠障害 | なかなか眠れない | 超短時間型 | トリアゾラム<br>ゾピクロン<br>ゾルピデム |
| ②中途覚醒 | 夜中に何度も目覚める | 短時間型 | ブロチゾラム<br>リルマザホン<br>ロルメタゼパム |
| | | 中間型 | フルニトラゼパム<br>ニメタゼパム<br>ニトラゼパム<br>エスタゾラム |
| ③早朝覚醒 | 朝早く目覚め、寝不足なのにその後はなかなか寝付けない | 長時間型 | ハロキサゾラム<br>クアゼパム<br>フルラゼパム |

図 6-7　不眠のタイプと用いられる薬

## ● 5HT$_{1A}$ 受容体作用薬

5HT$_{1A}$ 受容体作用薬は、ベンゾジアゼピン受容体を介さずに、抗不安作用を発揮する薬です。

これはセロトニン受容体を介して、セロトニンの働きを抑えます。「5HT$_{1A}$」という受容体を選択的に刺激すると、セロトニンの働きを抑えられるのです。

「ベンゾジアゼピン」と違って、薬物依存が生じにくいと言われています。

代表的な薬は「タンドスピロン」（セディール®）です。

## ● メラトニン受容体刺激薬

　人には、暗くなると眠くなるというパターンの眠りがあります。脳の松果体から分泌される「メラトニン」という物質がそれを調節しています。

　ですから、強制的にメラトニンの作用を引き出せば、眠れるようになるという考えから誕生したのがこの薬です。

　この薬は、メラトニンを受ける「メラトニン受容体」を刺激することで、メラトニンと同じような作用を作り出します。

　人間のもっている自然の眠りを引き出す作用ですので、薬物依存になることはあまり考えられません。ただ単純に睡眠作用だけを比較すると、ベンゾジアゼピン系より作用は弱いです（図 6-8）。

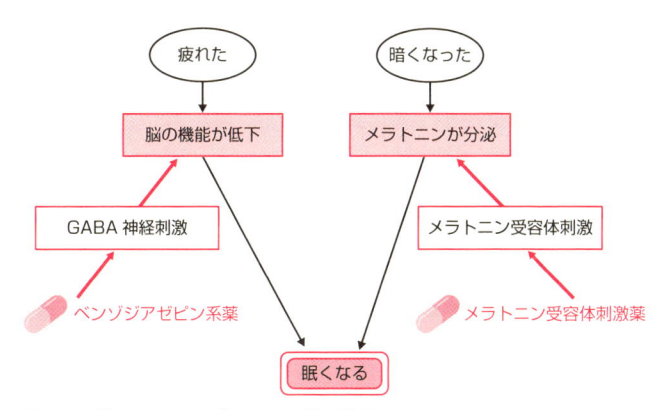

図 6-8　眠りの二つのパターンと薬の作用

## 7 パーキンソン病治療薬

〈薬を上手に用いて介護する人の負担を少しでも軽くさせよう〉

| | | |
|---|---|---|
| ● レボドパ製剤 | 〈長く友達でいたい、キチッとした真面目な正統派〉 | → P.145 |
| ● ドパミン分泌促進薬 | 〈物静かで控え目な紳士〉 | → P.145 |
| ● ドパミン受容体刺激薬 | 〈気分のムラがなく、1日安定した力を発揮するガンバリ屋〉 | → P.147 |
| ● 抗コリン薬 | 〈ドパミンの作用を目立たせてくれる、友達思いの幼なじみ〉 | → P.147 |
| ● ノルアドレナリン前駆物質 | 〈すくみ足なら出番ですよ、すくみ足のスペシャリスト〉 | → P.147 |
| ● $MAO_B$ 阻害薬 | 〈脳の中でドパミンを守るガードマン〉 | → P.148 |
| ● COMT 阻害薬 | 〈脳の外でドパミンを守るガードマン〉 | → P.148 |
| ● ドパミン賦活化薬 | 〈ドパミンをたくさん産み出す母親〉 | → P.148 |
| ● アデノシン $A_{2A}$ 受容体拮抗薬 | 〈GABA の働きを抑える妙な新顔〉 | → P.149 |

　幼稚園に入った頃でしょうか。急にいろいろな身の回りのことを自分でやらなければいけないと親から言われるようになり、それまでは身の回りのことはすべて親にしてもらっていたので、なかなか服のボタンをはめたりするのができなかったり、靴の紐が結べなかった思い出があります。親としても、そろそろ親に甘えてばかりでいてはいけない時期と判断したのでしょう。身の回りのことが自分でできなくては一人前といえないということを教わったのです。

脳のネットワークにはドパミン、セロトニン、アセチルコリン、GABA 等の神経伝達物質が深く関わっているんだ。

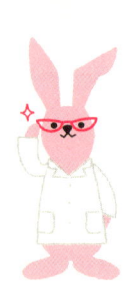

　自分の体を動かそうとするとき、筋肉が活躍します。その筋肉は脳に支配されていて、脳からの指令によって動かされているのです。ところが、脳の黒質という部分（**図 6-9**）に異常が生じると、そこの正常な神経細胞が少なくなり（変性）、そこで作られているドパミンが減少してしまいます。すると、黒質から線条体への情報伝達経路に支障が生じて、運動の制御機能が異常となり、スムーズに筋肉を動かすことができなくなります。これが、パーキンソン病です。代表的な症状は、**表 6-5** に示します。

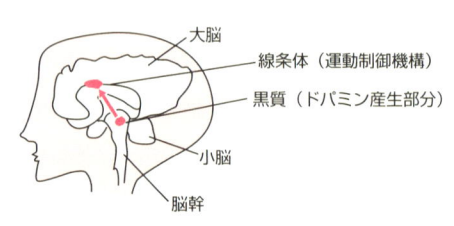

図 6-9　脳のネットワーク（黒質から線条体へ）

表6-5　パーキンソン病の症状

| 四大症状 | 筋固縮（筋のこわばり） |
| --- | --- |
| | 振戦（安静時のふるえ） |
| | 無動（動作の緩慢） |
| | 姿勢障害（姿勢のアンバランス） |
| その他の症状 | 便秘 |
| | 排尿障害 |
| | 立ちくらみ |
| | 発汗 |
| | うつ症状 |
| | 発言障害 |

　そうなると、だんだん病気は進行して自分の身の回りのことができなくなり、周囲の人の介護が必要になってくるのです。
　薬は、図6-10のようなタイプのものがあります。しかし、いずれもドパミンが低下した状況を少しでも改善して、体をスムーズに動かせる時間を少しでも確保できるかどうかといった効果しか期待できず、変性した神経を治したりすることで病気そのものを治すといった力はありません。

## ● レボドパ製剤

　レボドパは、脳の中に入ってドパミンに変わり、シナプス小胞体と呼ばれる部分に徐々に放出され、たくわえられて作用を発揮します。なぜレボドパを投与するかというと、ドパミンそのものでは血液脳関門を通過できないので、脳の中に入り込むことができないのです。そこで、血液脳関門を通過できるものがレボドパなのです。この病気の治療の基本薬と言えます。

## ● ドパミン分泌促進薬

　これは、ドパミンを分泌させることでドパミンの量を増やす薬です。神経伝達物質は、放出されると一部が再び分泌したところに吸収されることがあるので、同時にこれを抑制する作用もあります。この薬の効果はあまり強くないので、軽症のケースに用いられます。

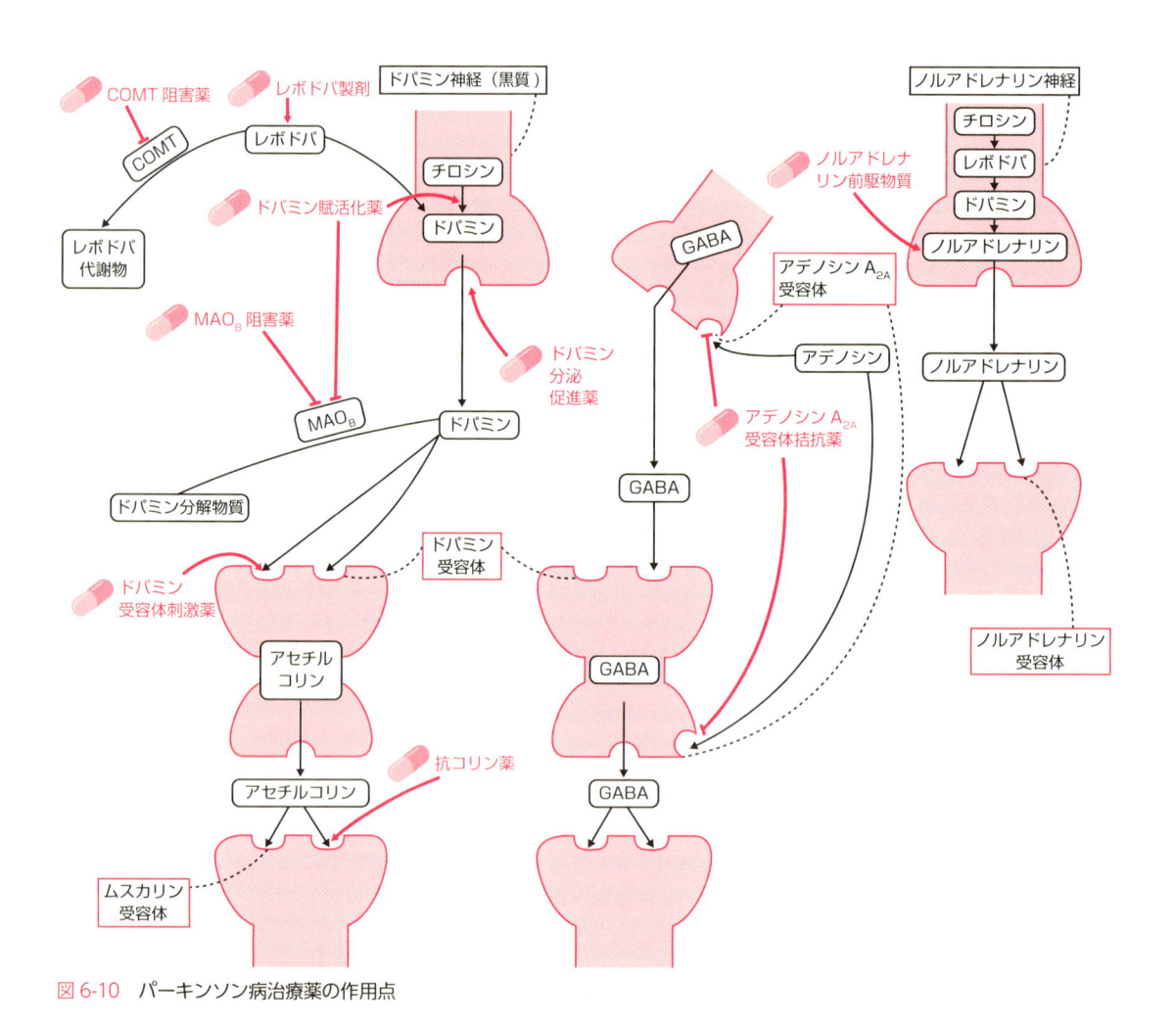

図6-10 パーキンソン病治療薬の作用点

## ● ドパミン受容体刺激薬

　この薬はドパミンではないのですが、ドパミン受容体と結合する性質があり、ドパミンが作用したときと似たような効果を発揮します。作用の力はレボドパ製剤よりは弱いのですが、作用時間が長く、1日中安定した効果が得られるところが特徴です。

　この薬については、薬の構造の違いで**表 6-6**のように二つに分類されていますが、今は非麦角系のほうがよく用いられています。オン・オフ現象といって、レボドパの効果が急に低下する現象が生じたときに対応する注射薬もあります。

表 6-6　麦角系と非麦角系の違い

| 分類 | 一般名 | メリット | デメリット |
| --- | --- | --- | --- |
| 麦角系 | カベルゴリン<br>メシル酸ブロモクリプチン | 運動症状に効果的 | 嘔吐等の副作用が多い |
| 非麦角系 | 塩酸プラミペキソール水和物<br>塩酸ロピニロール | 振戦[*15]に有効<br>抗うつ効果<br>消化器への副作用が少ない | ジスキネジア[*16]<br>幻覚が生じやすい<br>眠気が多い |

*15　不随意性に筋肉が収縮を繰り返す、比較的リズミカルな目的のない運動で、手などの一部にみられることもあり、全身的に表れることもある。

*16　異常な不随意運動で、舌、口周辺、顔などによくみられる症状で、同じような動きを繰り返す。

## ● 抗コリン薬

　ドパミンとアセチルコリンは、あるバランスを保って神経伝達機能を作り上げています。ドパミンの量が減ると相対的にアセチルコリンのほうが強くなり、そのことで振戦、筋固縮といった症状が目立つようになります。ですから、アセチルコリンの影響を抑えるために抗コリン作用を持つ薬を用います。そのことでドパミンの作用を相対的に目立つようにさせるのです。

## ● ノルアドレナリン前駆物質

　パーキンソン病が重症化してくると目立つ症状の一つに、すくみ足があります。これは、ノルアドレナリンが不足することが関連していると考えられています。そこで、ノルアドレナリンの不足を補う目的でこの薬が用いられます。この薬は体内に入ってからノルアドレナリンに変化して、神経細胞を活発にしてスムーズに運動できるようにさせます。

### ● MAO$_B$ 阻害薬

　脳内のドパミンは、MAO$_B$（モノアミン酸化酵素）で代謝を受けて分解されてしまいます。この薬は MAO$_B$ の作用を抑えて、ドパミンが分解されないようにしてドパミンの量を保とうとするものです。オン・オフ現象のときにも用いられます。海外ではパーキンソン病治療薬としてよく用いられている薬です。

### ● COMT 阻害薬

　レボドパは、脳に入る前に分解されてしまうと、脳の中に入ることができず、薬の持つ効果は発揮されません。実はレボドパを代謝してしまう酵素が体の中に二つあって、その一つが COMT（カテコール - O - メチル基転移酵素）です。その COMT の働きを阻害するのがこの薬です。レボドパが用いられるときに一緒に用いると、脳内へレボドパを持続的に供給することができるようになります。オン・オフ現象にも用います。

### ● ドパミン賦活化薬

　体の中ではチロシンという物質は、ドパミンの原料になります。すなわち、「チロシン→レボドパ→ドパミン」と変化していきます。チロシンがレボドパに変化するときにチロシン水酸化酵素が関わっているので、この酵素の働きを強めることで結果的にドパミンの量が増えることになります。ゾニサミド（トレリーフ）がこの分類に属する薬ですが、これは、もともとてんかん治療薬として用いられていたものを少量で用いてパーキンソン病治療薬にしたものです。MAO$_B$ も阻害する作用も持ち合わせています。

## ● アデノシン $A_{2A}$ 受容体拮抗薬

　今までは、ドパミンとアセチルコリンとのバランスが崩れることで、パーキンソン病特有の症状が生じることがわかっていましたが、ドパミンは GABA とのバランスで運動機能をコントロールしている機構があることがわかりました。

　この GABA の分泌にはアデノシンという物質が関わっています。そこでアデノシンと結合するアデノシン $A_{2A}$ 受容体の働きを抑制すると、GABA の神経を抑制する働きが低下します。すると相対的にドパミンが少ないことにより生じている運動機能の低下を改善させることができるのです（**図 6-11**）。

　効果は強いとはいえませんが、新しい機序なので、オン・オフ現象のときに用いられることが多くなりそうです。

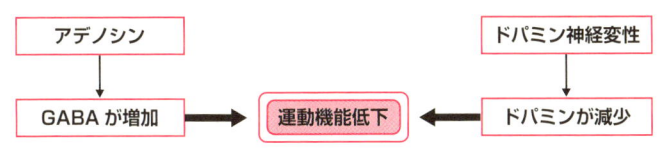

図 6-11　アデノシンとドパミンの関係

# 7 骨、泌尿器系の治療薬

## 1 骨粗鬆症治療薬

〈長生きすれば直面することになることが多い、宿命的な病気〉

| | | |
|---|---|---|
| ● カルシウム製剤 | 〈骨を丈夫にする基本的な存在だが、助けてくれる友達が必要〉 | → P.152 |
| ● 活性型ビタミン $D_3$ 製剤 | 〈地味な存在だが、骨にとっては重要なパートナー〉 | → P.152 |
| ● エストロゲン製剤 | 〈女性の骨粗鬆症に効果的だが、扱い方が難しい美女〉 | → P.152 |
| ● SERM | 〈エストロゲンよりは取り扱いやすい美女〉 | → P.153 |
| ● カルシトニン製剤 | 〈骨が弱くて痛みのある人のベストフレンド〉 | → P.153 |
| ● ビタミンK製剤 | 〈骨にカルシウムを取り込む、スペシャリスト〉 | → P.153 |
| ● ビスホスホネート製剤 | 〈この薬なくして、治療はありえない絶対的エース〉 | → P.154 |
| ● 骨代謝改善薬 | 〈他の薬と一緒に用いられる、縁の下の力持ち〉 | → P.154 |
| ● 副甲状腺ホルモン薬 | 〈未知数の力をもつ有望新人〉 | → P.154 |
| ● ヒト型抗RANKLモノクローナル抗体製剤 | 〈骨折のリスクを小さくする便利屋〉 | → P.156 |

　人生にとって大切なもの、それに気付かないまま生活していることもあります。そして、何かが原因でそれを失ったときに、はじめてその大切さに気付くという物語もありますね。血液検査をしても、Na、Cl、Kといった電解質についてはよく注目されているのに、なぜかCaについてはあまり注目されていないような気がします。それは、Caだけは足りなくならないように貯蔵庫があるため、あまり値が変動しないのです。実は、体のすべての機能を保つためにCaというのはとても重要な働きをしているのですが、それに気付いている人はどのくらいいるのでしょうか。

　骨は、カルシウムの貯蔵庫です。人は、体の生理機能に広く関わるカルシウムが体内で不足しないように、骨からカルシウムの出し入れをしています。この出し入れのバランスが崩れ、骨が弱くなってしまったのが、骨粗鬆症です。
　図7-1のように、骨は、「破骨細胞」によりカルシウムを外に放出し、「骨芽細胞」によってカルシウムを骨に取り入れるということを繰り返しています。

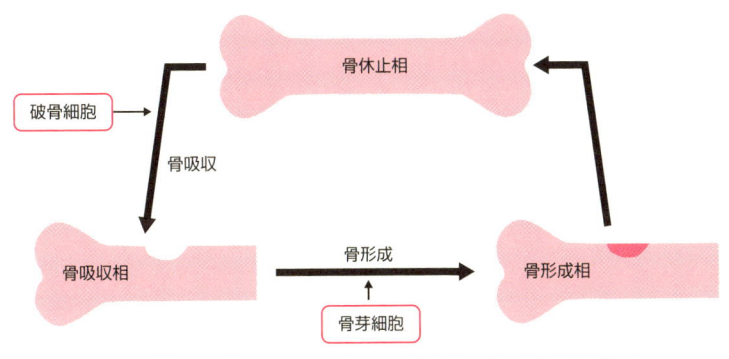

骨からカルシウムが失われる「骨吸収」が過度に進んだり、骨を修復する「骨形成」が十分に行われたりしないと、骨粗鬆症が生じるんだ。

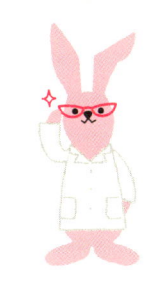

骨粗鬆症は、骨吸収（破骨細胞により骨を壊す）が行き過ぎたり、骨形成（骨芽細胞が骨を作る）が行われないと生じる。1年に骨の約30％が入れ替わる。

図7-1　骨組織の循環

　破骨細胞も骨芽細胞も勝手に動いているわけではなく、血中にあるカルシウム濃度を監視している「副甲状腺ホルモン」（PTH）などによって、指令を受けているのです。年をとると何となく骨が弱くなるというのはイメージできるのですが、なぜ、骨粗鬆症の患者に女性が多いのでしょうか。それは女性の体は、「女性ホルモン」に骨の管理をさせているからなのです。現在、臨床で用いられている薬を図7-2に示します。

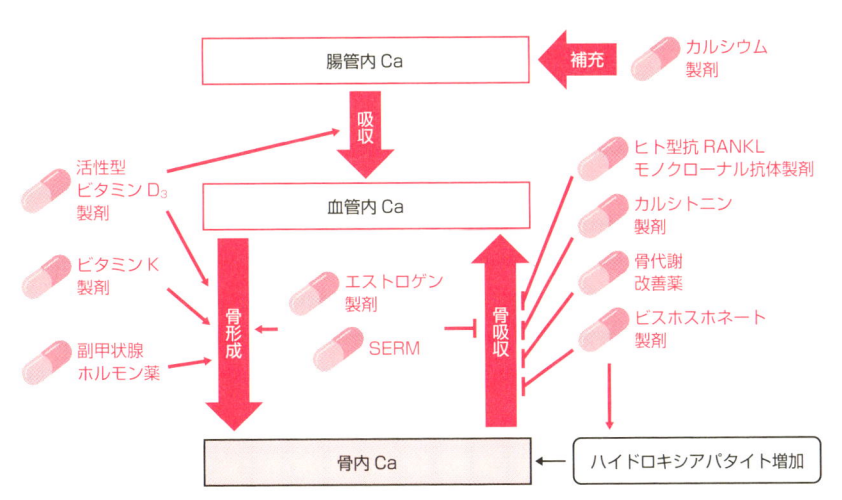

図7-2　骨粗鬆症治療薬の働き

7　骨、泌尿器系の治療薬

## ● カルシウム製剤

　この薬を投与し、血中のカルシウム濃度を上昇させると、破骨細胞を活発にさせる働きをもつ副甲状腺ホルモン（PTH）の分泌を抑制することができます。このことを、「骨吸収（再吸収）を抑制する」といいます。骨の中にあるカルシウムを外へ放出することを、骨吸収と呼んでいるのです。

　投与されたカルシウムは、腸管を介して血中に入っていくわけですから、カルシウムの吸収を促進する薬（活性型ビタミン $D_3$ 製剤）との併用が効果的となります。

## ● 活性型ビタミン $D_3$ 製剤

　骨のビタミンと言われる「ビタミンD」をもとに、骨粗鬆症治療薬として開発されたのが「活性型ビタミン $D_3$ 製剤」です。

　この薬は、投与量によって、骨を丈夫にするメカニズムが違うという特徴をもっています（表7-1）。しかし基本的には、腸管からの吸収を高めることで、血中カルシウム濃度を上昇させて破骨細胞の働きを弱める骨吸収抑制薬です。

　代表的な薬は「アルファカルシドール」（ワンアルファ®）です。

表7-1　活性型ビタミン $D_3$ 製剤の投与量と作用

| 1日投与量（μg） | 主な作用 |
| --- | --- |
| 0.25〜0.5 | 腸管からのCaの吸収を高める |
| 0.75〜1.25 | 腸管からのCaの吸収を高めると同時に、骨芽細胞を活性化して骨形成を促進させる |
| 1.5〜2.0 | 骨を活性化させて、骨代謝回転を亢進させる |

## ● エストロゲン製剤

　女性は、女性ホルモンに骨を管理する役割をもたせています。ですから、その女性ホルモンが低下してしまうと、骨が弱くなるのは仕方がないことなのです。閉経後骨粗鬆症は、このようなことで生じます。

　では、女性ホルモンと骨とは、どういう関連性をもっているのでしょうか。

　そこで注目される物質は、「インターロイキン」です。インターロイキンは、破骨細胞を活性化する働きをもっています。女性ホルモンは、インターロイキンが体内で作られるのを抑制する作用をもっています。女性ホルモンの一つであるエストロゲンを薬にしたエストロゲン製剤は、破骨細胞の活性を抑えるわけですから、骨吸収抑制作用をもつ薬と言えます。

また女性ホルモンは、骨形成を促進する作用も、同時に持ち合わせています。このように骨を丈夫にする作用は強いのですが、この薬の使用頻度があまり高くないという日本の現状があります。それは、子宮内膜ガンなどの発症の危険性が高くなるからです。

## ● SERM

SERM[*1]は、女性ホルモンではありません。しかし、女性ホルモンの骨へ影響する作用と同じ作用をもっています。ですから、女性ホルモンのもつ女性生殖器や乳腺などへの影響はないので、エストロゲン製剤で心配されているガン等のリスクはないと考えられています。

エストロゲンを受け取る受容体は、「エストロゲン α 受容体」と「エストロゲン β 受容体」の二つがあります。そして「α 受容体」は性腺に関連し、「β 受容体」は骨や動脈にあります。

この薬は「β 受容体」のみに作用するので、このような結果を生み出すことができます（**表 7-2**）。

代表的な薬は「ラロキシフェン」（エビスタ®）です。

[*1] Selective Estrogen Receptor Modulator の略で、選択的エストロゲン受容体モジュレーターのこと。

表 7-2　女性ホルモン薬と SERM の作用の違い

| 分類 | 骨 | 子宮ガン | 乳ガン |
|---|---|---|---|
| 女性ホルモン | ○ | × | × |
| SERM | ○ | ○ | ○ |

※○：良い効果　×：悪い効果

## ● カルシトニン製剤

甲状腺から「カルシトニン」というホルモンが分泌されています。カルシトニンは、血中カルシウム濃度が上昇すると分泌されるホルモンです。このホルモンは、破骨細胞の数を減らす作用をもっています。

この薬は、うなぎや鮭から取り出して製剤化しているもので、骨痛にも効果があるので、その目的で注射薬としてよく使用されています。

破骨細胞の働きを抑制するわけですから、骨吸収抑制薬ということになります。

代表的な薬は「エルカトニン」（エルシトニン®）です。

## ● ビタミン K 製剤

ビタミン K は、血液凝固に関係しているビタミンで、骨とも深い関わりをもっ

ています。骨の中には「オステオカルシン」が含まれていて、これは、骨形成に関連しています。

オステオカルシンは、カルシウムの骨の沈着に必要となる物質で、ビタミンKはオステオカルシンを活性化する作用をもっています。ですから、この薬は骨形成促進薬なのです。

現在使われている薬は、ビタミン$K_2$の「メナテトレノン」（グラケー®）です。

### ● ビスホスホネート製剤

現在、骨粗鬆症治療薬の主役中の主役という地位を、あっというまに築いたのが、この系統の薬です。

この薬は、破骨細胞が動き始めるとそれを感知し、破骨細胞が仕事をするのに必要な波状縁という部分を作らせないようにして、破骨細胞の役割を果たせないようにする骨吸収抑制薬です。また、少しですが骨芽細胞を活性化する作用もあるので、骨形成促進作用もあります（図7-3）。

消化管から吸収されにくい薬なので、吸収を良くするために起床時に服用するなどの服用条件があります（図7-4）。

代表的な薬は「アレンドロン酸ナトリウム」（フォサマック®）で、この系統の薬は1日1回投与から月1回投与のものまで、いろいろな製剤があります。

### ● 骨代謝改善薬

骨代謝改善薬には「イプリフラボン」（オステン®）があります。これは、牧草に含まれている成分です。

この薬は、カルシトニンの分泌を促進して、骨吸収を抑制する作用をもつ薬です。

### ● 副甲状腺ホルモン薬

副甲状腺ホルモン薬は、この分野の治療薬としては新しい薬で、骨芽細胞の数を増やしてその働きを活発にして、骨形成を促進させる作用をもつ注射薬です。1日1回の自己注射で、2年間投与することが可能です。

現在使われている薬は「テリパラチド」（フォルテオ®）です。

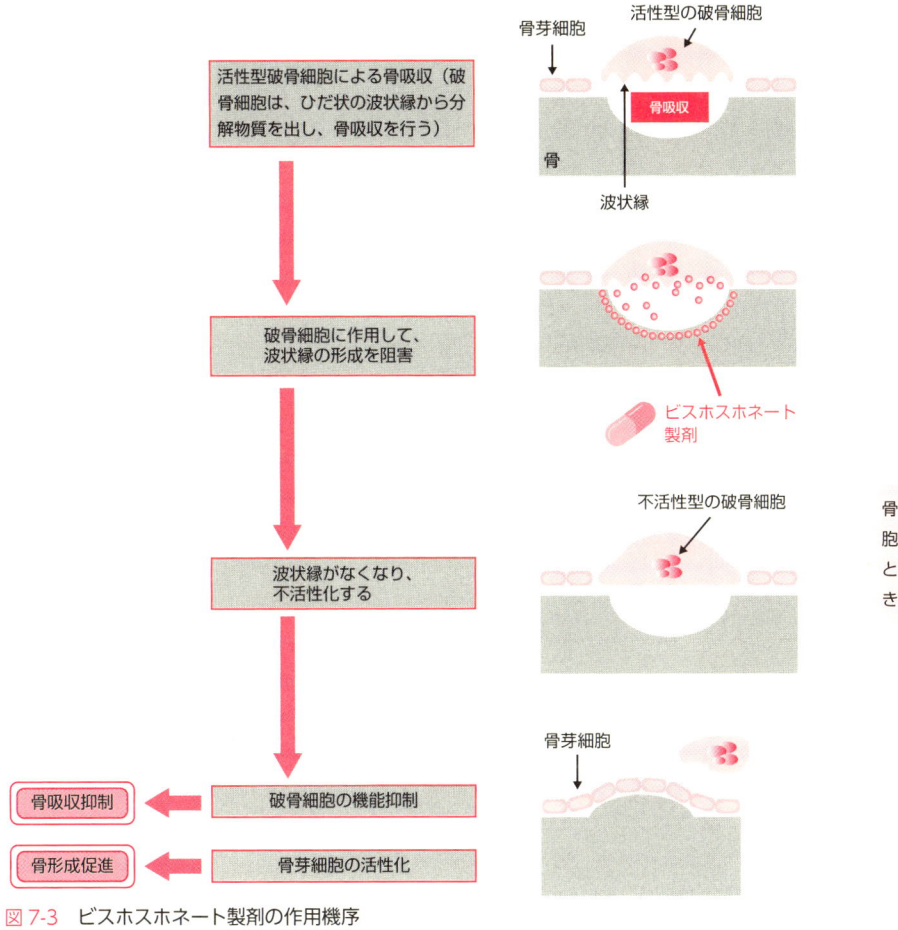

図 7-3　ビスホスホネート製剤の作用機序

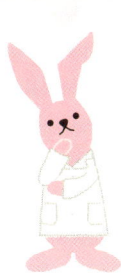

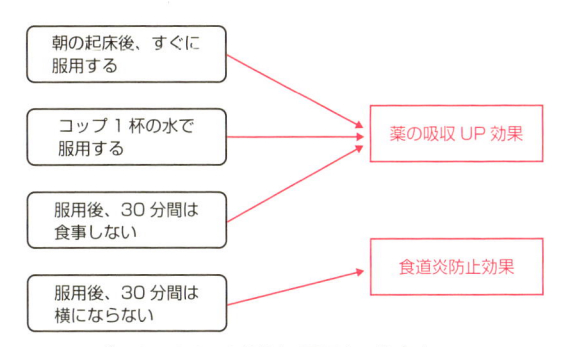

図 7-4　ビスホスホネート製剤の服用上の注意点

※2 「ヒト型抗RANKLモノクローナル抗体製剤」の「モノクローナル抗体」とは、ただ1種類の抗原決定基（目印）をもつ抗原を認識する抗体。大量に作ることができれば、その特定の目印だけを攻撃できる。単一クローン抗体ともいう。

● ヒト型抗RANKLモノクローナル抗体製剤※2

骨吸収を促進する破骨細胞の形成や機能に関係している、RANKLと呼ばれている受容体があります。骨粗鬆症の患者は、これの数が増えているため、破骨細胞の働きが活発になっているのです。ですから、RANKLを阻害すれば骨吸収は抑制されることになります。この薬は選択的にRANKLに作用するように作られていて、この薬の使用で骨量は増え、骨折のリスクは小さくなります。この薬の名前はデノスマブ（プラリア®）ですが、実は、以前からランマーク®という名前でガン細胞の骨転移の治療に用いられていました。使用方法がまったく違うので（**表7-3**）、別の名前を付けたものです。

この薬の最大の特徴は、6カ月に1回の投与でよいという点です。インスリンの注射のように、自分で皮下注射して用います。

表7-3　デノスマブの使用方法

| 商品名 | 適応症 | 使用方法 |
|---|---|---|
| プラリア | 骨粗鬆症 | 60mgを6カ月に1回皮下注 |
| ランマーク | ガン細胞の骨転移 | 120mgを4週間に1回皮下注 |

# 2　前立腺肥大症治療薬

〈男性のQOLの悪化は生きることへの意欲が薄れるため、積極的に治療を〉

| ● $\alpha_1$遮断薬 | 〈まずは尿道を広げてどうなるか、様子をみるのに都合のいいヤツ〉 | → P.157 |
| ● 抗男性ホルモン薬 | 〈肥大する要因を排除してくれる、頼もしいヤツ〉 | → P.157 |
| ● ムスカリン受容体遮断薬 | 〈神経質な膀胱を、穏やかな気持ちにさせてくれる優しいヤツ〉 | → P.158 |
| ● $\beta_3$遮断薬 | 〈尿をしっかりと受け止める膀胱にしてくれる、心の広いヤツ〉 | → P.159 |

男らしさとは何か。おそらく、女性が抱く男らしさと男性自身が抱く男らしさには、きっと違いが大きいのではないでしょうか。男性として、自分が男であると感じる背景には「勢い」というものがあるのではないでしょうか。ですから、おしっこがチョロチョロとしか出ないのは「情けない！」と思うのは、私が男だからでしょうか？

女性が加齢によって骨粗鬆症に悩まされるように、男性は年を重ねていくと「前立腺肥大症」という病気により不便を感じるようになります。これは、長生きしていくことの宿命の一つと考えられます。

この症状に悩まされるようになると、生活や仕事に対しての積極性が失われることになりかねません。そのため、薬物療法を積極的に活用して、活気ある人生

を続けてもらいたいものです。

この病気の治療に関連してくる薬は、主に四つに分類することができます。

## ● $α_1$遮断薬

薬の使い方は、その病気の重症度によって違ってくるのが普通です。

前立腺肥大症も、1期から3期に分けられています。1期・2期と診断されたら、薬物療法で治療をすることになります。

そこでまず使ってみる薬が「$α_1$遮断薬」です。$α_1$受容体は、後部尿道、前立腺、膀胱三角部平滑筋に存在していて、この薬を投与すると、この受容体の活性は抑制されて、尿道等を弛緩させて排尿障害を改善する効果が期待できるのです。

$α_1$遮断薬は、降圧薬として用いられているので、当然、この薬を使うと血圧が下がる心配がありますが、できるだけそのような性質をもっていない$α_1$遮断薬が選ばれて、この治療に用いられています。

$α_1$受容体は、「$α_1$A」、「$α_1$B」との二つに分かれています。血圧に関係のあるのは$α_1$Bなので、なるべく$α_1$Aだけに作用する$α_1$遮断薬がよいのです。そういう点で優れている「シロドシン」（ユリーフ®）が用いられています。

この系統の代表的な薬は「タムスロシン」（ハルナール®）です。

## ● 抗男性ホルモン薬

前立腺肥大症は、男性ホルモンの分泌が低下して起きる病気と言われています。では、なぜ「抗男性ホルモン作用」のある薬を、この病気の治療に用いるのでしょうか。

それを理解するには、前立腺が肥大していくメカニズムを理解する必要があります。男性ホルモンが少なくなると、前立腺は少なくなった男性ホルモンを一生懸命に取り込もうとして男性ホルモンを受け取る受容体の数を増やします。その結果、過剰の男性ホルモンが前立腺の中に取り込まれることになります。

すると取り込まれた男性ホルモンの「テストステロン」は、図7-5 に示したように、前立腺の細胞の中で「5$α$還元酵素」の作用を受けて「5$α$DHT」というものに変化します。「5$α$DHT」は、細胞内にある受容体と結合して「5$α$DHT-アンドロゲン受容体」との複合体を作ります。これが細胞の核内に入って、前立腺細胞を増殖させて肥大化していくのです。

```
抗男性ホルモン薬 ──┤ テストステロン
                      ↓          ← 5α還元酵素
                    5αDHT
                      ↓                   5α還元酵素阻害薬
          5αDHT アンドロゲン受容体複合体
                      ↓
                  タンパク新合成
                      ↓
                  前立腺細胞増殖
                      ↓
                    前立腺肥大
```

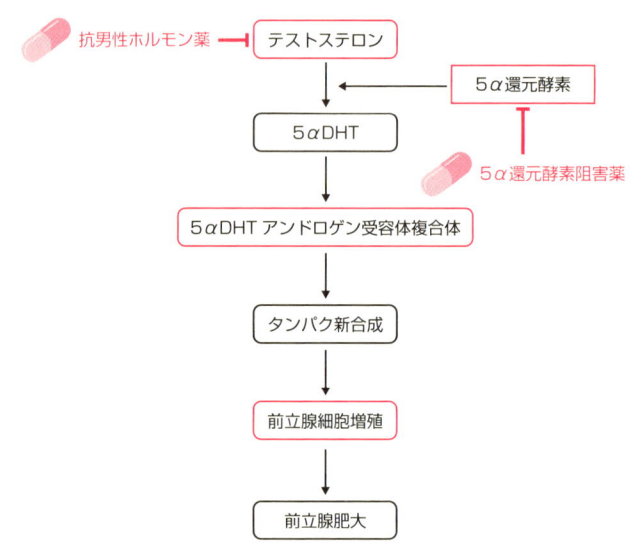

図 7-5　前立腺肥大のメカニズムと抗男性ホルモン薬の作用

　ですから、テストステロンの作用を弱めれば、肥大化は防げるということなのです。今まで、この系統の多くの薬は、前立腺へのテストステロンの取り込みを阻害することで、その目的を達成させようとする薬ばかりでした。

　しかし、最近は5α還元酵素の作用を抑制することで、5αDHTを減らす作用をもつ薬（5α還元酵素阻害薬）「デュタステリド」（アボルブ®）が登場しました。このほうが男性ホルモンのもつ作用を全部邪魔することにならないので、その分だけ、副作用は少なくなります。

## ● ムスカリン受容体遮断薬

　いわゆる「おしっこが近い！」という人に用いるのが、この系統の薬です。頻尿改善薬や過活動膀胱改善薬と言われています。

　なぜ、彼らはおしっこを何回もしたくなるのでしょうか？　この説明の一つに、尿が膀胱に入ったときの刺激を受けてすぐに膀胱が収縮してしまうからだという考え方があります。これは膀胱の平滑筋にあるムスカリン受容体が、アセチルコリンによって刺激を受けて収縮するメカニズムが亢進していると考えられています。

　この薬は、それに対してアセチルコリンの分泌を抑えたり、ムスカリン受容体そのものをブロックしたりして、そのような症状を改善させようという考えから誕生した薬です。さらにこの薬は、カルシウム拮抗作用もあり、その点でも膀胱平

滑筋を弛緩させる作用をプラスさせます。

代表的な薬は「プロピベリン」(バップフォー®)です。新しいタイプとしては「ソリフェナシン」(ベシケア®)もよく用いられています。

## ● $\beta_3$遮断薬

$\beta_3$遮断薬は、過活動膀胱の薬として新しく登場した薬です。膀胱には「$\beta_3$受容体」があり、これを刺激すると膀胱は弛緩されて、膀胱の容量が大きくなるというものです。膀胱の容量が大きくなれば、それだけ尿をためておけます。

代表的な薬は「ミラベグロン」(ベタニス®)です。ただし、生殖可能な年齢の人への投与は避けることとなっています(図7-6)。

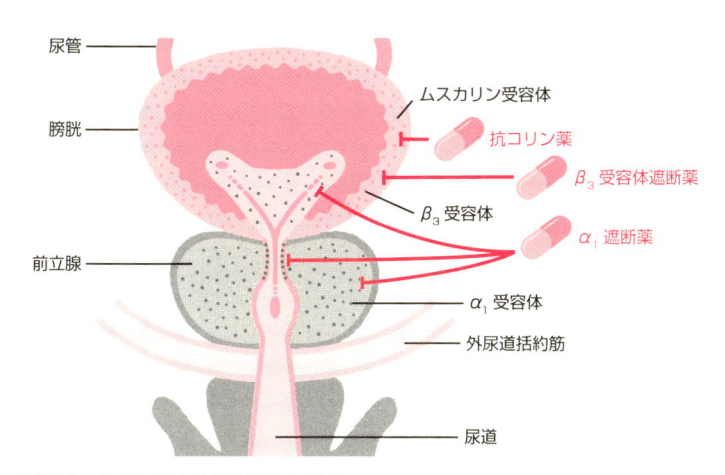

図7-6 前立腺肥大症治療薬の作用点

# 8 アレルギー、免疫系疾患の治療薬

## 1 関節リウマチ治療薬

〈免疫系の機能の異常から生じる病気は、薬で免疫反応を抑えて様子を見る〉

| | | |
|---|---|---|
| ●抗リウマチ薬 | 〈異常な免疫反応だけを抑えてくれる、仲裁役〉 | →P.161 |
| ●免疫抑制薬 | 〈免疫反応をより強く抑えてくれる、力強い助っ人〉 | →P.162 |
| ●生物学的製剤 | 〈リウマチ特有の異常な免疫反応を生じにくくさせる秀才〉 | →P.164 |

複雑な人間社会にいると、いったい誰が味方で誰が敵なのか、よくわからなくなる場面に出くわすことがあります。本来、身内は味方であるはずなのですが、何か相続のような問題が発生すると、今まで何でもなかった親戚の人が何か妙な雰囲気になっているのを感じてしまう話をよく耳にします。味方を敵と思って攻撃してしまう病気が、自己免疫性疾患と呼び、リウマチはその代表的なものの一つです。

「一体何をもって治療というのでしょうか？」という患者からの問いかけが、関節リウマチ治療薬の使い方を変えたのです。

人は、痛いから痛み止めの薬を用います。痛み止めで症状は軽減したとしても、それだけでは、リウマチという病気は進行していきます。なぜ軽症のときに、きちんと進行を食い止める治療を開始しなかったのでしょうか。悪くなってからリウマチの薬を使っても、そんなに効かないのです。

このような反省から、薬物療法は図 8-1 のように、薬の使い方が変更になってきたのです。

関節リウマチの治療の難しさは、甲状腺機能亢進症[*1]のところでも述べたように、この病気が自己免疫疾患であるという点です。自分の体の中で作っている物質を、外から侵入してきた物質だと体が認識してしまうのです。異物であると認識されてしまうと、それを追い出すために、免疫反応を使って戦争状況になります。その結果、症状として、痛み、炎症、腫れ、関節変形、関節破壊が現れてくるのです（図 8-2）。

[*1] 第 2 部「2　代謝系の治療薬」の「3　甲状腺疾患治療薬」（91 ページ）を参照。

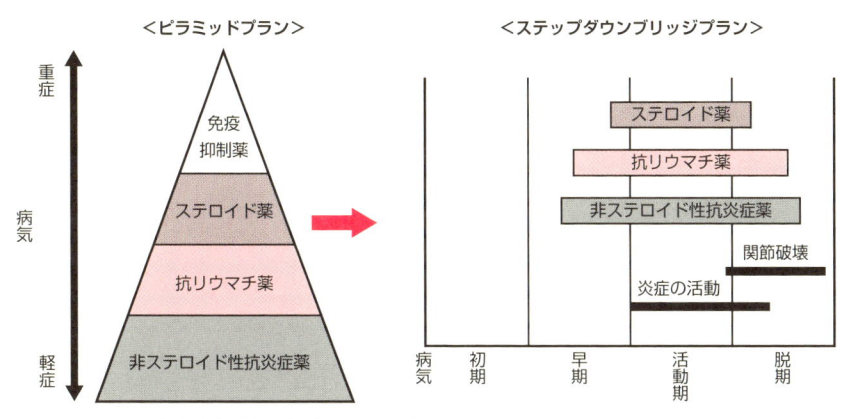

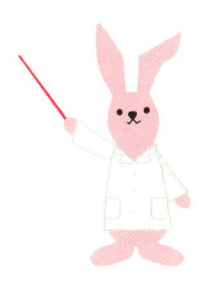

図 8-1　リウマチ治療（薬の使い方が変更された）

以前は、副作用を考えて弱い薬から強い薬に変えていったのだけれど、現在は、早い時期から抗リウマチ薬を使うことになっているよ。

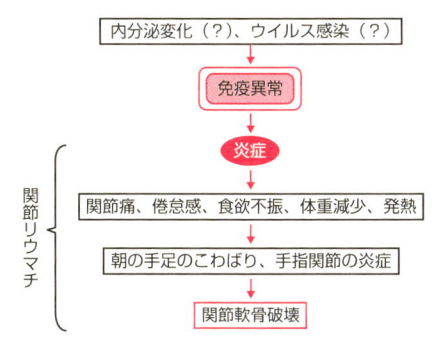

図 8-2　関節リウマチの発生と進展

## ● 抗リウマチ薬

　この分類に属している薬は、いろいろなタイプがあり、正常な免疫機能に影響しないで、異常な免疫機能を正常化させる性質をもっています。このような薬を、免疫調整薬と呼ぶ人もいます。

　「オーラノフィン」（リドーラ®）は、図 8-3 に示したように、B 細胞が関わる抗体の産生を抑制することで、免疫反応を生じさせないようにする薬です。

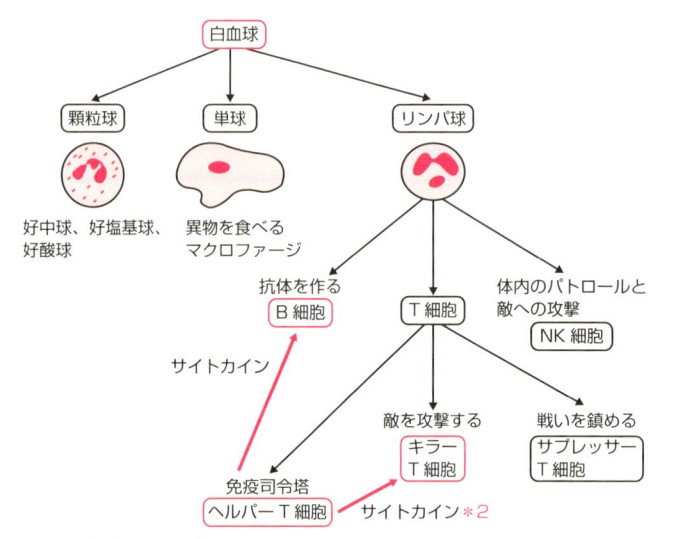

*2 図8-3にあるサイトカインとは、他の細胞に働きかけるために出される生理活性物質のこと。インターロイキンやインターフェロンなど、いろいろな種類がある。

図 8-3 免疫に関わる細胞たち

*3 Sulfhyl Compoundのことで、チオール基（メルカプト基：R-SH）をもつ化合物。

　SH化合物[*3]と呼ばれている「ペニシラミン」（メタルカプターゼ®）は、タンパク質の変性を抑制したり、リボソーム膜を安定化させたり、コラーゲンを分解するコラゲナーゼという物質の活性を抑えたりして、免疫反応を抑える働きをします。

　ほかに「ロベンザリットニナトリウム」（カルフェニール®）は、「サプレッサーT細胞」を活性化する作用を発揮して、免疫反応を抑えます。

● 免疫抑制薬

　図8-4に示したように、免疫反応のパターンは、「細胞性免疫」と「体液性免疫」（抗体産生）の二つがあります。関節リウマチの治療に用いる薬は、「細胞性免疫」に関与しているものが多いのです。

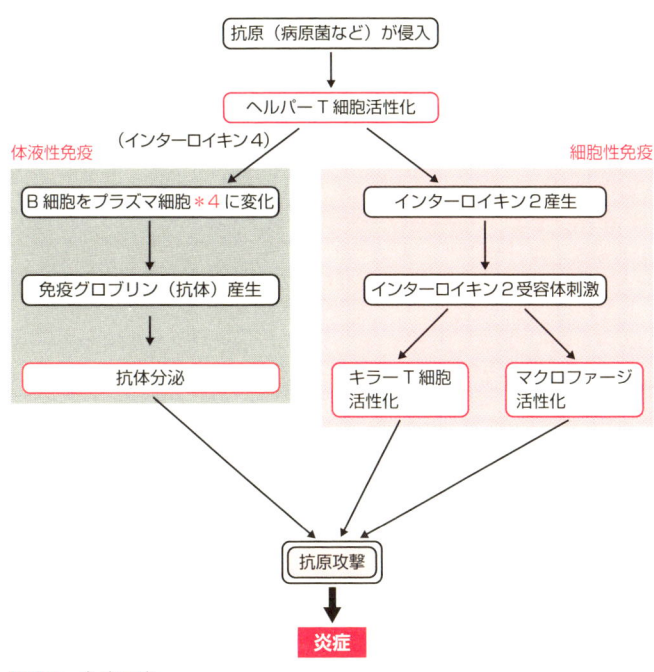

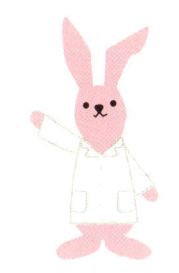

```
         抗原（病原菌など）が侵入
                    ↓
            ヘルパーT細胞活性化
体液性免疫  （インターロイキン4）        細胞性免疫
     ↓                  ↓
┌─────────────┐   ┌─────────────────┐
│B細胞をプラズマ細胞*4に変化│   │インターロイキン2産生     │
│      ↓      │   │      ↓          │
│免疫グロブリン（抗体）産生 │   │インターロイキン2受容体刺激│
│      ↓      │   │    ↓       ↓    │
│   抗体分泌    │   │キラーT細胞  マクロファージ│
│              │   │ 活性化      活性化   │
└─────────────┘   └─────────────────┘
              ↘     ↓    ↙
              抗原攻撃
                ↓
               炎症
```

図 8-4 免疫反応

*4 図 8-4にあるプラズマ細胞とは、B細胞が、ヘルパーT細胞のサイトカイン（インターロイキン4）と抗原の刺激を受けて変化したもの。免疫グロブリンを産生する。

菌（抗原）の侵入情報が司令塔であるヘルパーT細胞に伝わると、キラーT細胞やマクロファージに抗原を攻撃させるよ。さらに、B細胞には抗体を作らせて、その抗体を使って抗原を攻撃させるんだ。

細胞性免疫（図 8-4 の右）では、次のようなプロセスとなります。

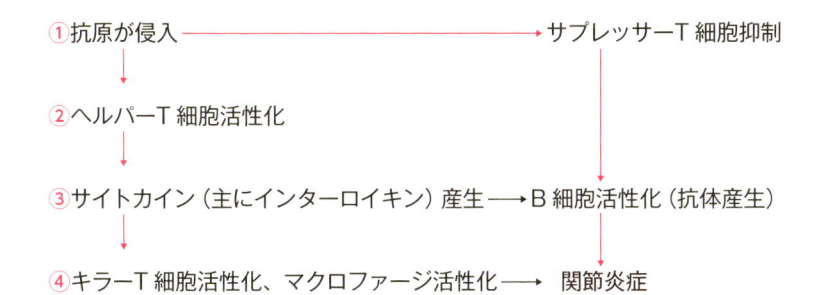

① 抗原が侵入 ──────────→ サプレッサーT細胞抑制
    ↓                                    ↓
② ヘルパーT細胞活性化
    ↓
③ サイトカイン（主にインターロイキン）産生 ──→ B細胞活性化（抗体産生）
    ↓
④ キラーT細胞活性化、マクロファージ活性化 ──→ 関節炎症

このように、最終的には「キラーT細胞」と「マクロファージ」、「B細胞」等が戦います。ですから、免疫反応を抑えるには、次のことを考えます（図 8-5）。

(1) ヘルパーT細胞の働きを抑える
(2) サイトカインの働きを抑える
(3) サプレッサーT細胞を活性化する
(4) キラーT細胞の働きを抑える
(5) マクロファージの働きを抑える
(6) 抗体を作らせないようにする

抗リウマチ薬
免疫抑制薬
ステロイド薬
生物学的製剤

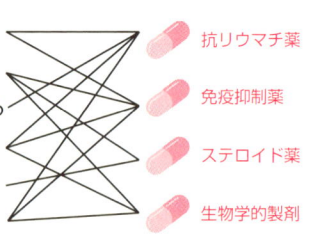

図 8-5　免疫抑制作用を示す薬

「メトトレキサート」(リウマトレックス®)は、DNAやRNAの合成を阻害する作用をもっています。DNA合成を阻害して、リンパ球の増殖をさせないようにすれば、B細胞やT細胞(ヘルパーT細胞、キラーT細胞)の働きが抑えられて、免疫反応は抑えられます。

「ミゾリビン」(ブレディニン®)は、メトトレキサートと同様に、リンパ球の増殖を抑えて、免疫反応を抑えます。

「タクロリムス」(プログラフ®)は、インターロイキンなどのサイトカインを作らせないようにして、ヘルパーT細胞を介する免疫反応を抑えます。

「レフルノミド」(アラバ®)は、リンパ球を作らせないようにして、免疫反応を抑える薬ですが、「ジヒドロオロト酸脱水素酵素」という物質の働きを抑えることで、リンパ球の増殖を抑えるメカニズムももっています。

● 生物学的製剤

この系統の薬の登場で、関節リウマチの治療成績はかなり向上しました。これらは、遺伝子組み換え技術により作られた薬です。

ここで、よく出てくる用語として「TNF」[*5]というものがあります。これはサイトカインの一種で、リウマチではTNFが過剰に作られて、このことが病気を悪化させていく要因となっています。

TNFを活性化させるタンパク質が存在していて、この薬はそのタンパク質の働きを抑えることができます。それによって、TNFを少なくすることができるのです。またこの薬は、TNFのほか、インターロイキンの働きを抑える作用もあります(図 8-6)。

日本ではこれらの薬は、他の薬で効果が不十分なときに併用することになっていますが、値段が高いのが困った問題です。

代表的な薬は「インフリキシマブ」(レミケード®)です。

[*5] Tumor Necrosis Factor の略で、サイトカインの一種。リウマチ発症に関連している。

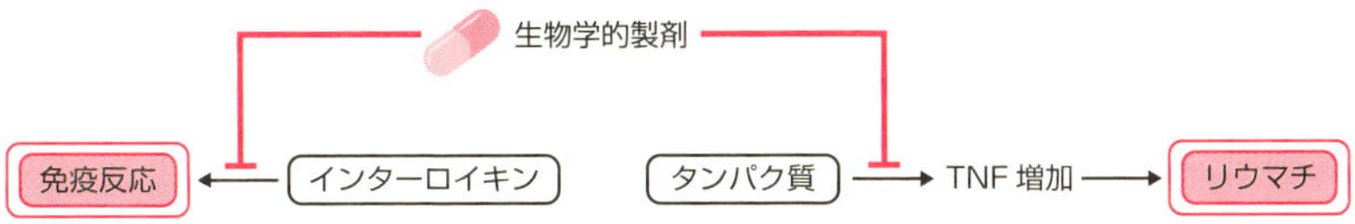

図 8-6　リウマチ治療における生物学的製剤の働き

# 2　花粉症治療薬

〈身を守ろうとして起きる防御反応だが、困ったもの〉

- ▶ 抗ヒスタミン薬　〈すぐに効いたと感じられる便利な隣人だが、眠くなって口が渇く〉　→ P.167
- ▶ 抗アレルギー薬　〈いろいろなケミカルメディエーターと交わることができるトレンディーな器用者〉　→ P.167

　人は、自分を守るために社会の中でいろいろな工夫をしています。健康維持、貯金、保険、そして誰かからの攻撃に対する防御など、いろいろあります。社会も、法律や警察や行政などが私たちの生活や財産や生命を守ってくれています。

　花粉症は厄介な病気で、一度かかると、一生付き合わなければいけない病気です。体からすれば「異物から体を守る」という役割を、しっかり果たしているつもりなのです。しかし、そうされると困った症状に悩まされることになるのが、この病気です。

　では、花粉症ではない人は、どうしてそのような症状が出ないのでしょうか。

　それは、その人は今のところ、花粉やダニやハウスダストなどが体の中に多少侵入してきても、許してあげられる体質だからです。

　体は、基本的には外から侵入してくる異物を受け入れるか、排除するかという判断をする機能をもっています。体が入国を許可しないと判断すると、免疫部隊を動員させて異物を国外退去させようとするのです。

　しかし、相手もそれに素直には従わないので、バトルが始まるのです。そのバトルが、アレルギー反応です。

　体にとって初めての異物の場合、それがどんな性質をもっているかわからないので、入国を許してしまうのです。しかし、異物を受け入れた結果、それが歓迎すべきものではないと判断すると、次回同じ物質が入り込もうとして来たときに、体は絶対入国させないという固い決意をもちます。そして、その相手の印に対し「抗体」というものを作って、抗体を武器に再入国しようとする異物に対して免疫

部隊はバトルをするのです。くしゃみ、涙、かゆみといった症状は、体が戦っている証なのです。

　一般的にはアレルギー反応は、Ⅰ型～Ⅳ型という四つに分類されますが、花粉症はⅠ型のアレルギー反応です（図 8-7）。

　この反応過程のどこかを阻害するのが、アレルギー治療薬ということになり、それを花粉症に使うときに、花粉症治療薬ということになります。

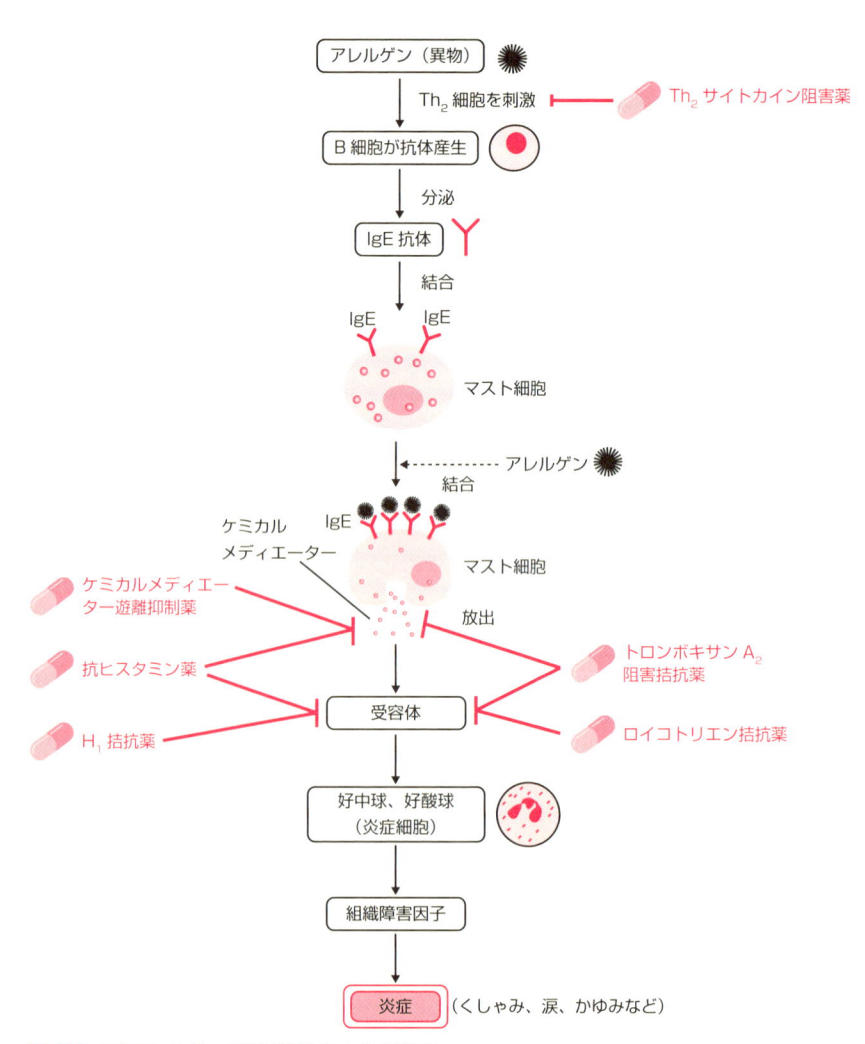

図 8-7　Ⅰ型アレルギー（花粉症症状）と作用機序

## ● 抗ヒスタミン薬

アレルギー症状は、ヒスタミンの「$H_1$ 受容体」が関与して起きるものです。治療には、この $H_1$ 受容体を遮断する作用がある薬が用いられます。

これらの薬は「ケミカルメディエーター」（アレルギー反応を引き起こす化学物質）の中のヒスタミン受容体に特化した薬で、ヒスタミンの量を減らしたり、この受容体を遮断することで、ヒスタミンによって引き起こされる作用を抑えて気管支拡張、毛細血管透過性低下作用を示すようになります。

主に二つの方法で、ヒスタミンの作用を弱めます。

一つはヒスタミンの遊離を抑える方法で、もう一つは、ヒスタミンが $H_1$ 受容体と結合するのを阻害する方法です。

ただし、アレルギーに関するケミカルメディエーターは、ヒスタミンだけではありません。抗ヒスタミン薬は、ヒスタミンから生じる症状には機敏に反応しますが、アレルギー反応全体を抑える力は強くありません。

この薬は、眠気が問題となります。それは、この薬が中枢神経系に対して作用する性質があるからです。また抗ヒスタミン作用のあるものは、「抗コリン作用」[*6] もあるので、副作用として口渇もよく見られます。

代表的な薬は「クロルフェニラミン」で、ステロイドとの合剤である（セレスタミン®）がよく用いられます。

また、抗ヒスタミン薬の一部は精神科領域の治療にも用いられ、神経症における不安、緊張、抑うつ傾向のある人に処方されることがあり、「ヒドロキシジン」、（アタラックス®）がこれに該当します。

*6 神経伝達物質アセチルコリンの働きを阻害する作用。特に副交感神経の作用を邪魔する。抗コリン作用の薬を飲むと、副交感神経が阻害され（そのため交感神経の作用が強く出て）、口渇、排尿困難、吐き気、便秘、ドライアイ、発汗のしにくさ、動悸の早まり、眼圧上昇などが起こる。

## ● 抗アレルギー薬

いろいろなケミカルメディエーターに関与する薬を、「抗アレルギー薬」と呼んでいます。次のように、五つに分類されています。

### ①ケミカルメディエーター遊離抑制薬

「クロモグリク酸ナトリウム」（インタール®）が、初めて抗アレルギー薬として登場し、この系統の薬がよく用いられてきました。これらは、マスト細胞から、ケミカルメディエーターの遊離を抑えることをメインとした作用を発揮してきました。しかし、眠気の強さの問題があり、今は主役の座から降りています。

### ②$H_1$ 拮抗薬

現在、抗アレルギー薬の主役の座を射止めているのは、この系統の薬です。特に、

眠くなる副作用の少ない新しい薬が、処方の大半を占めるようになりました。そして、それらは OTC 化されて、処方せんがなくても入手できるようになりました。$H_1$ 受容体のみではなく、ほかのケミカルメディエーターの遊離を抑える働きもあるので、花粉症の症状が長くならないようにする効果をもっています。

いろいろなケミカルメディエーターとは、「ロイコトリエン」、「トロンボキサン」、「セロトニン」、「アセチルコリン」、「ブラジキニン」などで、薬剤によって、それらに対する関わる度合いは違っています。

現在、よく用いられている代表的な薬は「ロラタジン」（クラリチン®）、「フェキソフェナジン」（アレグラ®）、「エピナスチン」（アレジオン®）、「オロパタジン」（アレロック®）です。

③ トロンボキサン $A_2$ 阻害薬

トロンボキサンは、気管支の炎症、過敏症、収縮といったことに関連しているので、この薬は、主に気管支喘息の予防に用いられるケースが多いです。

「ラマトロバン」（バイナス®）は、トロンボキサンを合成する酵素の働きを抑えて、トロンボキサンを作らせないようにする薬で、「トロンボキサン $A_2$ 受容体」との結合を阻害する薬です。

④ ロイコトリエン拮抗薬

ロイコトリエンは、花粉症にも気管支喘息にも関わりのあるケミカルメディエーターです。この薬は「ロイコトリエン受容体」に作用して、「ロイコトリエン」による気道収縮、気道過敏症亢進、血管透過性亢進、粘膜浮腫などを抑えることができます。

代表的な薬は「モンテルカスト」（キプレス®、シングレア®）です。

⑤ $Th_2$ サイトカイン阻害薬

ヘルパーT細胞は、いろいろなサイトカイン（インターロイキン）を作り出して、それらを伝令のような役割をさせて、免疫反応を開始せよという意志を伝えていきます。図 8-4 を見ればわかるように、ヘルパーT細胞は、体液性免疫と細胞性免疫に指令を出して、それぞれの免疫反応を起こさせます。「$Th_1$ 細胞」[*7] は細胞性免疫、「$Th_2$ 細胞」[*8] は体液性免疫に関わっています。

$Th_2$ 細胞が作り出すのはサイトカインの一つであるインターロイキン 4 で、これは「IgE 抗体」を作り、好酸球の働きを促進します。ですから、この薬は $Th_2$ サイトカインを抑える作用があるので、これを用いればインターロイキンを作らせないようにすることになるので、免疫反応を抑えることができます。

代表的な薬は「スプラタスト」（アイピーディ®）です。

[*7] $Th_1$ 細胞は T Helper 1 Cell のこと。キラーT細胞やNK細胞を活性化させて、細胞性免疫活性化させる。細菌感染の防御に働く。

[*8] $Th_2$ 細胞は T Helper 2 Cell のこと。B細胞を活性化し、IgE 抗体を産生させて、液性免疫を活性化させる。I 型アレルギーの発症に関連する。

# 9 眼の治療薬

## 1 緑内障治療薬

〈眼圧は正常でも、緑内障の可能性はある〉

| | | |
|---|---|---|
| ▶ 副交感神経刺激薬 | 〈まずは友達になって、様子をみてみたいクラスメイト〉 | → P.170 |
| ▶ プロスタグランジン製剤 | 〈緑内障治療の切り札的存在、一番頼りになる生徒会長〉 | → P.171 |
| ▶ β遮断薬 | 〈房水を作らせないためには、これがベストフレンド〉 | → P.171 |
| ▶ 交感神経刺激薬 | 〈気が弱いので1人では行動できない、おとなしい幼なじみ〉 | → P.171 |
| ▶ 炭酸脱水酵素阻害薬 | 〈点眼ではなく、内服で治療が可能なメリハリのある大人〉 | → P.171 |

　私たちは、生まれてから数えきれないほどの知識を得て、それを生活のなかで生かしてきました。しかしよく考えてみると、どうやっていろいろなことを知り得たのでしょうね。もし頭の中を調べることができたら、その答えは目から得たことが一番多いということになるでしょう。目というのは、知識を得るのに重要なパーツなのです。

　眼圧が高いことが続いて緑内障と診断された場合、なぜ治療する必要性があるのでしょうか。それはズバリ失明する恐れがあるということなのです。

　しかし、正常眼圧緑内障というのもあって、眼圧測定では異常を示さなくても、ほかの検査をすると眼圧が高い状態の人と同じリスクを抱えている人も見られ、そのようなケースでは視野が狭くなるなどの症状が確認されます。緑内障の治療では、房水の量を減らし、眼圧を低くすることが大切になってきます。

　房水は眼球内にあって、房水が増えると眼圧が高くなります（図 9-1）。この水は毛様体で作られ、主に隅角にあるシュレム管から眼の静脈へ排泄されるような仕組みがあり、眼圧が10〜21mmHgになるように自動調節して、眼の形を保っています。そしてこの房水は、栄養を運ぶ役割もあり、眼圧を作って眼球の形を保つ役割だけではないのです。

　治療薬は図 9-2のように、房水を排泄させる作用か、房水を作らせない作用をもった薬が用いられています。

● **副交感神経刺激薬**

　房水を排泄させるには、出口となるシュレム管を拡げれば、多くの房水が外へ流れ出すはずです。そこでどうやってシュレム管を拡げさせるかを考えたときに、シュレム管の近くにある毛様体筋を収縮させれば、それに引っ張られてシュレム管の口が大きくなるのではと考えたのです。

　では、どうすれば毛様体筋を収縮させることができるかというと、「アセチルコ

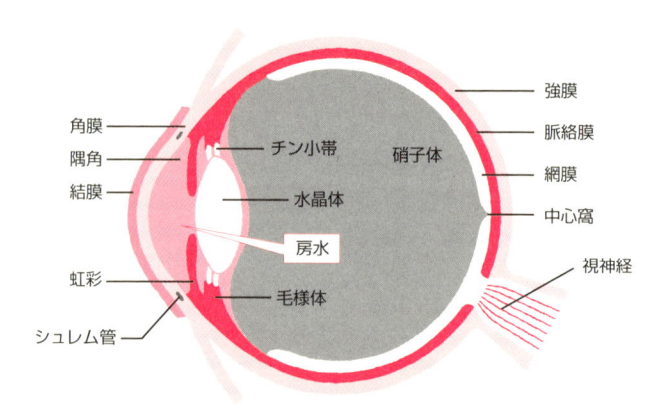

図9-1　眼の構造

房水は、毛様体突起で産出されて、後房から前房に流れるんだ。その流出経路に、「シュレム管」（主経路）と後方流出系（副経路）があるんだね。

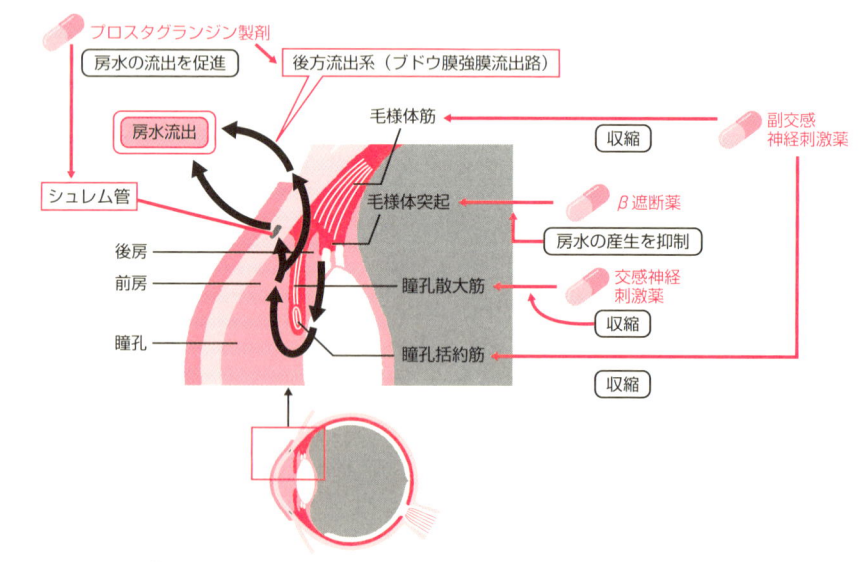

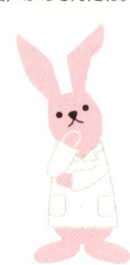

図9-2　緑内障治療薬の作用点

リン受容体」を刺激するのです。アセチルコリンを増やすためには、副交感神経の機能を高める作用のある薬を用いればよいということになります。

その代表的な薬は「ピロカルピン」（サンピロ®）で、緑内障の第一選択薬の一つになっています。

### ● プロスタグランジン製剤

この薬は、房水を排泄させる力が強いものです。なぜ、強力に房水を排泄させることができるかというと、シュレム管以外に別の排泄経路を使って房水を排泄させることができるからです。別の経路とは、後方流出系（ブドウ膜強膜流出路）です。今は、この系統の薬が治療の中心的役割を担っています。

代表的な薬は「ラタノプロスト」（キサラタン®）です。

### ● β遮断薬

房水は、毛様体で作られることはすでに説明しましたが、毛様体にある交感神経の「β受容体」を介して作られます。したがって、β受容体の作用を阻害できれば房水の産生は抑えられ、眼圧を低下させることができます。

この薬は、房水を作らせないための切り札のような存在になっています。

### ● 交感神経刺激薬

交感神経を刺激するということは、「α受容体」と「β受容体」を刺激することになります。隅角にはα受容体があり、これを刺激すると房水の産生が抑えられます。そして、毛様体にあるβ受容体を刺激すると、房水の流出を促進する作用が生じます。その結果、房水は減ることになるのですが、臨床的にはあまりその作用は強くなく、あまり単独で用いられることはありません。

代表的な薬は「ジピベフリン」（ピバレフリン®）です。

### ● 炭酸脱水酵素阻害薬

「炭酸脱水素酵素」は、眼組織で生成された$HCO_3^-$（重炭酸イオン）による房水の産生を増やす働きをします。この酵素を阻害することで、房水産生を抑えて眼圧を下げることができます。

代表的な薬は「アセタゾラミド」（ダイアモックス®）です。

## 2 白内障治療薬

〈進行を遅くするだけの作用しかない〉

- ピレノキシン製剤　〈悪い人と付き合わないように守ってくれる友達〉　→ P.173
- 還元型グルタチオン　〈悪い人との付き合いを断ち切ってくれる友達〉　→ P.173
- 唾液腺ホルモン　〈きれいな心が、濁らないようにしてくれる友達〉　→ P.173

　日々、気づかないうちに変化していくものがたくさんあります。特に身体的なことは、昨日と今日でどこが違うと言われても、その変化を捉えることは難しいです。しかし、5年前とはどう違うと問われたら、確かに私のゴルフのドライバーの飛距離も30ヤードほど飛ばなくなりました。しかし、そのことで徐々にはスコアが悪くなってきても、ゴルフをする楽しさは、あまり変わりはありません。とりあえず、少しでも飛ばせる新しいクラブに代えてプレーをしようと考えています。

　眼の構造を説明するとき、カメラを例にすることがよくあります。カメラのレンズは、眼では水晶体になるわけです。この水晶体が混濁した状態になったのが、白内障と言われる病気なのです。

　なぜ白内障になるのかというと、やはり、遺伝子と加齢が原因でしょう。現在、**図 9-3** のように、キノイド説と酸化説の二つの説で、水晶体が混濁する原因が説明されています。治療薬も、この説に対応した作用をもつものが用いられています。いずれにしても水晶体に存在する「クリスタリン」という物質が関連しています。

　これら薬は、病気を治す力はなく、薬を用いることで白内障の進行を少しでも遅らせて日常生活に大きな支障をきたすような状況になるかどうかを見極めながら、手術をするタイミングを待つということなのです。

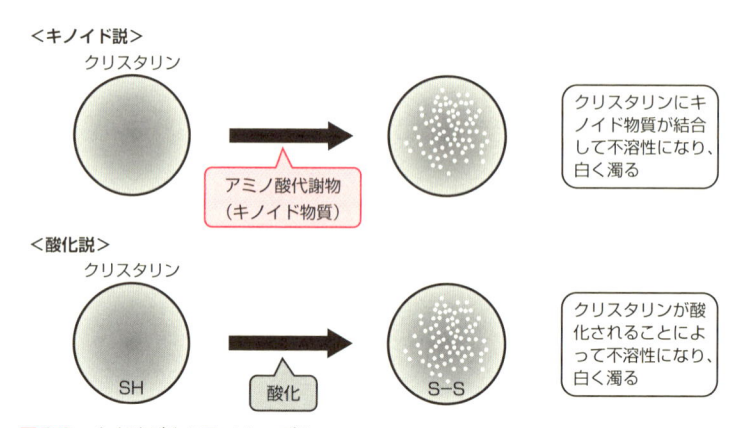

&lt;キノイド説&gt;
クリスタリン → アミノ酸代謝物（キノイド物質） → クリスタリンにキノイド物質が結合して不溶性になり、白く濁る

&lt;酸化説&gt;
クリスタリン SH → 酸化 → S-S → クリスタリンが酸化されることによって不溶性になり、白く濁る

図 9-3　白内障が生じるメカニズム

## ● ピレノキシン製剤

　ピレノキシンは、キノイド説に基づく作用をもつ薬です。キノイド説ではキノイド物質が「クリスタリン」と結合すると不溶性の物質が生じ、それが混濁の原因となります。

　そこでこの薬は、キノイド物質がクリスタリンと結合する前に、クリスタリンと先に結合してクリスタリンと結び付くのを防いで不溶性の物質をできにくくします。

　「ピレノキシン」（カタリン®）がこれに当たります。

## ● 還元型グルタチオン

　還元型グルタチオンは、酸化説に基づく作用をもつ薬です。「クリスタリン」は構造上、「SH基」をもっているのですが、それが酸化されると「SS結合」という状態になり、不溶化した物質に変化してしまうというのが酸化説なのです。

　この薬は「グルタチオン」という成分が含まれていて、それがSS結合を切断し、そのことでクリスタリンは溶けた状態でいられるので、水晶体は濁らないことになります。

　「グルタチオン」（タチオン®）が、その薬です。

## ● 唾液腺ホルモン

　水晶体の中のカルシウムイオン濃度が高くなると、「カルバイン」という物質が活性化されます。このカルバインは、クリスタリンを分解する力をもっていて、それにより、水晶体は白く濁ってしまいます。

　この薬は、水晶体のカルシウムイオン濃度を低下させる作用をもっているので、クリスタリンの分解を抑制することができます。

　「唾液ホルモン」（パロチン®）がこの薬に当たります。

# 10 ガンの治療薬

## 1 ガン治療薬

〈人類が全力で戦う方法を考えている病気〉

- ▶ **細胞障害性抗がん薬** 〈ガン細胞にダメージを与えてくれる、暴れん坊〉 → P.175
- ▶ **分子標的治療薬** 〈頭を使って、ジワッとガン細胞を増やさないようにするインテリ〉 → P.177

絶望を感じるときがあるとすれば、それは、死という誰でも迎えなくてはならない出来事がとても身近な現実として感じられるときが、その一つかもしれません。ガンという病気の特殊性をあげるとしたら、病気のなかで、これほど死をイメージするものはほかにないでしょう。ですから、医療に携わる人は皆、この戦いを意識しながら少しでも効果的な治療法を研究しているのです。

ガンの治療薬を考えるとき、薬のもつ力の限界というか、逆に言うと人間のもつ複雑な機能のすごさを感じずにはいられません。科学の進歩は病気の治療成績を向上させ、そしてもちろん、ガンの治療に関しても治療成績を向上させてきました。しかし、治療成績という点を客観的に見ると、私たち人間が期待する結果には、まだまだ及ばないというのが現実なのです。

なぜ難しいのかは、次の二つの理由があります。

**(1)** ガン細胞はもともと正常細胞であり、薬が正常細胞との区別をすることが難しい
**(2)** ガン細胞は、体のあちこちに転移するので治療が追いつかない

この2点に対して、少しでも改善された薬が毎年登場しています。

現在、ガン治療薬は、**表10-1**に示したように五つに分類された療法の中で用いられています。

そして、決め手となる治療薬がないことから、いろいろなタイプの薬を組み合わせて、できるだけ副作用を回避しながら治療を長く行えるようにしています（**図10-1**）。

表 10-1　ガン薬物療法の分類

| 療法の分類 | 内容 |
|---|---|
| 化学療法（細胞障害性抗がん薬） | ガン細胞を、直接攻撃する |
| ホルモン療法 | ホルモン受容体に作用して、ホルモンに関連するガン細胞の増殖を抑える |
| サイトカイン療法 | ガン細胞を直接殺したり、免疫力を高めて間接的にガン細胞を殺す |
| 分子標的療法（分子標的治療薬） | ガン細胞の増殖に深く関わっている分子をターゲットにして、ガン細胞の増殖を阻害する |
| 抗体療法 | ガンの抗体を見つけ、ガン細胞を傷つける力をもつ抗体を投与してガン細胞を殺す |

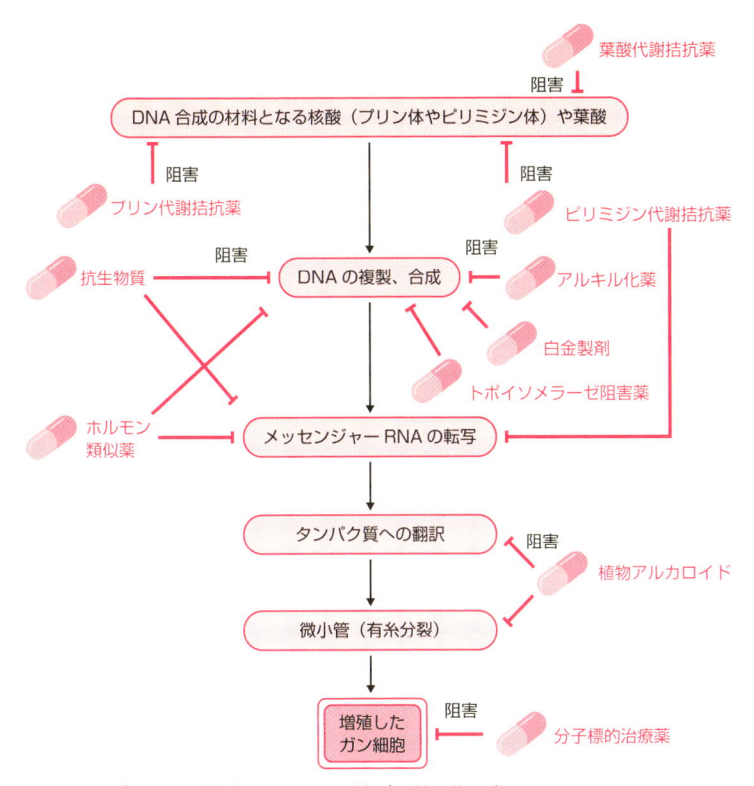

図 10-1　ガン細胞の増殖過程における抗がん薬の作用点

## ● 細胞障害性抗がん薬

　この分類には、古くから用いられている薬が多く含まれています。DNA や

RNAに作用して細胞に傷害を与える作用をもっているために、ガン細胞だけでなく、正常細胞にも攻撃をしてしまいます。そのために、副作用の点で治療の継続が難しくなることが多いです。

① アルキル化薬

細胞が分裂する仕組みを簡単に説明すると、核の中にあるDNAの情報がRNAに転写され、DNAの複製ができ上がります。その複製をできなくすれば、細胞は増殖できなくなります。

この薬は、DNAと結合することでDNAの複製を作らせないようにする作用をもっています。代表的な薬は「シクロフォスファミド」(エンドキサン®)です。

② 代謝拮抗薬

この薬は、細胞が機能を維持していくために必要となる代謝に関わる物質と似た性質をもっているので、本物の代謝物質が関わる反応を阻害して、細胞の増殖を抑えるものです。主に次の三つのタイプがあります(**表10-2**)。

表10-2 主な代謝拮抗薬

| 代謝拮抗薬 | 作用 | 主な薬 |
|---|---|---|
| プリン代謝拮抗薬 | IMPデヒドロゲナーゼという酵素の働きを抑えて、細胞増殖に必要なアデニンとグアニンを作らせないことで、DNAの複製をできにくくさせる | 「メルカプトプリン」(ロイケリン®) |
| ピリミジン代謝拮抗薬 | チミジル酸合成酵素酵素*1 という酵素の働きを阻害することで、DNAを構成するチミンの合成を抑えて、DNAの合成を阻害する | 「テガフール」(フトラフール®) |
| 葉酸代謝拮抗薬 | ジヒドロ葉酸レダクターゼ*2 という酵素の働きを抑えることで、核酸合成にかかわるテトラヒドロ葉酸を少なくする | 「メトトレキサート」(メソトレキセート®) |

*1 DNAが合成されるときに、必要となってくる酵素の一つ。

*2 葉酸が細胞内で不足することのないように、活躍している酵素のこと。

③ 抗生物質

感染症の治療薬*3 で説明した、抗生物質の四つの作用パターンのうち、最後に説明した作用、すなわち核酸合成阻害作用をもつ抗生物質がありました。その中で、ガン細胞の増殖を抑制することのできる抗生物質を抗がん薬として用いています。代表的な薬は「ドキソルビシン」(アドリアシン®)です。

④ 植物アルカロイド

細胞が分裂するときに、染色体は二つに分かれることは知っていると思います。その際、「チュブリン」というタンパク質でできた微小管によって、きれいに均等に二つに分かれる作業が行われます。

*3 第2部「5 感染症の治療薬」の「1 細菌感染症治療薬」(114ページ)を参照。

この薬は、そのチュブリンと結び付く性質をもっています。チュブリンは微小管を形成しているので、チュブリンを使えなくしてしまえば、微小管は形成されなくなります。ですから、微小管の働きを阻害することができ、その結果、染色体は二つに分かれることができなくなります。そうなると、細胞が増殖できなくなるというパターンを作り出します。この作用を「有糸分裂阻止作用」といいます。

代表的な薬は「ドセタキセル」（タキソール®）です。

⑤ **白金製剤**

代表的な薬である「シスプラチン」（ランダ®、ブリプラチン®）が白金を含んでいるので、このような呼び方をします。DNAキレート薬とも言われている薬です。DNAと薬が結び付いてキレートを作ることで、①のアルキル化薬と同じようにDNAの複製を作らせないようにします。

⑥ **ホルモン類似物質**

乳ガンや前立腺ガンなどの性ホルモンと関連性が高いガンは、性ホルモンによって発育していく性質をもっています。したがって、性ホルモンの作用に対抗するホルモンを用いると、ホルモンに依存性の高いガン細胞の増殖は抑えられます。

代表的な薬は「タモキシフェン」（ノルバデックス®）です。

この系統と似た作用を示す「アロマターゼ阻害薬」というものがあります。これは、性ホルモンではありません。エストロゲンが作られるとき、「アロマターゼ」という酵素が必要になってきます。この薬は、この酵素の働きを抑えることでエストロゲンの合成を抑える作用があります。閉経後の乳ガンに用いられています。

代表的な薬は「アナストロゾール」（アリミデックス®）です。

⑦ **トポイソメラーゼ阻害薬**

DNAを複製するとき、DNA分子を切断して再び結合させる必要があります。その際に必要になる酵素に「トポイソメラーゼ」というものがあります。

この薬は、トポイソメラーゼやDNAと結合する作用をもっているので、DNAの複製は抑制され、ガン細胞の増殖は抑制されます。

代表的な薬は「イリノテカン」（カンプト®、トポテシン®）です。

## ● 分子標的治療薬

この薬は、できるだけ正常細胞には作用させないで、ガン細胞だけに作用させる性質をもたせた薬です。

これは、ガン細胞が増殖するときガン細胞だけに関与する増殖因子が受容体に結合したり、細胞の中に入り込んだりして増殖作用を発揮するのです。**図 10-2**

に示したように分子標的治療薬は、ガン細胞の外側（表面）にある標的と結び付くもの（図 10-2 の①）や、細胞の中にある標的と結び付くもの（図 10-2 の②）、細胞の外にある標的因子（リガンド）と結び付くもの（図 10-2 の③）、核の中に存在する標的因子と結び付くもの（図 10-2 の④）があります。それらに薬が結合すると、増殖因子がもつ本来の増殖作用は抑制されて、ガン細胞の増殖を抑えられるのです（図 10-3、図 10-4）。これまで問題となっていた副作用はこの薬では少なくなったものの、新たに間質性肺炎などの副作用が問題になりました。

この薬の登場により、予後の期間は長くなり治療成績は向上してきています。

代表的な薬は「リツキシマブ」（リツキサン®）です。

図 10-2　分子標的治療薬の標的となる場所

図 10-3　分子標的治療薬の作用の仕方（図 10-2 の①：細胞表面標的のケース）

増殖因子が細胞の中に入り込むと、増殖を開始するシグナルが発生する。でも薬を投与すれば、ガン細胞の中に入ってきた増殖因子を薬が直接捕まえて、増殖するシグナルを発生させにくくするよ。

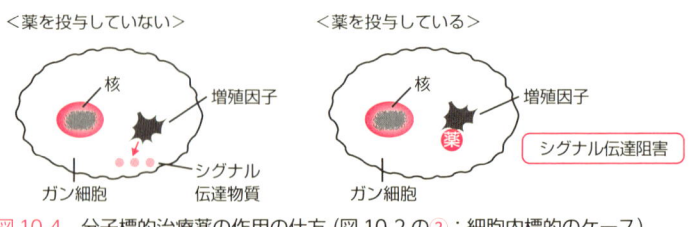

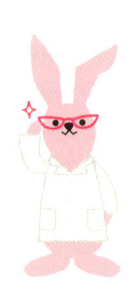

図 10-4　分子標的治療薬の作用の仕方（図 10-2 の②：細胞内標的のケース）

# 11 嗜好品依存症の治療薬

## 1 アルコール依存症治療薬

〈アル中のことをアルコール依存症と気取っていうことになった〉

- **抗酒薬（ジスルフィラム、シアナミド）**〈君をダメにする仲の良い友人を、嫌いにさせてくれる厳しい先輩〉 → P.182
- **飲酒欲求抑制薬**〈仲のよい友人との別れの辛さを和らげてくれる、優しい先輩〉 → P.183

　酒で人生を狂わされた人が、よくドラマに出てきます。私も酒は少し嗜みますが、気分をハイにさせてくれますよね。しかし、飲みすぎると逆に気分は最悪なんていうことも。タバコと酒の違いはと問われると、両方とも健康被害をもたらすという点では同じですが、酒は人間関係や社会との関わりに大きく影響するという社会問題に発展することが特徴です。ですから、酒で人生を狂わされたということになるのです。

　ここで、まずアルコールの健康被害について説明しましょう。アルコールは薬と似たような性質があって、長く摂取を続けるとその薬理作用のようなものが発揮されて、体のいろいろなところに障害を引き起こすことはよく知られています（**表 11-1**）。

表 11-1　アルコールが作り出す病気

| 障害の内容 | 詳細 |
|---|---|
| 脳障害 | 脳委縮、人格変化、記憶力低下 |
| 心臓障害 | 心肥大、脳梗塞、不整脈、高血圧 |
| 消化管障害 | 膵炎、糖尿病の発生、出血性胃炎、下痢 |
| 肝障害 | 脂肪肝、黄疸、肝硬変（腹水） |
| 骨障害 | 骨粗鬆症 |
| 末梢神経障害 | しびれ感、痛み、運動障害 |

　アルコールが好きな人は、すでにアルコール依存症になっているのでしょうか。もし、**表 11-2** に示した項目が 1 年以内に三つ以上あり、同時に 1 カ月以上それが続いていたとしたら、あなたは立派なアルコール依存症の患者だということになります。平均的に言うと、もしそれに該当するなら、あなたの飲酒歴は 20〜30 年以上ということになるのではないでしょうか。

表11-2 あなたはアルコール依存症？

| チェック | 項目 |
|---|---|
| | 酒を飲みたいという強い欲望がある |
| | 酒を飲み始めると、量をコントロールできなくなる |
| | 酒を飲まないときや少ししか飲まないときに、イライラ感や不安感などが強く現れる |
| | たくさん飲まないと、酔えない |
| | 酒を飲む代わりの楽しみ方をしなくなる。そして、長い時間酒を飲む |
| | 酒により体が悪くなっていることを知りながら、酒を飲み続けている |

　では、なぜ酒がないと成り立たない人生を作り上げたのかを、薬理学的に説明します（図11-1）。

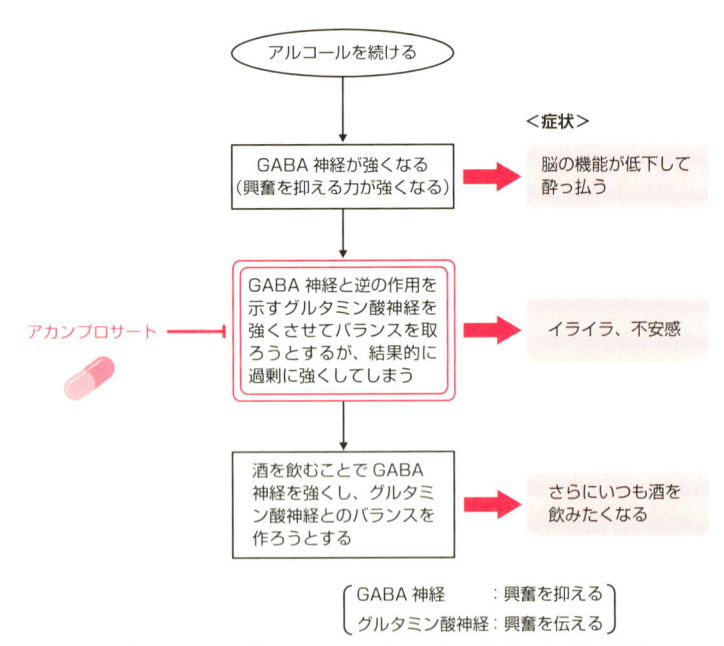

図11-1 なぜアルコールを飲みたくなるのか（アカンプロサートの作用点）

　図11-1を理解するために、基本的なことを前もって理解しましょう。人間の体は、神経を介して刺激が伝わっていきます。そして神経ではその刺激のバランスを調整するために、二つの神経がうまくコントロールして「良い状態」を作り上げています。二つの神経とは、次のようなものです。

**(1)** 興奮を伝える神経（グルタミン酸神経）
**(2)** 興奮を伝える神経を抑える神経（GABA神経）

　眠くなったり酔っ払ったりという現象は、**(2)** の神経が強くなったときに生じる現象です。すなわち酒を飲むと、その中のアルコール成分が **(2)** の神経を強く働かせるようになるため、脳の活動が低下してくるのです。これでは脳は「まずい」と感じて、そのアンバランスを解消するために **(1)** の神経を強くさせようとスイッチが入るのです。すると、お酒をよく飲む人は常に **(1)** のスイッチが入りっぱなしの状態になってしまいます。それは「あまり良い状態ではない！」と感じるので、そのアンバランスを解消するために **(2)** の神経を強くさせようとして、酒が自然と飲みたくなるような気持ちになってきてしまい、大量に飲むようになっていくのがいわゆる「大酒飲み」なのです。

　そのようなレベルに達すると、酒が切れるとグルタミン酸神経が優位になってイライラ、不安、吐き気、手の震えといった症状が現れ、誰が見ても「あの人は"アル中"だ」とわかるようになります。そうなると体だけではなく、家族や会社に迷惑をかける行動をとるようになり、社会で生きていくのが難しい人生を作ってしまうのです。

　治療には4段階あって、薬を使った治療と心理社会的治療を組み合わせて専門の医師の下で実施されます（**表11-3**）。

表11-3　アルコール依存症の治療法

| ステップ | 期間 | 治療内容 |
| --- | --- | --- |
| 1 | 導入期 | ・病気への理解<br>・治療への動機付け |
| 2 | 解毒期（2〜3週間） | ・断酒を開始<br>・離脱症状への治療<br>・合併症の治療 |
| 3 | リハビリテーション期（7週間） | ・断酒の継続<br>・精神安定化<br>・社会生活技能向上 |
| 4 | 退院後アフターケア期（一生） | ・断酒の継続<br>・ストレス対処行動習得 |

## ● 抗酒薬（ジスルフィラム、シアナミド）

アルコールは、図 11-2 のように体の中で変化（代謝）していきますが、その途中で現れるアセトアルデヒドが、酔ったときの最悪の症状、すなわち、気持ち悪い、胸がドキドキする、顔が赤くなるといったものを作り上げているのです。

抗酒薬という薬はわかりやすく言うと、酒を嫌いにさせる薬という意味で付けられた名前です。この薬を飲んで酒を飲むと、先に示した最悪な症状を強く作り出す力をもっていて、少し飲んだだけでも不快な気持になってしまうのです。これは、図 11-2 に示したアセトアルデヒドを酢酸に変化させるときに活躍する「アルコール脱水素酵素」の働きを抑えて、アセトアルデヒドをたくさん体の中にためこませる作用を持っています。

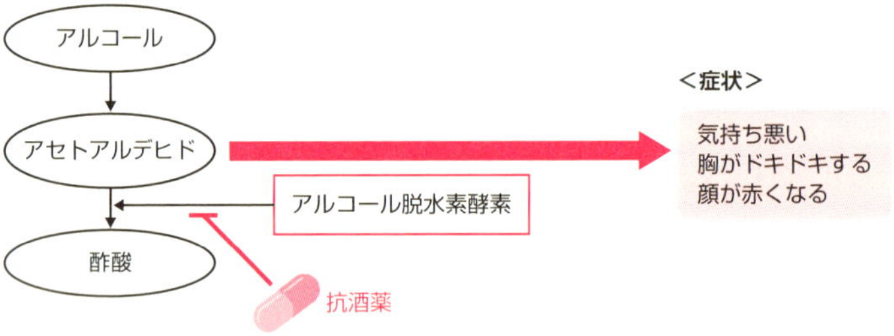

図 11-2　抗酒薬の作用とアルコールの分解（肝臓内）

そのような現象を作り上げて、酒を嫌いにさせようと企てるのですが、果たしてそう簡単にうまくいくのでしょうか。酒が好きな人はそうなると酒をやめるのではなく、薬を服用するのをやめる選択をしてしまう可能性が高いのです。やはり、酒をやめるという強い意志を作り、それを続ける強い意志を心理社会的療法で作りながら薬を服用することが大切です。

ジスルフィラムとシアナミドを比べてみると、表 11-4 のようになります。どちらが向いているか、医師と相談して決めるとよいでしょう。

表 11-4　抗酒薬の特徴

| 抗酒薬 | 効果が現れるまでの時間 | 作用の長さ | 服用回数 |
| --- | --- | --- | --- |
| ジスルフィラム（ノックビン） | 数時間後（ただし、服用して週間後） | 1〜2 週間 | 1日1〜2回 |
| シアナミド（シアナマイド） | 10〜15 分後 | 1日 | 1日1〜2回 |

● **飲酒欲求抑制薬**

　この薬は、抗酒薬よりも後に発売された薬で、アカンプロサート（レグテクト®）です。抗酒薬のように酒を嫌いにさせる薬ではなく、飲みたいという気持ちを堪える辛さを和らげることで、断酒を長く続けさせるための薬です。

　図11-1で示したように、酒を飲みたくなるのは、グルタミン酸神経が過剰になって生じる不快な症状を抑えるために行いたくなる行為であるわけですから、このグルタミン酸神経を抑えてしまえば、酒を飲みたくなる気持ちを抑えられることになるのです。

　この薬はまさにそのための薬で、この薬によりグルタミン酸神経は抑制されます。詳しくいえば、グルタミン酸神経にあるNMDA受容体に作用してグルタミン酸神経の機能を低下させる作用をもっています。

　この薬による治療は、6カ月で終わらせるのが目標となっています。やはりこのケースでも、しっかりと心理社会的療法を同時進行させることが、成功のためには大切となってきます。半分くらいの人がうまくいっているようです。この薬で成功させるためには、抗酒薬以上に酒を止めるのだという、患者の強い意志が大切となってきます。

## 2　ニコチン依存症治療薬

〈タバコが止められないことを、病気と定義付けて治療を促す〉

▶ **ニコチン製剤**　　〈転校していった仲良しの友人の代わりに遊んでくれる、よく似た別の友人〉　→ P.184
▶ **ニコチン受容体作動薬**　〈転校していった仲良しの友人の存在を徐々に忘れさせてくれる、優しい友人〉　→ P.186

　周りの人の中に変わった人がいると「あの人病気だよね、きっと」というような表現をしたことはないでしょうか。しかし、「病気」と「病気でない」との境は、どうやって決めるのでしょう。病気であれば治療するという方法は、当たり前の行動だと思うのですが、もしそれが病気でないとしたら、どうしたらよいでしょうか。

　「タバコをやめたいけどやめられない人」を、国はついに病気であると認めるようになったのです。その病名は、「ニコチン依存症」というものです。国が認めた病気ですから、保険が使えることになったのです。国はなぜそれを病気として認定し、保険を使ってでも治療をしたいと考えたのでしょうか。

　それは、タバコを吸い続けることによって生じる病気の治療代のほうが、はるかにお金がかかることになるからなのです。もちろん、国民の健康を考えてのこ

とです。

　この病名でもわかるように、精神的依存という切り口で病気を捉えているわけで、薬さえ飲んでいれば、いつか治るというものではありません。そのため、定期的にこの分野の治療に精通している医師と会って、一つずつ階段を降りるようにして、本来のタバコを吸わなくても生きていける自分に戻る修行をやると考えると、この治療のイメージができると思います。

### ● ニコチン製剤

　なぜタバコを吸っている人はタバコを吸いたい気持ちになるのかを、薬理学の立場で解説すると図11-3のようになります。ニコチンは、脳にある「アセチルコリン受容体」を刺激して、ドパミン神経を活発にしてたくさんのドパミンを放出します。ドパミンは、脳においては「幸せな気持ちにさせてくれる物質」ですから、ニコチンの摂取により、そのような気分を作り上げてくれるのです。

　ところが問題なのは、タバコを吸う人はニコチンを外から取り入れないと、図11-3のような流れができにくい体質に変身してしまっているのです。わかりやすく言うと、タバコがないと幸せな気分に浸りにくくなってしまったというわけです。

　ですから、タバコを吸わないとイライラ感や不安感が生じて、ドパミンを強制的に出させようとしてしまうのです。そうなると、タバコによる健康に及ぼす害が体を蝕むようになり、図11-4のような病気になる確率が高くなることを心配して治療しようということになっているのです。

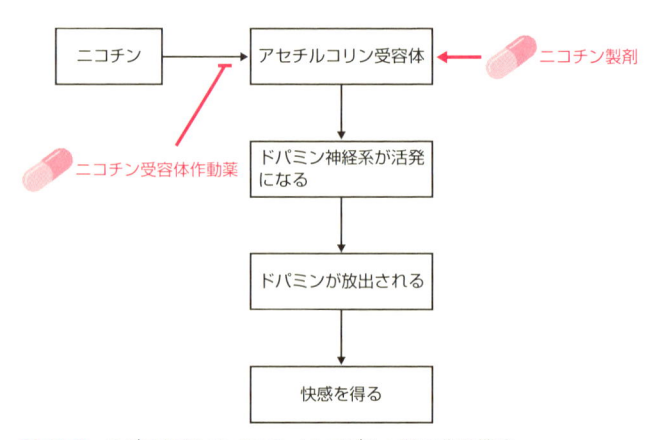

図 11-3　タバコを吸いたくなるメカニズムと薬の作用機序

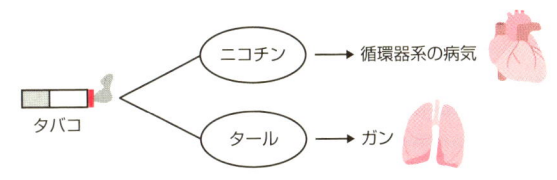

図 11-4　タバコが生み出す病気

　そこで登場したのがニコチン製剤で、商品名はニコレット®と呼ばれているものです。これを用いて治療するには、二つの方法があります。一つは、自分で頑張って薬局の薬剤師に支援してもらいながらOTC薬を買って治療する方法。もう一つは、禁煙外来を設置している医師の下で治療を行う方法です。

　前者の場合は、薬代は全額自費ですがそれ以外はお金がかかりません。後者は保険が適用されるので薬の負担金額は小さくなりますが、ほかに診療代や処方せんを書いてもらうことになります。ですが、保険を使うには、次に示したような条件があるので、これにあてはまらないと保険を使用できないということになります。これらすべての要件を満たす者でないと、保険は適用されません。

(1) ニコチン依存症のスクリーニングテスト（TDS）で、ニコチン依存症と診断された者であること
(2) ブリンクマン指数（1日の喫煙本数×喫煙年数）が、200以上の者であること
(3) ただちに禁煙することを希望している患者であること
(4) 「禁煙治療のための標準手順書」に則った禁煙治療について説明を受けることを、文書により同意している者であること

① OTC薬の場合

　OTC薬は、ガムの中に2mgのニコチンが含まれていて、30分かけて徐々に口の粘膜から吸収させるものです。1回のガムから得られるニコチンの量は、タバコ1本に含まれている量よりは少なくなっています。タバコを吸いたいと思ったタイミングでガムを噛んで、はじめは1日に6〜12個使用しますが、だんだん減らしていって1日に1〜2個で済むようになればタバコから解放されることになります。

② 処方せん薬の場合

　パッチ剤と呼ばれるシートにニコチンを含ませて、それを皮膚に貼って皮膚からニコチンを吸収させて、絶えずニコチンの体内量を一定に保たせるものです。ですから、タバコを吸いたいという気持ちが発生したときには対応できません。

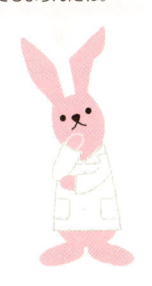

今までの説明にあるように、この薬はタバコの代わりにニコチンを体の中に入れて、体にニコチンによるドパミン放出を生じさせておき、タバコを吸いたいという意識を遠ざけるための補助的な役割をしているのです。ですから、自然に吸わなくなるのではなく、「タバコを止めないといけない！」という意思を支援するグッズなのです。別れなくてはいけないと思う人を徐々に忘れさせてくれるような役割をしてくれるのです。

　OTC薬の場合、6カ月内で成功しなければなりません。処方薬の場合、8週間で治療が終了します。成功率はと問われると、3分の1～半分くらいの確率でしょうか。

## ● ニコチン受容体作動薬

　この薬は、ニコチン製剤よりも後になって発売されたもので、これは処方薬しかありません。これはニコチンではありませんが、ニコチンが結び付く「受容体」に結合して、ニコチンが受容体に結合しにくくさせる作用をもっています。そのことでタバコを吸っても満足感を得られることが徐々になくなっていき、タバコを吸わなくてもいいという気持ちになることを期待して使う薬です。

　この薬は、ニコチンが結び付く受容体と結び付き、さらにニコチンの半分程度ではありますが、ドパミンを少し放出させる作用も持っているので、その点はニコチン製剤と似ている部分ももっています。

　この薬がバレニクリンで、商品名はチャンピックス®です。これは12週間しか保険が使えず、おおよそ6割の人が成功していますのでニコチン製剤よりも効果的でしょう。

　薬は、**表11-5**のように3段階に分けて服用していきます。服用始めの1週間はタバコの本数を減らす必要はなく、8日目以降から減らしていきます。

表11-5　バレニクリン酒石酸塩（チャンピックス）の投与方法

| 治療日 | 1日投与量 | 1日の服用回数 |
| --- | --- | --- |
| 1～3日 | 0.5mg | 1 |
| 4～7日 | 0.5mg | 1 |
| 8日以降 | 1mg | 2 |

# 知っていそうで知らない、クスリのおもしろクイズ

## Q - 問題

### ● Q1
世界で一番医薬品の売上高が大きい企業はどれか。

a. 武田薬品　　　b. ノバルディス　　　c. ファイザー

### ● Q2
次のなかで、日本で一番売れている薬はどれか（金額ベース）。

a. ディオバン　　　b. アリセプト　　　c. ロキソニン

### ● Q3
次の薬のなかで、日本が開発して世界でもよく使われている薬はどれか。

a. リピトール　　　b. アレグラ　　　c. ガスター

### ● Q4
次の薬は OTC 薬として売られているが、薬局へ行っても、薬剤師がいないときには買うことのできない薬はどれか。

a. リアップ　　　b. コーラック　　　c. ナロンエース

### ● Q5
大きな災害にみまわれ、地域の医療体制が十分に外来患者に対応できない状況のとき、医師から処方されている持病の薬がなくなった場合、次のどのような行動が適切か。

a. 大きな病院に行ってスタッフに訴え、処方せんを書いてもらう。
b. できたら「お薬手帳」を持って薬局に行き、いつもの薬を出してもらう。

c. 近くにある薬の卸に行って、在庫してある薬を分けてもらう。

## ● Q6
ジャヌビアという薬が処方されていて、1日1回100mgとなっていた。薬局には50mgの錠剤と100mgの錠剤があるが、どちらを使っても値段は同じか。

a. 50mg錠を2つにしたほうが、安くなる。
b. 100mg錠を1つにしたほうが、安くなる。
c. 50mg錠を2つにしても、100mg錠を1つにしても、値段は同じである。

## ● Q7
処方せんは、どこの薬局に持っていっても値段は同じか。

a. 薬局によって薬の値段が違うから、支払金額も違う。
b. 薬局によって薬の値段に違いはないが、調剤基本料等に違いがあるので支払金額も違ってくる。
c. どこでも同じ支払金額である。

## ● Q8
狭心症の発作が生じたときに用いるニトロペンという薬は、「舌下で投与」ということになっているが、もし、水と一緒に錠剤を飲んでしまったらどのようになるか。

a. 薬の効き目が現れるまでの時間が少し遅くなる。
b. 薬の効き時間が長くなる。
c. まったく効果は現れない。

## ● Q9
アスピリンを、血液をサラサラにする目的で用いるが、同時に痛みや熱を下げる作用も発揮されるか。

a. 痛みや熱を下げる作用は期待できない。
b. 長く用いていると、だんだんそのような作用が発揮されるようになる。
c. 投与量が少ないので、その分だけそのような作用が弱くなってしまう。

## Q10
血圧が高いときによく用いられているCa拮抗薬とARBを比較すると、降圧効果が安定するまでの期間にはどのような違いがあるか。

a. Ca拮抗薬のほうは、早く安定した効果がみられる。
b. ARBのほうは、早く安定した効果がみられる。
c. ほとんど同じである。

## Q11
$H_2$拮抗薬が1日1回投与で処方されているが、朝食後服用になっている。どのような理由で、寝る前ではなく朝食後になっているのか。

a. 朝食後に服用する他の薬も処方されているので、飲み忘れを防ぐために朝食後にしている。
b. 胃潰瘍の場合は、日中の酸を抑えることが効果的であるという報告があるから。
c. $H_2$拮抗薬は、食事に伴う酸分泌を強力に抑える作用があるから。

## Q12
ドラマで睡眠薬を大量に服用して自殺を図るシーンがあるが、本当にそのようなやり方で死ねることがあるのか。

a. かなりの確率で死ねる。
b. 全員とはいかないが、3人に1人位の割合で死ねる。
c. 意識は低下するが、死まで到達することは難しい。

## Q13
疲れたときなど、眼が充血した場合に目薬を用いて眼の赤色を改善させるのは良いことか。

a. 充血しているのだから、当然改善させたほうが良いに決まっている。
b. 疲れが原因なら、あえて赤色をとる成分の入った目薬を用いる必要性はない。
c. 他の眼の病気にならないために、早く治療したほうが良い。

## Q14
アスピリン喘息の人は、他の解熱鎮痛薬を用いる必要性があるという考え方は正しいか。

a. アスピリンに対するアレルギー反応で生じる喘息なので、できるだけ構造式が違うものにすればあまり心配はない。
   b. 体調によって生じるので、必ずしもいつもアスピリンがよくないというわけではない。様子を見ながら用いるとよい。
   c. 他の解熱鎮痛薬でも、COXを阻害する作用をもっているものなら同じくらいの危険性がある。

## ● Q15

インフルエンザウイルス治療薬は、なぜ発症から48時間以内に用いる必要があるか。

   a. ウイルスは時間が経つにつれ、だんだんと強い作用を持つようになるので、弱いうちに用いないと薬が効かない。
   b. 薬がウイルスを認識する機能が低下するとウイルスに対して薬が作用しなくなるので、できるだけ早く用いる必要がある。
   c. ウイルスは人間の細胞の中で増殖していくから、細胞から増殖したウイルスが外に放出される前に薬を作用させる必要がある。

## ● Q16

インスリン製剤をよく見るとプロタミンや亜鉛が含まれているが、何のためにそのような成分が含まれているのか。

   a. インスリンの作用時間を長くするため
   b. インスリンを長く保管できるように、インスリンが分解されないようにするため
   c. インスリンを溶けやすくさせるため

## ● Q17

日本で新しく発売される薬のなかで、海外ではまったく違う病気によく用いられているのに、日本では違う病気の適用をされているものがあるのはなぜか。

   a. 日本では海外で用いられているような病気の人が少ないので、他の病気に用いることにした。
   b. 海外で用いられている病気に適応をとると、薬の値段が安くされるから。
   c. 日本でその薬を発売すると競合する薬をもつ会社から圧力がかかったため、仕方なく他の病気の適応をとった。

## ●Q18

2014年、日本高血圧学会は、家で測定したときの収縮期血圧の正常な上限を134mmHgとしているが、日本人間ドック学会では医師が測定したときの正常の上限を147mmHgとしている。では、135～147mmHgの人は治療する必要があるか、ないか。

a. 日本高血圧学会はその専門だから、その数値を信じたほうがよい。
b. 日本人間ドック学会は多くの人のデータを詳しく分析した結果だから、その数値を信じたほうがよい。
c. 両学会の基本的な考え方を理解したうえで、治療するかどうかは自分で判断するべきである。

## ●Q19

ほぼ毎日、夕食後に晩酌している人が睡眠薬を服用する場合、酒はどのように影響するか。

a. 薬の作用が強く現れるので、少なめに服用したほうがよい。
b. 酒の影響で、薬が効きにくくなっている。
c. 特に酒の影響を考える必要はないから、あまり気にしなくてよい。

## ●Q20

添付文書の「小児の投与」というところを見ると、「安全性は確立していない」「使用経験がない」といった表現で統一されているように見えるが、小児には使えないということか。

a. 小児には危険性があるから使えない。
b. 使うことの有用性が、危険性より大きければ使える。
c. 投与量を調節すれば使える可能性はあるが、保険がきかないケースも考えられる。

## A 解答・解説

### ● Q1 答：c

アメリカのファイザー社が世界一の売上高を示しています。2012 年は 50,000 万米ドル以上と言われています。日本では武田薬品が 1 位ですが、売上高はファイザー社の 1／3 くらいで世界ランキングでは 10 位から 15 位の間に位置しています。

### ● Q2 答：a

2012 年のデータでは、ディオバンは 1,000 億円以上の売り上げがありトップでした。
ロキソニンもよく使われていますが、1 錠の値段が安いので金額ベースでは 14 位くらいとなっています。

### ● Q3 答：c

今はアステラス製薬といいますが、山之内製薬と言われていた時代にこの薬を開発し、世界でも広く用いられているメイドインジャパンの薬です。

### ● Q4 答：a

OTC 薬は 3 つに分類されていて、「第一類医薬品」に分類されている薬は、薬剤師がいないと販売できないルールになっています。他の 2 つは「登録販売者」という資格をもっている人がいれば販売可能です。

### ● Q5 答：b

処方せんがないともらうことができない医薬品は、薬事法という法律で決められていますが、その法律のなかに、そのような医薬品で、処方せんがなくとも薬剤師の判断で売ってよいケースが 8 つ示されています。大きな災害時は、その 1 つに該当します。そのようなときは「お薬手帳」があればスムーズにいくのです。

なお、処方せんがなくても薬が出せる場合の条件としては、以下の 8 つが示されています。

(1) 大規模災害時において、医師などへの受診が困難な場合
(2) 地方自治体の実施する医薬品の備蓄のため
(3) 市町村が実施する予防接種のため
(4) 助産師が行う臨時応急の手当などのため
(5) 救急救命士が行う救急救命処置のため
(6) 船員法施行規則第５３条第１項に基づき船舶に医薬品を備えつけるため
(7) 医学、薬学等の教育研究のため
(8) 在外公館の職員等の治療のために在外公館の医師等の診察に基づいた場合

## ● Q6  答：b

薬の価格は、国により薬価という形で決められています。同じ薬でも、いろいろな含量のものが作られているケースもあり、それぞれ薬価が決められています。それを見ると、必ずしも 50mg 錠× 2 ＝ 100mg 錠というようになっていないケースが目立ちます。

たとえば糖尿病治療薬のジャヌビアは、12.5mg 錠、25mg 錠、50mg 錠、100mg 錠とありますが、薬価は次のようになっています。

ジャヌビアの薬価（2014 年）

| 規格 | 薬価 |
| --- | --- |
| 12.5mg | 65.8 円 |
| 25mg | 80.5 円 |
| 50mg | 149.3 円 |
| 100mg | 224.8 円 |

## ● Q7  答：b

どの薬局に処方せんを持っていっても、支払金額は必ずしもすべての薬局で同じというわけではないのです。支払金額は「薬代＋技術料」となっていて薬代は薬価で決められているので、どの薬局でも同じです。ところが診療報酬では技術料が細かく設定されていて、必ずしもどの薬局でも同じ技術料というわけではないのです。

たとえば、調剤基本料は処方せんを多く取り扱っている薬局のほうが安く設定されています。また、24時間対応している薬局では基準調剤加算が設定されているなど、多くの点で違いが生じてくるのです。

## ● Q8  答：c

この薬は、消化管から吸収されて肝臓に運ばれると完全に分解されるために、薬効はなくなってしまいます。舌下で用いれば、肝臓に薬が届く前に心臓に薬が作用するので、薬効が発揮されるのです。

## ● Q9  答：a

薬というものは、1つの成分でも複数の作用を持っていることは珍しくありません。同じ投与量で複数の作用が同時に発揮されることもありますが、アスピリンのように、投与量によって発揮される作用が違ってくるというものもあります。

アスピリンは、大人の場合 100mg 位で服用すると血栓予防作用が発揮されますが、1000〜1500mg／日以上服用しないと、解熱鎮痛作用は発揮されません。

● Q10　答：a
　薬というものは、その薬がもつ効果が安定して発揮されるまでには一定の期間が必要です。治療薬によっていろいろ違いがありますが、Ca拮抗薬の降圧作用は1週間くらい、ARBは早くて2週間〜4週間で降圧作用が安定します。

● Q11　答：b
　1日に必要な量を1日1回服用する方法がよく用いられます。その場合は、①就寝前、②夕食後、③朝食後、と3つのパターンがありますが、①のケースが多いようです。
　それは、夜間は副交感神経が優位になり胃酸分泌が亢進するので、それを抑えるために①、②がよいとされています。しかし胃潰瘍のケースでは、十二指腸潰瘍と比較して夜間にあまり酸分泌がさかんにならない傾向があるので、むしろ日中の胃酸を抑制したほうが効果的と考えられるケースでは、③という選択があるのです。

● Q12　答：c
　ドラマで、薬を使ったいろいろなシーンが作り上げられていますが、睡眠薬を大量に服用して死ぬということは、薬理学的にはかなり無理な話です。無駄な努力ですからやめましょう。
　他人からの同情を得るために、そのようなことをやりかねない人は確かにいますが、GABA神経をいくら亢進させても、死にたどり着くのはかなり難しい話です。しかし、呼吸機能がかなり低下している人には呼吸抑制が現れ、そのことで危険な状態になることは考えられます。

● Q13　答：b
　眼が充血しているのは、疲れた眼の機能を回復させるために酸素と栄養を眼に運ぶよう、細かい血管に血液をたくさん運んでいる結果なのです。
　たしかに目薬のなかには、眼に栄養を与えるビタミンの成分は入っていますが、充血という現象をビタミンがすぐに改善するのではなく、眼の細かい血管を収縮させる成分（塩酸ナファゾリン、塩酸フェニレフリン）の影響で赤色が薄くなっているのです。
　すなわち、眼の赤色は消えても酸素や栄養が運ばれにくい状況を作っていることになるのです。これは眼の回復のためにはよくないことです。じっくり休養して、眼の血管を収縮させる成分のないものを使いましょう。

● Q14　答：c
　アスピリン喘息という名称は、アスピリンに対するアレルギー反応で喘息が生じるという意味ではありません。アスピリンのような非ステロイド性抗炎症薬がもつCOXを阻害することで喘息を引き起こす物

質のロイコトリエンが大量に作られたり、気管支を拡張させるプロスタグランジンの量が低下したりすることで生じる喘息なので、他の非ステロイド性抗炎症薬でも、その危険性は変わりません。

## ● Q15　答：c

　ウイルスは、細菌と違って自分自身で増殖する機能がないため、ヒトの細胞の中で増殖してから細胞の外に出て悪さをするのです。細胞の外に出たウイルスには、治療薬はまったく作用をしないのです。この薬は、増殖したウイルスが外に出るのを防ぐ作用やウイルスが増殖するプロセスを抑える作用しか持っていないので、早期に用いないと効果が発揮されないのです。

## ● Q16　答：a

　インスリンそのものの作用時間が短いため、作用時間を長くして投与回数を少なくする必要があります。そのためには、皮下に注射されたインスリンをゆっくり吸収させるようにするなどの必要性があり、プロタミン、亜鉛などが用いられているのです。

## ● Q17　答：b

　日本で新しく薬が発売されるとき、国により薬価という形でその薬の価格が決められます。そのとき、今まで発売している薬のなかで、同じ適応症をもち、作用の仕方が似ている薬を基準に価格が決定される仕組みになっています。そのために、もし複数の病気に使える薬がある場合、薬価が低く設定されないために薬価が高くなるほうを先に申請するという方法をすると、このようなことが生じるのです。

## ● Q18　答：c

　日本高血圧学会の数値は、疫学的調査等を分析して治療を開始する必要な人を示したものであり、日本人間ドック学会の数値は施設ごとにバラバラな基準値を統一するために健診結果を分析して健康だった人の値を示したものです。

　日本高血圧学会の見解では、たとえ今健康に見えても、家で測定した収縮期血圧が135mmHg以上のまま放置しておくと、虚血性心疾患や脳血管障害の病気になるリスクが高いので治療を開始する必要があるという判断をしています。すなわち、収縮期血圧が135～147mmHgの人は、健康だから治療をしなくてよいと考えるか、それとも、放置しておくと虚血性心疾患や脳血管障害のような病気になる確率が高くなるから治療したほうがよいと考えるかは、あなた自身が決めることなのです。

## ● Q19　答：b

　酒と一緒に睡眠薬を服用すると、一般的に薬の代謝が阻害されて薬をたくさん飲んだときと同じように薬の作用が強く現れることになります。しかし、酒をいつも飲んでいる人では薬を代謝するP450という

酵素がたくさん作られるようになり、かえって薬の代謝は促進されて薬の効き目は弱くなるという結果になります

　酒の影響といっても、ケースバイケースなのです。

## ● Q20　答：c

　添付文書の本質は、その薬が保険適応になっている範囲を示す文書であって、ここに書かれている範囲を超えると保険がきかないケースが考えられます。また、製薬会社は保険適応以外の使い方をすすめるような行動は慎まなければならない約束になっています。

　そこで保険適用が成人に限られている場合では、間違っても「こうやれば小児にも使える可能性がある」と添付文書に記載することはできません。そのようなことをすると、保険適用外の使い方をすすめることに繋がるからです。

　しかし、そのような理由のために「使えない」と書くと、それは薬理学的にはウソになります。ですから仕方なく「安全性は確立していない」「使用経験がない」といった表現をせざるを得ないのです。

　治療上、どうしても小児に使う必要性があると医師が判断したなら、その責任をもったうえで投与量を計算して、用いることは薬理学上可能となっています。ただし保険がきかなくなるケースが十分に考えられます。

# 薬剤名一覧

　先にも述べたように、薬の種類は1,800以上あり、すべてを電話帳のように示すわけにはいかないので、ここでは代表的な商品名でまとめてみました。これらは、ほとんどが先発品と呼ばれているものです。

### 高血圧症

カルシウム (Ca) 拮抗薬 ..................48
　アダラート L、CR
　ヘルベッサーR
　カルスロット
　バイミカード
　コニール
　ヒポカ
　ノルバスク
　カルブロック
　ワソラン

ACE阻害薬、ARB ..............................49
　カプトリル R
　レニベース
　アデカット
　インヒベース
　ロンゲス
　タナトリル
　エースコール
　コバシル
　ニューロタン
　ブロプレス
　ディオバン
　ミカルディス
　オルメテック
　アジルバ
　アバプロ

β遮断薬 .....................................51
　インデラル
　テノーミン
　カルビスケン
　ミケラン
　ハイパジール
　セロケン
　メインテート

　ケルロング

利尿薬 .......................................52
　フルイトラン
　ノルモナール
　バイカロン
　ラシックス
　ルネトロン
　アルダクトン A
　ソルダクトン
　セララ

### 低血圧症

$α_1$刺激薬 ..................................55
　メトリジン

$β_1$刺激薬 ..................................55
　カルグート

$α_1＋β_1$刺激薬 .........................55
　ジヒデルゴット
　エホチール
　リズミック
　ドプス

### 狭心症

カルシウム (Ca) 拮抗薬 ..................57
　→「高血圧症」の薬剤名を参照

β遮断薬 .....................................58
　→「高血圧症」の薬剤名を参照

硝酸薬 .......................................59
　ニトロペン
　ミリスロール
　ニトロダーム TTS
　ニトロール
　フランドル

### 心筋梗塞

血栓溶解薬 ..................................62
　ウロナーゼ
　アクチバシン
　グルトパ
　クリアクター

凝固阻止薬 ..................................63
　ヘパリン
　ワーファリン
　プラザキサ
　アリクストラ

血小板凝固阻害薬 ..........................64
　バイアスピリン
　パナルジン
　プラビックス
　プレタール
　ペルサンチン
　アンプラーグ
　カタクロット
　コンプラビン

### 心不全

ACE阻害薬、ARB ..............................66
　→「高血圧症」の薬剤名を参照

β遮断薬 .....................................67
　メインテート
　アーチスト

利尿薬 .......................................68
　→「高血圧症」の薬剤名を参照
　サムスカ

ジギタリス製剤 .............................69
　ジゴシン
　ラニラピッド

カテコールアミン製剤 .....................70
　カルグート

イノバン
ドブトレックス
アクトシン
プロタノールL
PDE（ホスホジエステラーゼ）阻害薬 ................................................. 70
　コアテック
　アカルディ
　ミルリーラ
直接レニン阻害薬 ................... 71
　ラジレス
アルドステロン阻害薬 ................ 71
　セララ

### 脂質異常症

スタチン系薬（HMG-CoA還元酵素阻害薬） ........................ 72
　メバロチン
　リポバス
　ローコール
　リピトール
　リバロ
　クレストール
フィブラート系薬 ................... 75
　ベザトールSR
　リポクリン
　リピディル
　ビノグラック
陰イオン交換樹脂薬 ................ 75
　クエストラン
　コレバイン
プロブコール ....................... 75
　ロレルコ
ニコチン酸誘導体 ................... 76
　ペリシット
　コレキサミン
　ユベラN
小腸コレステロール吸収阻害薬 .... 76
　ゼチーア

### 糖尿病

スルホニルウレア系薬（SU薬） ......... 79
　オイグルコン
　ジメリン
　グリミクロン
　アマリール
ビグアナイド系薬（BG薬） ........... 80
　メトグルコ
　ジベトス
αグルコシダーゼ阻害薬 ............ 80
　グルコバイ
　ベイスン
　セイブル
速効性SU薬 ....................... 82
　スターシス
　グルファスト
　シュアポスト
インスリン抵抗性改善薬 ............ 83
　アクトス
インクレチン製剤 .................. 83
　ジャヌビア
　エクア
　ネシーナ
　トラゼンタ
　テネリア
　ビクトーザ
　バイエッタ
　リキスミア
糖排泄促進薬（SGLT2阻害薬） ...... 84
　スーグラ
末梢神経障害治療薬 ............... 85
　キネダック
　メキシチール
インスリン製剤 .................... 85
　ノボラピッド
　ヒューマログ
　ランタス
　レベミル

### 高尿酸血症

コルヒチン ........................ 88
　コルヒチン
非ステロイド性抗炎症薬（NSAIDs） ................................. 88
　アスピリン
　オパイリン
　ポンタール
　ボルタレン
　レリフェン
　インダシン
　インフリー
　クリノリル
　ブルフェン
　フロベン
　アルボ
　スルガム
　ナイキサン
　ロキソニン
　フルカム
　モービック
　ロルカム
　セレコックス
　メブロン
尿酸生成抑制薬 ................... 88
　ザイロリック
　フェブリク
　トピロリック
尿酸排泄促進薬 ................... 90
　ユリノーム
　ベネシッド
　パラミヂン
尿アルカリ化薬 ................... 90
　ウラリットU
　重ソウ

### 甲状腺疾患

甲状腺ホルモン薬 .................. 92
　チラージンS
　チロナミン
　チラージン
抗甲状腺薬 ........................ 92
　メルカゾール
　プロパジール
ヨウ素 ............................ 93
　ヨウ化カリウム
　ヨウレチン

### 気管支喘息

ステロイド薬 ...................... 95
　ソル・メドロール
　プレドニン
　メドロール
　レダコート
　ケナコルトA
　コートリル

リンデロン
フルタイド
キュバール
パルミコート
オルベスコ
アズマネックス
アドエア（配合剤）
シムビコート（配合剤）

テオフィリン薬.................................95
　テオドール
　ネオフィリン
　ジプロフィリン
β刺激薬........................................96
　エフェドリン
　メチエフ
　ボスミン
　イノリン
　サルタノール
　ブリカニール
　ベロテック
　メプチン
　スピロペント
　セレベント
　アトック
抗コリン薬....................................97
　アトロベント
　テルシガン
　スピリーバ
抗アレルギー薬...........................97
　オノン
　インタール
　リザベン
　ソルファ
　ロメット
　タザレスト
　アレギサール
　ザジテン
　アゼプチン
　セルテクト
　ゼスラン
　アレジオン
　ドメナン
　ブロニカ
　キプレス
　アイピーディ

## 消化性潰瘍

防御因子増強薬................................98
　アルサルミン
　アズノール
　イサロン
　ゲファニール
　グルミン
　セルベックス
　ケルナック
　サイトテック
　ムコスタ
　ノイエル
　ソロン
　アプレース
　ドグマチール
　ウルグート
　ガスロンN
　アルロイドG
　プロマック
　ガストローム
$H_2$拮抗薬........................................100
　タガメット
　ザンタック
　ガスター
　アルタット
　アシノン
　プロテカジン
プロトンポンプ阻害薬.....................101
　オメプラール
　タケプロン
　パリエット
　ネキシウム
抗ガストリン薬...............................102
　プロミド
抗コリン・抗ムスカリン薬.............102
　ガストロゼピン
　チアトン
　ブスコパン
　コリオパン
　ビセラルジン
　セスデン
　メサフィリン
除菌療法薬.....................................102
　ランサップ
　ランピオン
　ラベキュア
　ラベファイン

## 下痢治療薬

収れん薬......................................104
　次硝酸ビスマス
　タンナルビン
　フェロベリン
吸着薬.........................................105
　アドソルビン
　ガスコン
整腸薬.........................................105
　ビオフェルミン
腸管運動抑制薬.............................106
　ロペミン
　ロートエキス
　トランコロン
麻薬............................................106
　モルヒネ塩酸塩
抗潰瘍性大腸炎薬.........................106
　サラゾピリン
　ペンタサ
　ステロネマ
　レミケード
　ヒュミラ

## 便秘

緩下剤.........................................108
　バルコーゼ
　ビーマス
　酸化マグネシウム
　マグコロール
　ラクツロース
刺激性下剤...................................109
　ヒマシ油
　テレミンソフト
　ラキソベロン
　アローゼン
　プルセニド
自律神経調節薬............................110
　パントシン
クロライドチャネルアクチベーター
　................................................110
　アミティーザ

199

### 消化器機能異常症

コリン作動薬 .................................... 112
  S・M 散
  アコファイド
抗ドパミン薬 .................................... 112
  ナウゼリン
  ガナトン
  プリンペラン
セロトニン拮抗薬 ............................. 112
  ガスモチン
  カイトリル
  セロトーン
  ソフラン
  ナゼア
  シンセロン
  アロキシ
  プロイメンド
オピオイド作動薬 ............................. 113
  セレキノン

### 細菌感染症

ペニシリン系 .................................... 114
  ビクシリン
  サワシリン
  ユナシン
  ペントシリン
アミノグリコシド系 ......................... 114
  ゲンタシン
  アミカシン
  イセパシン
  トブラシン
  パニマイシン
クロラムフェニコール系 ................. 114
  クロロマイセチン
セフェム系 ....................................... 114
  セファメジン
  ケフレックス
  ケフラール
  オラスポア
  パンスポリン
  セフォタックス
  エポセリン
  ベストコール
  セフォビット
  モダシン
  ファーストシン
  トミロン
  セフスパン
  メイアクト
  フロモックス
  シオマリン
テトラサイクリン系 ......................... 114
  アクロマイシン
  レダマイシン
  ミノマイシン
  ビブラマイシン
ペネム系 ........................................... 115
  ファロム
マクロライド系 ................................ 115
  エリスロマイシン
  ルリッド
  クラリシッド
  ジスロマック
  ジョサマイシン
  リカマイシン
  ミオカマイシン
キノロン系 ....................................... 115
  ウィントマイロン
  バクシダール
  タリビット
  フルマーク
  オゼックス
  トスキサシン
  ロメバクト
  シプロキサン
  スパラ
  スオード
  グレースビット
モノバクタム系 ................................ 115
  アザクタム
  アマスリン
カルバペネム系 ................................ 115
  チエナム
  オラペネム
  カルベニン

### インフルエンザウイルス感染症

ノイラミニダーゼ阻害薬 ................. 118
  タミフル
  リレンザ
  イナビル
  ラピアクタ
RNA ポリメラーゼ阻害薬 ............... 120
  アビカン

### うつ病

三環系薬 ........................................... 122
  トリプタノール
  トフラニール
  アナフラニール
  アモキサン
四環系薬 ........................................... 123
  ルジオミール
  テトラミド
  テシプール
SSRI .................................................. 123
  パキシル
  ジェイゾロフト
  レクサプロ
  ルボックス
SNRI ................................................. 124
  トレドミン
  サインバルタ
NaSSA .............................................. 124
  リフレックス

### 認知症

コリンエステラーゼ阻害薬 ............ 125
  アリセプト
  レミニール
  イクセロン
NMDA 受容体拮抗薬 ...................... 126
  メマリー

### 統合失調症

定型薬 ............................................... 129
  ウィンタミン
  ヒルナミン
  セレネース
  フルメジン
SDA 薬 ............................................. 130
  リスパダール
  ルーラン
MARTA 薬 ....................................... 130
  セロクエル

シプレキサ
クロザリル
DSS 薬 .................................... 130
　エビリファイ
DSA 薬 .................................... 130
　ロナセン

### 片頭痛

エルゴタミン製剤 ................... 133
　ジヒデルゴット
　クリアミン
トリプタン系薬 ......................... 133
　イミグラン
　ゾーミック
　アマージ
　マクサルト
　レルパックス
非ステロイド性抗炎症薬 (NSAIDs)
　................................................ 134
　ナイキサン
　ブルフェン
　アスピリン
　ロキソニン
カルシウム (Ca) 拮抗薬 ........... 134
　テラナス
抗うつ薬 .................................... 134
　トリプタノール
　ルジオミール
　ドグマチール
　トフラニール
β遮断薬 ..................................... 134
　インデラル
　セロケン
　テノーミン
　ナディック
抗てんかん薬 ............................ 135
　デパケン

### てんかん

バルプロ酸ナトリウム .............. 137
　デパケン
カルバマゼピン ......................... 138
　テグレトール
フェニトイン ............................ 138
　アレビアチン
エトスクシミド ........................ 138
　ザロンチン
フェノバルビタール ................. 139
　フェノバール
クロナゼパム ............................ 139
　リボトリール
ガバペンチン ............................ 139
　ガバペン
トピラマート ............................ 140
　トピナ
ラモトリギン ............................ 140
　ラミクタール
レベチラセタム ........................ 140
　イーケプラ

### 不眠・不安

ベンゾジアゼピン系薬 (抗不安) .....141
　コントール
　セルシン
　メイラックス
　セレナール
　レスミット
　レキソタン
　ワイパックス
　レスタス
　メレックス
　ソラナックス
　リーゼ (チエノジアゼピン系)
　デパス (チエノジアゼピン系)
ベンゾジアゼピン系薬 (不眠) .........141
　ハルシオン
　アモバン
　マイスリー
　レンドルミン
　リスミー
　ロラメット
　ロヒプノール
　エリミン
　ベンザリン
　ユーロジン
　ソメリン
　ドラール
　ベノジール
5HT$_{1A}$ 受容体作用薬 ....................... 142
　セディール

メラトニン受容体刺激薬 ................. 143
　ロゼレム

### パーキンソン病治療薬

レボドパ製剤 ............................ 145
　ドパストン
　マドパー
　メネシット
ドパミン分泌促進薬 ................. 145
　シンメトレル
ドパミン受容体刺激薬 ............. 147
　パーロデル
　ペルマックス
　ドミン
　カバサール
　ビ・シフロール
　ミラペックス
　レキップ
抗コリン薬 ............................... 147
　アーテン
　アキネトン
　トリモール
　ペントナ
　コリンホール
　パーキン
ノルアドレナリン前駆物質 ........... 147
　ドプス
MAO$_B$ 阻害薬 ............................... 148
　エフピー
COMT 阻害薬 ............................... 148
　コムタン
ドパミン賦活化薬 ....................... 148
　トレリーフ
アデノシン A$_{2A}$ 受容体拮抗薬 ....... 149
　ノウリアスト

### 骨粗鬆症

カルシウム製剤 ............................ 152
　アスパラ CA
　リン酸水素カルシウム
活性型ビタミン D$_3$ 製剤 ................. 152
　ワンアルファ
　ロカルトロール
　エディロール

エストロゲン製剤 .......................... 152
　プレマリン
　エストリール
　ジュリナ
　ヴェールナラ
SERM ........................................... 153
　エビスタ
　ビビアント
カルシトニン製剤 .......................... 153
　エルシトニン
　カルシトニン
ビタミン K 製剤 ............................ 153
　グラケー
ビスホスホネート製剤 ................... 154
　ダイドロネル
　フォサマック
　ベネット
骨代謝改善薬 ................................. 154
　オステン
副甲状腺ホルモン薬 ...................... 154
　テリボン
　フォルテオ
ヒト型抗 RANKL モノクローナル
　抗体製剤 ................................. 156
　プラリア

### 前立腺肥大症

$α_1$ 遮断薬 ..................................... 157
　ミニプレス
　ハルナール
　フリバス
　ユリーフ
　ハイトラシン
抗男性ホルモン薬 .......................... 157
　プロスタール
　パーセリン
　アボルブ
ムスカリン受容体遮断薬 ................ 158
　バップフォー
　ベシケア
　ウリトス
　ポラキス
$β_3$ 遮断薬 ..................................... 159
　ベタニス

### 関節リウマチ

抗リウマチ薬 ................................. 161
　シオゾール
　メタルカプターゼ
　リマチル
　カルフェニール
　オークル
免疫抑制薬 .................................... 162
　プレディニン
　イムラン
　リウマトレックス
　アラバ
　プログラフ
生物学的製剤 ................................. 164
　レミケード
　エンブレル
　ヒュミラ
　アクテムラ
　オレンシア

### 花粉症

抗ヒスタミン薬 ............................. 167
　レスタミン
　タベジール
　アレルギン
　ポララミン
　ヒベルナ
　ホモクロミン
　ペリアクチン
抗アレルギー薬：ケミカル
　メディエーター遊離抑制薬 ...... 167
　インタール
　リザベン
　ソルファ
抗アレルギー薬：$H_1$ 拮抗薬 .......... 167
　ザジテン
　アゼプチン
　セルテクト
　ゼスラン
　アレグラ
　アレジオン
　ジルテック
　エバステル
　タリオン
　アレロック
　クラリチン
抗アレルギー薬：トロンボキサン $A_2$
　阻害薬 ..................................... 168
　バイナス
抗アレルギー薬：ロイコトリエン
　拮抗薬 ..................................... 168
　オノン
　キプレス
抗アレルギー薬：$Th_2$ サイトカイン
　阻害薬 ..................................... 168
　アイピーディ

### 緑内障

副交感神経刺激薬 .......................... 170
　サンピロ
プロスタグランジン製剤 ................ 171
　レスキュラ
　キサラタン
　タプロス
　ルミガン
　ザラカム（配合）
$β$ 遮断薬 ...................................... 171
　ミケラン
　チモプトール
　ベトプティック
交感神経刺激薬 ............................. 171
　ピバレフリン
炭酸脱水酵素阻害薬 ...................... 171
　ダイアモックス
　トルソプト
　エイゾプト

### 白内障

ピレノキシン製剤 .......................... 173
　カタリン
還元型グルタチオン ...................... 173
　タチオン
唾液腺ホルモン ............................. 173
　パロチン

### ガン

アルキル化薬 ................................. 176
　アルケラン
　エンドキサン
　イホマイド

ニドラン
**代謝拮抗薬** ........................... 176
　メソトレキセート
　ロイケリン
　5-FU
　フトラフール
　ユーエフティー
　ティーエスワン
　フルツロン
　キロサイド
　サンラビン
**抗生物質** ........................... 176
　アドリアシン
　ピノルビン
　ダウノマイシン
　イダマイシン
　アクラシノン
　カルセド
　マイトマイシン
　コスメゲン
　ブレオ
　ペプレオ
　ノバントロン
　スマンクス
**植物アルカロイド** ........................... 176
　オンコビン
　フィルデシン
　タキソテール
　ハラヴェン
　タキソール
　ナベルビン
**白金製剤** ........................... 177
　ランダ
　パラプラチン
　アクプラ
　ミリプラ
　エルプラット
**ホルモン類似物質** ........................... 177
　ノルバデックス
　フェアストン
　チオデロン
　オダイン
　カソデックス
　ヒスロンH
　リュープリン

プロセキソール
アリミデックス
　（アロマターゼ阻害薬）
アロマシン（アロマターゼ阻害薬）
フェマーラ（アロマターゼ阻害薬）
**トポイソメラーゼ阻害薬** ............... 177
　ラステット
　カンプト
　ハイカムチン
　ペラゾリン
**分子標的治療薬** ........................... 177
　アバスチン
　アービタックス
　ベクティビックス
　リツキサン
　ハーセプチン
　ゼヴァリン
　マイロターグ
　ランマーク
　ポテリジオ
　イレッサ
　タルセバ
　タイケルブ
　グリベック
　スプリセル
　タシグナ
　アフィニトール
　トーリセル
　ゾリンザ
　ベルケイド
　ネクサバール
　スーテント
　ザーコリ
　インライタ
　ビダーザ

**アルコール依存症治療薬**
**抗酒薬（ジスルフィラム、シアナミド）**
　........................... 182
　ノックビン
　シアナマイド
**飲酒欲求抑制薬** ........................... 183
　レグテクト

**ニコチン依存症治療薬**
**ニコチン製剤** ........................... 184
　ニコチネルTTS
　ニコレットガム
**ニコチン受容体作動薬** ........................... 186
　チャンピックス

# 索引

## 記号・数字

- α₁ 受容体 .................. 54, 55, 70, 157
- αグルコシダーゼ ........................... 81
- α 受容体 ............................... 38, 171
- β₁ 受容体 ............................ 54, 55, 70
- β₃ 受容体 ...................................... 159
- β 受容体 .................... 38, 52, 134, 171
- 1 型（糖尿病）............................... 79
- 2 型（糖尿病）............................... 79
- 5-ASA ........................................ 106
- 5HT₁A 受容体 .............................. 142
- 5HT₁D .......................................... 133
- 5HT₃ 受容体 ................................. 112
- 5HT₄ 受容体 ................................. 112
- 5 アミノサリチル酸 ..................... 106
- 5α DHT ....................................... 157
- 5α DHT-アンドロゲン受容体 ...... 157
- 5α 還元酵素 ................................. 157

## 英字

- ACE ............................................... 50
- AMPA 受容体 ........................ 127, 140
- AT₁ 受容体 .................................... 51
- AT₂ 受容体 .................................... 51

- B 細胞 .......................................... 163

- cAMP .................... 37, 64, 70, 96, 97
- cGMP ............................................ 60
- CGRP ........................................... 133
- COMT .......................................... 148
- COX ............................................... 88
- CTZ .............................................. 112

- D₂ 受容体 ..................................... 112
- DNA ............. 34, 116, 164, 176, 177
- DPP-4 ........................................... 84

- GABA ........................... 135, 137, 149

- GABA 受容体 ............................... 139
- GABA 神経系
  ............... 135, 136, 139, 141, 181
- GABA トランスポーター .............. 139
- GTP .............................................. 37
- G タンパク質共役型 ....................... 37

- H₁ 受容体 ..................................... 167
- H₂ 受容体 ..................................... 101
- HbA₁c ........................................... 81
- HCO₃⁻ ......................................... 171
- HDL コレステロール ..................... 75
- HMG‐CoA 還元酵素 ..................... 74

- I 型アレルギー ............................. 166

- JSH2014 ....................................... 53

- LDL コレステロール ..................... 74
- LDL 受容体 ................................... 74
- LPL ............................................... 75
- L 型 Ca チャネル .......................... 140

- MAO_B ......................................... 148

- Na チャネル ................... 137, 138, 140
- NMDA 受容体 ............. 126, 128, 183
- NSAIDs .................................. 88, 134

- O-157 .......................................... 104
- OTC 薬 ................................... 26, 185

- PDE ............................................... 70
- PTH ............................................. 151

- RAA 系 .................................... 66, 71
- RANKL ........................................ 156
- RNA .................. 34, 116, 120, 164
- RNA ポリメラーゼ ....................... 120

- SERM .......................................... 153
- SH 化合物 ................................... 162
- SH 基 .......................................... 173
- SSRI ..................................... 123, 124
- SS 結合 ....................................... 173

- T₃ ................................................. 92
- T₄ ................................................. 92
- TDM .............................. 30, 70, 96
- Th₁ 細胞 ..................................... 168
- Th₂ 細胞 ..................................... 168
- TNF ............................................. 164
- TNF-α .......................................... 83
- TSH .............................................. 91
- T 型 Ca チャネル .......... 137, 138, 139
- T 細胞 ......................................... 164

## あ

- アカンプロサート ................ 180, 183
- アゴニスト .................................... 35
- アセチル CoA ................................ 74
- アセチルコリン
  ... 43, 97, 110, 112, 125, 147, 149,
  ................................... 168, 171
- アセチルコリンエステラーゼ
  ...................................... 112, 125
- アセチルコリン受容体 ..... 38, 170, 184
- アセトアルデヒド ....................... 182
- アップレギュレーション ............. 123
- アデニル酸シクラーゼ ................... 96
- アデノシン A_{2A} 受容体 ................ 149
- アドレナリン ......................... 38, 130
- アドレナリン受容体 ................. 38, 70
- アルコール依存症 ....................... 179
- アルコールが作り出す病気 .......... 179
- アルツハイマー型認知症 ............. 125
- アルドステロン ............................. 71
- アレルギー型（気管支喘息）.......... 94
- アレルギー ................................. 160

| | | |
|---|---|---|
| アロキサンチン .................................... 90 | カルシトニン ............................ 153, 154 | 甲状腺ホルモン ................................... 92 |
| アロプリノール .................................... 88 | カルバイン ...................................... 173 | 亢進 ...................................................... 8 |
| アンジオテンシン II ............................ 50 | ガン .................................................. 174 | 酵素 ............................................. 34, 50 |
| アンジオテンシン受容体 .................... 50 | 関節リウマチ ................................... 160 | 酵素型 ............................................... 37 |
| 安静性（狭心症） ............................... 57 | 感染型（気管支喘息） ....................... 94 | 抗体 .................................................. 165 |
| アンタゴニスト ................................... 35 | 感染症 .............................................. 114 | 抗体療法 .......................................... 175 |
| | 冠動脈 ......................................... 56, 60 | 高尿酸血症 ........................................ 87 |
| **い** | | 後発医薬品 ........................................ 20 |
| 胃液分泌のメカニズム ...................... 100 | **き** | 後方流出系 ...................................... 171 |
| イオンチャネル型 ............................... 36 | 気管支喘息 ........................................ 94 | 呼吸器系 ............................................ 94 |
| 胃粘膜血流増加作用 ........................... 99 | キサンチンオキシダーゼ .................. 88 | 黒質 .................................................. 144 |
| インクレチン ...................................... 83 | 拮抗薬 ................................................ 35 | 骨芽細胞 .......................................... 150 |
| インスリン ................................. 79, 85 | キノイド説 .............................. 172, 173 | 骨粗鬆症 .......................................... 150 |
| インスリン抵抗性 ............................... 83 | 機能性ディスペプシア .................... 112 | 後負荷の軽減 .................................... 67 |
| インターロイキン .......... 152, 164, 168 | 急性心筋梗塞 .................................... 60 | コラゲナーゼ .................................. 162 |
| インフルエンザウイルス感染症 ...... 117 | 凝固系 ................................................ 62 | コリンエステラーゼ ...................... 110 |
| インフルエンザウイルスの増殖 | 狭心症 ................................................ 56 | コレステロール ................................ 74 |
| プロセス ..................................... 119 | 胸痛 .................................................... 56 | コレステロールトランスポーター ..... 77 |
| | キラーT 細胞 .................................. 163 | 混合型（気管支喘息） ....................... 94 |
| **う** | | |
| ウイルス .......................................... 117 | **く** | **さ** |
| うつ病 .............................................. 121 | 薬の作用の発現パターン ................. 33 | 細菌 .................................................. 117 |
| | クリスタリン .......................... 172, 173 | 細菌感染症 ...................................... 114 |
| **え** | グリセリン ...................................... 110 | サイトカイン .......... 95, 162, 164, 168 |
| エストロゲンα受容体 ...................... 153 | グルタミン酸神経 ......... 136, 181, 183 | サイトカイン療法 .......................... 175 |
| エストロゲンβ受容体 ...................... 153 | グルタミン酸神経系 | 細胞外標的 ...................................... 178 |
| エフェクター .................................... 37 | ............... 125, 137, 138, 139, 140 | 細胞性免疫 .................. 162, 163, 168 |
| | クロライドチャネル ...................... 110 | 細胞内受容体 ............................. 35, 38 |
| **お** | | 細胞内標的 ...................................... 178 |
| オステオカルシン ............................ 154 | **け** | 細胞表面標的 .................................. 178 |
| オピオイド受容体 ..................... 39, 113 | 痙攣性便秘 ...................................... 108 | 細胞壁 .............................................. 115 |
| | 血圧 .................................................... 46 | 細胞壁合成阻害 .............................. 115 |
| **か** | 血小板凝集 ........................................ 62 | 細胞膜 .............................................. 115 |
| カイニン酸型グルタミン受容体 ..... 140 | 血小板系 ............................................ 62 | 細胞膜合成阻害 .............................. 115 |
| 化学療法 .......................................... 175 | 血栓が作られる仕組み .................... 62 | 細胞膜受容体 ............................. 35, 36 |
| 核酸 ........................................... 87, 116 | ケミカルメディエーター ............... 167 | サイロカルシトニン ........................ 92 |
| 核酸合成阻害 .......................... 116, 176 | 下痢 .................................................. 104 | サイロキシン .................................... 92 |
| 拡張期血圧 ........................................ 46 | | 作動薬 ................................................ 35 |
| 核内標的 .......................................... 178 | **こ** | 作用薬 ................................................ 35 |
| ガストリン受容体 ............................ 100 | 交感神経 ............................. 38, 43, 171 | 酸化説 .............................................. 172 |
| カテコール・O・メチル基転移酵素 | 高血圧症 ............................................ 46 | 三叉神経説 ............................. 132, 133 |
| ................................................... 148 | 抗コリン作用 ........................... 123, 167 | 三叉神経痛 ...................................... 138 |
| 花粉症 .............................................. 165 | 甲状腺機能亢進症 ................... 91, 160 | |
| カルシウムイオン ......... 49, 58, 69, 70 | 甲状腺機能低下症 ..................... 91, 92 | **し** |
| カルシウムイオンチャネル ....... 49, 71 | 甲状腺疾患 ........................................ 91 | ジェネリック医薬品 ......................... 20 |

205

弛緩性便秘 .................................. 108
シクロオキシゲナーゼ ....................88
刺激薬 .............................................35
嗜好品依存症 ............................. 179
自己免疫疾患 ............ 92, 106, 160
脂質異常症 ......................................72
ジスキネジア ............................... 147
シナプス間隙 ............................... 122
シナプス小胞 .......................42, 140
シナプス小胞体 ........................... 145
シナプス小胞タンパク質 2A ....... 140
ジヒドロオロト酸脱水素酵素 ..... 164
ジヒドロ葉酸レダクターゼ ......... 176
遮断薬 .............................................35
収縮期血圧 ....................................46
重炭酸イオン ............................... 171
収れん ........................................... 104
受容体 ........... 34, 35, 37, 43, 111, 124
受容体説 ...................................... 122
シュレム管 ........................... 169, 170
循環器系 ........................................46
消化器機能異常症 ...................... 111
消化器系 ........................................98
消化性潰瘍 ....................................98
処方せん .......................................77
自律神経 ................................. 38, 41
心筋梗塞 ................................ 56, 60
神経節 ...................................... 38, 42
神経伝達物質 ................................42
振戦 .................................... 142, 147
心不全 ............................................65
新薬ができるまで .........................13

### す
水晶体 .......................................... 172
錐体外路障害 ............................... 130

### せ
正常眼圧緑内障 .......................... 169
精神神経系 .................................. 121
節後繊維 ........................................42
節前繊維 ........................................42
セロトニン ... 112, 122, 130, 134, 168
セロトニン 5HT$_{2A}$ 受容体 ............ 129
セロトニン受容体 ........... 39, 112, 133

セロトニン説 ...................... 132, 133
線条体 .......................................... 144
前負荷の軽減 ................................67
前立腺肥大症 ............................. 156

### そ
阻害薬 .............................................35

### た
体液性免疫 ................... 162, 163, 168
代謝系 ............................................78
耐性 .............................................. 116
耐性のメカニズム ....................... 117
ダウンレギュレーション ............. 123
男性ホルモン .............................. 157
タンパク合成阻害 ....................... 116

### ち
チアノーゼ .................................. 138
チミジル酸合成酵素酵素 ............ 176
中性脂肪 ........................................75
チュブリン ................................... 176
腸管神経叢 ................................. 106
調剤 ................................................77
腸の蠕動運動 ............................. 110
直腸性便秘 ................................. 107
チロシン ...................................... 148

### て
低血圧症 ........................................54
テストステロン ........................... 157
てんかん ...................................... 135
てんかん発作の分類 ................... 136

### と
糖吸収の仕組み ............................82
統合失調症 ................................. 128
糖尿病 ............................................78
糖の再吸収 ....................................84
動脈硬化 .................................. 72, 76
投与量と血中濃度の関係 .............30
投与量に対する好ましい作用と
　好ましくない作用 .......................22
ドパミン ......... 130, 144, 145, 147, 149
ドパミン D$_2$ 受容体 ................... 129

ドパミン受容体 ............... 39, 111, 147
トランスアミラーゼ .................... 135
トリヨードサイロニン .....................92
トロンビン ......................................63
トロンボキサン ...................... 97, 168
トロンボキサン A$_2$ .........................64

### な
ナトリウム - カリウム交換ポンプ
　.......................................... 69, 70
ナトリウム - カルシウム交換系
　.......................................... 69, 70

### に
肉芽形成促進作用 .........................99
ニコチン ...................................... 184
ニコチン依存症 ........................... 183
ニコチン受容体 ...................... 38, 42
ニコチン性アセチルコリン受容体 .. 126
乳酸菌 ......................................... 105
ニューロン ......................................42
尿酸 ................................................87
尿酸の再吸収 ................................90
認知症 .......................................... 124

### ね
粘液増量作用 ................................99

### の
ノイラミニダーゼ ........................ 118
ノルアドレナリン
　................... 38, 43, 56, 122, 147

### は
パーキンソン病 ........................... 144
パーキンソン病の症状 ............... 145
白内障 .......................................... 172
破骨細胞 ..................................... 150
麦角アルカロイド ....................... 133
麦角系 .......................................... 147

### ひ
ヒスタミン ............ 101, 129, 130, 167
ヒスタミン H$_1$ 受容体 ................ 129
ヒスタミン受容体 .................. 38, 100

ビタミンK .................................. 153
非麦角系 ..................................... 147
ビフィズス菌 .............................. 105
被覆保護作用 ................................99
ヒマシ油 ..................................... 109
ピロリ菌 ......................................98
貧食作用 ......................................88

## ふ

フィブリン ............................. 62, 63
副交感神経 ............................. 43, 44
副甲状腺ホルモン .......................151
副作用 ..........................................39
服用する薬の数と、副作用の発現率
　　との関係 ................................17
物理的・化学的作用 .....................34
ブドウ膜強膜流出路 ..................171
不眠のタイプ ............................. 142
不眠・不安症 ............................. 141
ブラジキニン ....................... 50, 168
プロスタグランジン ......... 64, 88, 134
プロスタグランジン作用 ..............99
プロトンポンプ ......................... 100
分子標的療法 ............................. 175

## へ

平滑筋 ................................... 38, 48
平均的治療濃度 ............................32
ペプチドグリカン ...................... 115
ヘモグロビン $A_{1c}$ ........................81
ヘリコバクターピロリ菌 .............98
ペルオキシダーゼ ........................92
ヘルパーT細胞 .................. 163, 168
片頭痛（偏頭痛） ....................... 131
便秘 ........................................... 107

## ほ

房水 ............................. 169, 170, 171
ホスホジエステラーゼ ..................70
骨 .............................................. 150
骨吸収 ........................................ 151
骨形成 ........................................ 151
ホルモン療法 ............................. 175
本態性高血圧の重症度別生存率 .....47
本態性低血圧症 ............................54

## ま

マクロファージ ..................... 76, 163
末梢性神経障害 ............................85

## む

ムスカリン ................................ 130
ムスカリン受容体
　　................ 38, 97, 100, 126, 158

## め

眼 .............................................. 169
メトトレキサート ...................... 164
メラトニン ................................ 143
メラトニン受容体 ...................... 143

## も

毛様体 ................................ 169, 170
モノアミン酸化酵素 .................. 148
モノアミン説 ............................. 122

## や

薬物動態学 ...................................30
薬価 .............................................24
薬局 .............................................77

## ゆ

有糸分裂阻止作用 ...................... 177
遊離脂肪酸 ...................................76

## よ

抑制 ............................................... 8

## ら

酪酸菌 ........................................ 106

## り

リシノール酸 ............................. 110
利尿作用 ......................................52
リボソーム ................................ 116
リポタンパクリパーゼ ..................75
緑内障 ........................................ 169
リンパ球 ............................. 162, 164

## れ

レニン .................................. 50, 71

## ろ

ロイコトリエン ............. 97, 107, 168
ロイコトリエン受容体 ............... 168
労作性（狭心症） ..........................57

●著者紹介

中原保裕（なかはらやすひろ）

薬学博士、薬剤師。1953年東京生まれ。1979年東京薬科大学医療薬学専攻科修了。1981年臨床薬理研究ならびに臨床薬学研修のため渡米。ロングビーチメモリアル病院、ハンティングトン医学研究所、ハンティングトンメモリアル病院 等。1984年日本医科大学付属多摩永山病院に臨床薬剤師として勤務。1993年ファーマシューティカルケア研究所設立。徳島文理大学薬学部客員教授（〜2001年）。1998年臨床薬理研究振興財団学術論文賞受賞。

現在、年間200回以上の講演活動を中心に、医師、看護師、薬剤師等の医療従事者の教育、ならびに執筆活動を行っている。

主な著書「医療関係者のための臨床に生かしたいくすりの話」（学研メディカル秀潤社）、「処方がわかる医療薬理学」（同）、「薬のはたらきを知る やさしい薬理のメカニズム」（同）、「図解入門 リベンジ薬理学（メディカルサイエンスシリーズ）」（秀和システム）、「薬理学の基本がわかる 薬が効くしくみ」（ナツメ社） 等
共著「医療秘書講座2 からだの構造と機能 臨床検査と薬の知識」（メヂカルフレンド社）

# あっと驚く薬理学

2014年 9月 10日 初版 第1刷発行

著　者　中原保裕
発行者　片岡　巌
発行所　株式会社技術評論社
　　　　東京都新宿区市谷左内町21-13
　　　　電話　03-3513-6150　販売促進部
　　　　　　　03-3267-2270　書籍編集部
印刷・製本　株式会社加藤文明社

●装丁
トップスタジオ

●本文デザイン
トップスタジオ

●本文イラスト
野口まゆみ

定価はカバーに表示してあります。

本書の一部または全部を著作権法の定める範囲を超え、無断で複写、転載、複製、テープ化、ファイルに落とすことを禁じます。

©2014　中原保裕

造本には細心の注意を払っておりますが、万一、乱丁（ページの乱れ）や落丁（ページの抜け）がございましたら、小社販売促進部までお送りください。送料小社負担にてお取り替えいたします。

ISBN978-4-7741-6615-5　C3047
Printed in Japan